高等职业教育"十四五"药品类专业系列教材

药物分析

李森浩　李　伟　主编
徐瑞东　高姗姗　副主编

化学工业出版社

·北京·

内容简介

药物分析是高等职业院校药学等专业的一门专业核心课程。本教材依据《中华人民共和国药典》（2020年版），按照"基础技能→核心技能→综合技能"的阶梯式教学模式编写。本书基于"药德、药规、药技"，对接职业标准，立足药品检验岗位，紧扣国家药品标准，从药物分析基本知识到检验依据质量标准中的四大项（性状、鉴别、检查、含量测定），再到临床常用典型药物的质量分析，每章均含"学习目标""案例分析""情景导学""考点提示""课堂活动""药典在线""知识链接""章节思维导图""学习目标检测"等栏目，内容丰富，形式新颖。通过该课程的教学，培养学生具备药品全面质量控制的观念，使学生能够胜任药品生产、经营和使用过程中的药物质量分析与研究工作，在工作中知法守法，依法检验，规范操作，诚信敬业，把人民群众生命安全和身体健康放第一位，保障公众用药安全有效。

本教材可作为高等职业院校药学、药品生产技术、药品经营与管理、食品药品监督管理及相关专业的教材使用。

图书在版编目（CIP）数据

药物分析/李森浩，李伟主编 .—北京：化学工业出版社，2024.4
ISBN 978-7-122-44887-3

Ⅰ.①药… Ⅱ.①李…②李… Ⅲ.①药物分析 Ⅳ.①R917

中国国家版本馆 CIP 数据核字（2024）第 006569 号

责任编辑：王 芳 蔡洪伟　　文字编辑：李文菡 丁 宁 药欣荣
责任校对：刘曦阳　　　　　　装帧设计：关 飞

出版发行：化学工业出版社
　　　　　（北京市东城区青年湖南街13号　邮政编码100011）
印　　刷：北京云浩印刷有限责任公司
装　　订：三河市振勇印装有限公司
787mm×1092mm　1/16　印张14　字数404千字
2024年4月北京第1版第1次印刷

购书咨询：010-64518888
售后服务：010-64518899
网　　址：http://www.cip.com.cn

凡购买本书，如有缺损质量问题，本社销售中心负责调换。

定　价：39.80元　　　　　　　　　　　　　版权所有　违者必究

编审人员名单

主　　编　李森浩　李　伟

副 主 编　徐瑞东　高姗姗

编　　委（按姓氏笔画为序）

　　　　　王玉梅　河南利欣制药有限公司
　　　　　孙荣欣　河南轻工职业学院
　　　　　李　伟　北京卫生职业学院
　　　　　李森浩　南阳医学高等专科学校
　　　　　徐瑞东　黑龙江农垦职业学院
　　　　　徐慧琴　河南轻工职业学院
　　　　　高姗姗　黑龙江农垦职业学院
　　　　　唐丽丹　洛阳科技职业学院
　　　　　薛敏强　仲景宛西制药股份有限公司

主　　审　王　振　南阳医学高等专科学校

出版说明

为了更好地贯彻《国家职业教育改革实施方案》，落实教育部《"十四五"职业教育规划教材建设实施方案》（教职成厅〔2021〕3号），做好职业教育药品类、药学类专业教材建设，化学工业出版社组织召开了职业教育药品类、药学类专业"十四五"教材建设工作会议，共有来自全国各地120所高职院校的380余名一线专业教师参加，围绕职业教育的教学改革需求、加强药品和药学类专业"三教"改革、建设高质量精品教材开展深入研讨，形成系列教材建设工作方案。在此基础上，成立了由全国药品行业职业教育教学指导委员会副主任委员姚文兵教授担任专家顾问，全国石油和化工职业教育教学指导委员会副主任委员张炳烛教授担任主任的教材建设委员会。教材建设委员会的成员由来自河北化工医药职业技术学院、江苏食品药品职业技术学院、广东食品药品职业学院、山东药品食品职业学院、常州工程职业技术学院、湖南化工职业技术学院、江苏卫生健康职业学院、苏州卫生职业技术学院等全国30多所职业院校的专家教授组成。教材建设委员会对药品与药学类系列教材的组织建设、编者遴选、内容审核和质量评价等全过程进行指导和管理。

本系列教材立足全面贯彻党的教育方针，落实立德树人根本任务，主动适应职业教育药品类、药学类专业对技术技能型人才的培养需求，建立起学校骨干教师、行业专家、企业专家共同参与的教材开发模式，形成深度对接行业标准、企业标准、专业标准、课程标准的教材编写机制。为了培育精品，出版符合新时期职业教育改革发展要求、反映专业建设和教学创新成果的优质教材，教材建设委员会对本系列教材的编写提出了以下指导原则。

(1) 校企合作开发。本系列教材需以真实的生产项目和典型的工作任务为载体组织教学单元，吸收企业人员深度参与教材开发，保障教材内容与企业生产实际相结合，实现教学与工作岗位无缝衔接。

(2) 配套丰富的信息化资源。以化学工业出版社自有版权的数字资源为基础，结合编者团队开发的数字化资源，在书中以二维码链接的形式或与在线课程、在线题库等教学平台关联建设，配套微课、视频、动画、PPT、习题等信息化资源，形成可听、可视、可练、可互动、线上线下一体化的纸数融合新形态教材。

(3) 创新教材的呈现形式。内容组成丰富多彩，包括基本理论、实验实训、来自生产实践和服务一线的案例素材、延伸阅读材料等；表现形式活泼多样，图文并茂，适应学生的接受心理，可激发学习兴趣。实践性强的教材开发成活页式、工作手册式教材，把工作任务单、学习评价表、实践练习等以活页的形式加以呈现，方便师生互动。

(4) 发挥课程思政育人功能。教材结合专业领域、结合教材具体内容有机融入课程思政元素，深入推进习近平新时代中国特色社会主义思想进教材、进课堂、进学生头脑。在学生学习专业知识的同时，润物无声，涵养道德情操，培养爱国情怀。

(5) 落实教材"凡编必审"工作要求。每本教材均聘请高水平专家对图书内容的思想性、科学性、先进性进行审核把关，保证教材的内容导向和质量。

本系列教材在体系设计上，涉及职业教育药品与药学类的药品生产技术、生物制药技术、药物制剂技术、化学制药技术、药品质量与安全、制药设备应用技术、药品经营与管理、食品药品监督管理、药学、制药工程技术、药品质量管理、药事服务与管理等专业；在课程类型上，包括专业基础课程、专业核心课程和专业拓展课程；在教育层次上，覆盖高等职业教育专科和高等职业教育本科。

本系列教材由化学工业出版社组织出版。化学工业出版社从2003年起就开始进行职业教育药品类、药学类专业教材的体系化建设工作，出版的多部教材入选国家级规划教材，在药品类、药学类等专业教材出版领域积累了丰富的经验，具有良好的工作基础。本系列教材的建设和出版，既是对化学工业出版社已有的药品和药学类教材在体系结构上的完善和品种数量上的补充，更是在体现新时代职业教育发展理念、"三教"改革成效及教育数字化建设成果方面的一次全面升级，将更好地适应不同类型、不同层次的药品与药学类专业职业教育的多元化需求。

本系列教材在编写、审核和使用过程中，希望得到更多专业院校、一线教师、行业企业专家的关注和支持，在大家的共同努力下，反复锤炼，持续改进，培育出一批高质量的优秀教材，为职业教育的发展做出贡献。

本系列教材建设委员会

前言

　　药物分析是高等职业院校药学、药品生产技术、化学制药技术、食品药品检验、药品经营与管理、食品药品监督管理等专业的一门专业核心课程。党的二十大报告指出，把保障人民健康放在优先发展的战略位置，完善人民健康促进政策。药品质量标准和药物分析是保障药品质量的重要条件。本书是在全面落实《国家职业教育改革实施方案》及信息化教学手段日新月异的背景下，根据当前药物分析技术的发展及药品检验实践编写而成的。

　　教材编写中在保证"思想性、科学性"的同时，在教学内容的选取方面，以"必需、够用"为度，努力体现教材的"实用性、可读性和创新性"，力争做到符合教学规律，使教师易教、学生易学，并力求突破传统思路与框架，注重突出应用性和实践性，突出职业教育特色，提高学生运用基础知识解决实际问题的能力，同时，培养学生创新思维，提高创新能力、实践能力和解决复杂问题的能力，引导学生独立思考、客观判断，以积极的、锲而不舍的精神寻求解决问题的方案。

　　本教材体例新颖活泼，在编写形式上设置了"学习目标""案例分析""情景导学""考点提示""课堂活动""药典在线""知识链接""章节思维导图""学习目标检测"等栏目。基于"药德、药规、药技"的人才培养理念，巧妙融入课程思政元素，充分发挥立德树人的教育职能。结合实际的药品检验工作过程，以真实的药品检测项目作为教学内容，以现行版的《中华人民共和国药典》为依据，融入行业最新工作标准，在内容中穿插"药典在线"，按照学习者的认知规律，由浅入深，采用"基础技能→核心技能→综合技能"的阶梯式教学，培养学生具备药品全面质量控制的观念，使学生能够胜任药品生产、经营和使用过程中的药物质量分析与研究工作，在工作中知法守法，依法检验，规范操作，诚信敬业，把人民群众生命安全和身体健康放第一位，保障公众用药安全有效。

　　本教材由李森浩、李伟担任主编，徐瑞东、高姗姗担任副主编，王振担任主审。教材共六章，具体编写分工如下：第一章、第六章第五节由唐丽丹编写；第二章由孙荣欣编写；第三章由徐慧琴编写；第四章由李森浩编写；第五章由李伟编写；第六章第一节～第四节、第七节、第八节由高姗姗编写；第六章第六节由徐瑞东编写。李森浩负责统稿工作。本书邀请仲景宛西制药股份有限公司质量控制部薛敏强和河南利欣制药质量部王玉梅在章节和内容设置方面结合药企实际进行指导并提供一些具体案例。在本教材编写过程中得到编审单位和人员的大力支持，在此表示衷心的感谢。

　　由于编者水平有限，书中可能有不足和疏漏之处，恳请各位同行、广大读者不吝赐教，提出宝贵意见，以期再版时臻于完善。

编　者

2023 年 9 月

目录

第一章 药物分析基础知识 / 001

第一节 药物分析的性质与任务 / 002
　一、药物分析的性质 / 002
　二、药物分析的任务和内容 / 002
第二节 药品质量标准 / 003
　一、药品质量标准概述 / 003
　二、中国药典 / 007
　三、常用国外药典 / 010
　四、药品检验标准操作规程 / 010
第三节 药品检验机构与检验程序 / 012
　一、药品检验机构 / 012
　二、药品检验程序 / 013
　三、检验原始记录及报告书的书写 / 016
章节思维导图 / 017
学习目标检测 / 018

第二章 药物的性状 / 021

第一节 性状 / 022
　一、外观性状 / 022
　二、溶解度 / 023
　三、物理常数 / 024
第二节 药物物理常数的测定 / 025
　一、熔点测定法 / 025
　二、折光率测定法 / 027
　三、比旋度测定法 / 029
　四、相对密度测定法 / 032
章节思维导图 / 034
学习目标检测 / 035

第三章 药物的鉴别 / 037

第一节 化学鉴别法 / 038
第二节 光谱鉴别法 / 045
　一、红外光谱法 / 045
　二、紫外-可见分光光度法 / 048
第三节 色谱鉴别法 / 050
　一、薄层色谱法 / 050
　二、高效液相色谱法 / 053
第四节 其他鉴别法 / 055
章节思维导图 / 056
学习目标检测 / 057

第四章 药物的杂质检查 / 059

第一节 杂质的概述 / 060
　一、杂质的来源 / 060

二、杂质的分类 / 060

第二节　杂质的限量检查与计算 / 061
　　一、杂质的限量 / 061
　　二、限量检查与计算 / 061

第三节　一般杂质的检查方法 / 063
　　一、氯化物检查法 / 063
　　二、硫酸盐检查法 / 064
　　三、铁盐检查法 / 065
　　四、重金属检查法 / 067
　　五、砷盐检查法 / 069
　　六、溶液颜色检查法 / 072
　　七、澄清度检查法 / 074
　　八、炽灼残渣检查法 / 075
　　九、易炭化物检查法 / 075

十、干燥失重测定法 / 076
十一、水分测定法 / 077
十二、残留溶剂测定法 / 080
十三、酸碱度测定法 / 081

第四节　特殊杂质检查 / 082
　　一、利用物理性质差异检查 / 083
　　二、利用化学性质差异检查 / 083
　　三、利用色谱行为差异检查 / 084

第五节　药物制剂检查 / 084
　　一、制剂检查的特点 / 084
　　二、片剂的检查 / 085

章节思维导图 / 089
学习目标检测 / 090

第五章　药物的含量测定方法 / 093

第一节　容量分析法 / 094
　　一、酸碱滴定法 / 095
　　二、碘量法 / 097
　　三、亚硝酸钠法 / 099
　　四、非水溶液滴定法 / 100
　　五、含量计算 / 105

第二节　紫外-可见分光光度法 / 108
　　一、对照品比较法 / 108
　　二、吸收系数法 / 110
　　三、比色法 / 113

第三节　高效液相色谱法 / 115
　　一、方法特点与适用范围 / 115

二、含量测定方法 / 116
三、注意事项 / 118

第四节　辅料的干扰和排除 / 119
　　一、糖类 / 119
　　二、硬脂酸镁 / 120
　　三、抗氧剂 / 120
　　四、溶剂油 / 121
　　五、溶剂水 / 121

章节思维导图 / 122
含量计算 / 122
学习目标检测 / 123

第六章　典型药物质量分析 / 126

第一节　芳酸及其酯类药物的分析 / 127
　　一、苯甲酸类药物的分析 / 127
　　二、水杨酸类药物的分析 / 129
章节思维导图 / 136
学习目标检测 / 137

第二节　胺类药物的分析 / 138
　　一、对氨基苯甲酸酯类药物的分析 / 138
　　二、芳酰胺类药物的分析 / 142

章节思维导图 / 146
学习目标检测 / 147

第三节　甾体激素类药物的分析 / 148
　　一、结构及性质 / 148
　　二、鉴别试验 / 149
　　三、杂质检查 / 152
　　四、含量测定 / 155
章节思维导图 / 156

学习目标检测 / 157

第四节　生物碱类药物的分析 / 158
一、结构及性质 / 159
二、鉴别试验 / 161
三、杂质检查 / 165
四、含量测定 / 166
章节思维导图 / 168
学习目标检测 / 169

第五节　维生素类药物的分析 / 170
一、维生素 C 的质量分析 / 172
二、维生素 E 的质量分析 / 175
章节思维导图 / 180
学习目标检测 / 180

第六节　抗生素类药物的分析 / 182
一、抗生素类药物的特点与常规检查 / 182
二、β-内酰胺类抗生素的分析 / 183
三、氨基糖苷类抗生素的分析 / 187

四、四环素类抗生素的分析 / 189
五、大环内酯类抗生素的分析 / 192
章节思维导图 / 194
学习目标检测 / 195

第七节　杂环类药物的分析 / 196
一、吡啶类药物的分析 / 196
二、吩噻嗪类药物的分析 / 200
章节思维导图 / 204
学习目标检测 / 204

第八节　巴比妥类药物的分析 / 205
一、结构及性质 / 206
二、鉴别试验 / 207
三、杂质检查 / 209
四、含量测定 / 209
章节思维导图 / 211
学习目标检测 / 212

参考文献 / 214

学习目标检测参考答案

第一章 药物分析基础知识

◆ **知识目标：**
1. 掌握国家药品质量标准分类和质量标准的主要内容。
2. 掌握药品检验的基本程序。
3. 熟悉《中华人民共和国药品管理法》及药物分析的任务和内容。
4. 了解常用的国外药典。

◆ **能力目标：**
1. 能熟练运用药品检验的基本操作技能，胜任药品的分析检验工作。
2. 能熟练应用药典查阅药品的质量标准并正确解读质量标准。
3. 能正确书写药品检验原始记录及报告书。

◆ **素质目标：**
1. 知法，守法，把人民群众生命安全和身体健康放第一位。
2. 培养学生养成实事求是、科学严谨的工作态度。
3. 具备良好的职业道德，爱岗敬业，诚实守信。

案例分析

长春××疫苗事件

2018年7月15日，国家药品监督管理局（简称国家药监局）发布通告指出，长春××公司冻干人用狂犬病疫苗生产存在记录造假等行为。

根据举报人提供的线索，2018年7月5日，国家药监局会同吉林省药监局对长春××公司进行飞行检查；随后，会同吉林省药监局组成调查组进驻企业全面开展调查。7月15日，国家药监局发布了《关于长春××公司违法违规生产冻干人用狂犬病疫苗的通告》。

经查明，企业编造生产记录和产品检验记录，随意变更工艺参数和设备。上述行为严重违反了《中华人民共和国药品管理法》（简称《药品管理法》）、《药品生产质量管理规范》有关规定，国家药监局责令企业停止生产，收回药品生产质量管理规范（GMP）证书，召回尚未使用的狂犬病疫苗。国家药监局会同吉林省药监局对企业立案调查，涉嫌犯罪的移送公安机关追究刑事责任。

2019年2月，吉林长春××公司问题疫苗案件相关责任人被严肃处理。3月5日，在发布的2019年国务院政府工作报告中提出，加强食品药品安全监管，严厉查处长春××公司等问题疫苗案件。3月12日，最高人民检察院检察长在作2019年最高人民检察院工作报告说，长春××公司问题疫苗案，吉林检察机关依法批捕18人。

疫苗关系人民群众健康，关系千家万户幸福，关系公共卫生安全和国家安全，容不得丝毫马虎。药品安全性命攸关，作为药学人员要本着对人民切身利益高度负责的态度，深刻认识药品安全的敏感性和重要性，坚决守住药品质量安全底线。

> **情景导学**
>
> 近年来，我国国家药品监督管理局及各省药监局在飞行检查中均发现有药品生产企业存在缺陷，如2022年3月，甘肃省药监局在组织的药品飞行检查中，发现某公司中药生产存在质量安全风险隐患，暂停该公司中药生产活动；2022年7月，国家药监局对四川某公司飞行检查中，发现该企业机构在人员、厂房与设施方面，采购管理方面及生产管理方面等均存在缺陷，要求该企业完成全部项目整改并经四川省药品监督管理局复查合格后方可恢复生产。据世界卫生组织（WHO）一份数据报告表明，全球近三分之一的国家仅实行了有限的药物监管，或完全没有采取任何措施。而在发展中国家，约有10%的药物是假药或不符合药品检验质量标准。
>
> 作为药学人员，我们该如何保障药品的安全性、质量的可控性？

第一节 药物分析的性质与任务

一、药物分析的性质

药物分析是药学和药品生产技术等专业的一门专业核心课程，是在基础化学、仪器分析、药物化学等课程学习的基础上进行的一门理论性和实践性较强的课程，是运用物理学、化学、生物学的方法和技术，研究药物及其制剂的质量控制方法，即研究药物的性状、鉴别、检查及含量测定的一门综合性应用技术。

药物分析研究对象主要包括：化学结构已经明确的合成药物或天然药物及其制剂、中药制剂和生物制品及其制剂等。分析样品包括药物原料样品、辅料样品、半成品、包装材料、生产过程中产生的废物以及与药品直接或间接关系的材料等，按照规定的方法，与规定的质量标准进行比较，从而对是否符合质量标准做出判断分析的过程。药物分析是药品生产、经营企业确保药品质量的重要手段。

二、药物分析的任务和内容

（一）药物分析的任务

药物分析工作的主要任务是药物成品的理化检验、药物生产过程的质量控制、药物贮藏过程的质量考察及临床药物分析检验工作等，为确保用药的安全性、合理性、有效性提供科学的依据。

为确保药品的安全性、有效性，药物分析贯穿药品研发、生产、供应、使用等全过程。在药品研制过程中，应与新药研发单位结合，根据药物的结构及理化性质，制订药物质量研究与质量控制标准；在药品生产过程中，应与药品生产企业密切配合，严格控制药品生产过程中的质量，还应联合药品质量检验部门，对药物成品进行一致性评价，确保药品质量符合标准；在药品供应过程中，应与药品经营企业密切联系，注意药物贮藏过程中的质量考察，确保药物质量的稳定性；在药品使用过程中，还应配合医疗需求，与药物使用单位密切结合，开展临床药物分析，对一些治疗浓度范围窄、毒副作用大或需要长期服用的药物进行血药浓度监测，指导合理用药，确保用药的安全性。

（二）药物分析的主要内容

本课程主要包括药物分析的基础知识、药物的性状、药物的鉴别、药物的检查、药物的含量测定方法及典型药物质量分析。

通过本课程的学习，学生应具备药物分析的专业知识和技能。

① 具备强烈的药品质量控制观念。

② 能够运用药物分析技术和方法进行药物的质量分析和监控，探索提高药品质量的方法和途径。

③ 熟练掌握《中华人民共和国药典》中常用药物的分析检验方法及操作。

④ 熟知主要国外药典记载的常见的药物类型及其制剂的质量标准。

⑤ 会药物分析的一般程序与质量控制的方法。

⑥ 会综合运用所学知识评价比较各种分析方法优劣势，具备选择合适的分析方法进行药物分析的能力。

⑦ 能够具备制订药品质量标准的能力。

⑧ 会常用的分析方法在药物分析中的实际应用。

▶ **考点提示**：药物分析的对象。

知识链接

药物检验员国家职业技能标准通过终审

药物检验员主要从事原料药、制剂等药物成品、中间产品、原辅料及包装材料的检查、检验、检定、测试、分析等工作，也是医药健康发展的"守门人"。其主要工作任务包括：进行被检物品的取样和留样；使用仪器设备，配制培养基；选择传代菌种，进行微生物发酵分析；进行原料药、制剂等药物的成品、中间产品、原辅料、包装材料常规理化分析；进行无菌检查；检定抗生素药品的效价；依照药典进行药品药理毒性检查；监控生产洁净区的环境条件；记录、计算、复核、判定检验数据并编写检验报告。

为规范药物检验员的职业标准，提高检验水平，该标准审定专家组对标准内容逐条审定，一致认为：标准符合《国家职业技能标准编制技术规程（2018年版）》要求，实用性和可操作性强，反映了药物检验员在专业知识和技术能力上的要求，同意药物检验员国家职业技能标准通过终审。

第二节　药品质量标准

一、药品质量标准概述

（一）国家药品质量标准

根据《药品管理法》第二条关于药品的定义：药品，是指用于预防、治疗、诊断人的疾病，有目的地调节人的生理机能并规定有适应证或者功能主治、用法和用量的物质，包括中药、化学药和生物制品等。药品是特殊的商品，为确保药品的安全性、有效性、可靠性，在药品的研发、生产、供应和使用等环节都需要进行药品的质量检验。

为确保药品安全可靠、质量可控，国家制定并颁布了一系列标准法规，确保药品质量标准的一致性和可靠性。药品质量标准是对药品质量、规格及检验方法所做的技术规定，是药品生产、供应、使用、检验和管理部门共同遵循的法定依据。国家标准属于强制性标准，药品标准也是药品生产和临床用药水平的重要标志。我国《药品管理法》第二十八条规定：药品应当符合国家药品标准。经国务院药品监督管理部门核准的药品质量标准高于国家药品标准的，按照经核准的药品质量标准执行；没有国家药品标准的，应当符合经核准的药品质量标准。国务院药品监督管理部门颁布的《中华人民共和国药典》和药品标准为国家药品标准。

（二）药品质量标准的分类

根据使用范围不同，药品质量标准可以分为法定药品质量标准和非法定药品质量标准。法定药品质量标准包括《中华人民共和国药典》在内的国家药品标准。非法定药品质量标准包括行业标准、企业标准，如临床研究用药品质量标准、暂行或试行药品质量标准、企业标准等。法定标准具有强制性，是药品质量的最低标准。行业标准及企业标准各项指标要求应不低于国家药品标准。

1. 国家药品标准

（1）《中华人民共和国药典》 简称《中国药典》。自1985年起，我国药典每隔5年修订一次，现行版为2020年版。《中国药典》是国家为保证药品质量、保护人民用药安全有效而制定的法典；是执行《药品管理法》，监督、检验药品质量的技术法规；是我国药品生产、经营、供应、使用和监督管理所必须遵循的法定依据。《中国药典》是由国家药典委员会编制和修订，经国家药品监督管理局会同国家卫生健康委员会批准颁布后施行，是国家药品标准体系的核心。

（2）局（部）颁标准 指由原卫生部颁布的药品标准、原食品药品监督管理总局和国家药品监督管理局颁布的药品标准。这些标准中通常收载了很多准备今后过渡到药典的品种，药典未收载、国内已有多家生产、疗效较好、有必要执行统一质量标准的品种，以及上一版药典收载而新版药典未采用的品种等。局（部）颁标准与《中国药典》同样具有法律约束性，是药品质量标准的法定依据。

（3）药品注册标准 指国家药品监督管理局批准给申请人特定药品的标准，生产该药品的药品生产企业必须执行该注册标准，也是属于国家药品标准范畴。

2. 临床研究用药品质量标准

新药在进行临床试验或试用之前，由新药研制单位根据药品临床前的研究结果制订标准，并由国家药品监督管理部门批准的临时性质量标准。该标准仅在临床试验期间有效，并且仅供研制单位与临床试验单位使用。

3. 暂行或试行药品质量标准

暂行药品标准指新药经临床试验或使用后，报试生产时所制定的药品质量标准。暂行药品标准执行两年后，如果药品安全性、有效性、稳定性符合要求，则药品转为正式生产，此时药品标准称为试行药品标准。试行药品标准执行两年后，如果药品的质量依然保持稳定，则试行药品标准将经国家药品监督管理局批准上升为局颁标准。

4. 企业标准

由药品生产企业根据企业实际制定的用于控制相应药品质量的标准，称为企业标准或企业内部标准。企业标准仅在本企业或本系统的管理中有约束力，属于非法定标准，不对外公开。企业标准应不低于国家标准。企业标准一般有两种情况：一是所用检验方法虽不够成熟，但能达到某种程度的质量控制；二是高于法定标准的要求（主要是增加了检验项目或提高了限度要求）。企业药品质量标准在企业竞争、严防假冒、创新、保护优质产品等方面起到至关重要的作用。

> **课堂活动**
>
> 依据网络资源或实物药典,查阅并讨论:
> 1. 对乙酰氨基酚片的质量标准包括哪些内容?
> 2. 如果对对乙酰氨基酚片的质量进行分析,应做哪些项目?

(三)药品质量标准的主要内容

1. 名称

① 名称包括中文名称、英文名称和化学名称。中文名称按照《中国药品通用名称》(CADN)推荐的名称和命名原则命名;英文名称原则上采用世界卫生组织编订的《国际非专利药名》(International Nonproprietary Names for Pharmaceutical Substances,INN);化学名称则是根据中国化学会编写的《化学命名原则》,并参考国际纯粹与应用化学联合会(International Union of Pure and Applied Chemistry,IUPAC)公布的有机化学命名原则命名。

② 药品名称应科学、明确、简短。

③ 对属于某一种相同药效的药物命名,应采用该类药物的词干。

④ 避免采用可能给患者以暗示有关药理学、治疗学或病理学的药品名称。

2. 性状

药品的性状是药品质量的重要表征之一。性状项下应包含药品的外观、臭、味、一般稳定性、溶解度以及物理常数等。

外观、臭、味:是对药品的色泽和外表的感官规定。其在一定程度上可反映药物的内在质量。

一般稳定性:指药物是否具有引湿、风化、遇光变质等与贮藏有关的性质。

溶解度:药品的一种物理性质。《中国药典》(2020年版)中用极易溶解、易溶、溶解、略溶、微溶、极微溶解、几乎不溶或不溶来描述药物的溶解性能。

物理常数:药物的相对密度、馏程、熔点、凝点、比旋度、折光率、黏度、酸值、皂化值、碘值、吸收系数等。通过物理常数的测定可对药品进行鉴别及纯度检查。

3. 鉴别

药物的鉴别试验是依据药物分子的化学结构、理化性质和组成,用物理、化学或生物方法,来判断已知药物的真伪。当进行药物分析时,只有在鉴别药物真实无误的条件下,再进行药物的杂质检查、含量测定等才有意义。常用的药品鉴别方法有物理鉴别法、化学鉴别法、光谱鉴别法、色谱鉴别法和生物鉴别法。

4. 检查

药品的检查项主要有药物的有效性、均一性、安全性和纯度检查四个方面。

(1)有效性 指和药物的疗效有关,但在鉴别、纯度检查和含量测定中不能有效控制的项目。

(2)均一性 指检查生产出来的每一单元产品的质量均匀程度。如含量均匀度、溶出度、重量差异等是否均一。

(3)安全性 指检查药物中存在的某些痕量的、对生物体产生特殊生理作用并严重影响用药安全的杂质。

(4)纯度检查 指对药物中杂质的控制,一般为限度检查,不需要测定其含量。

5. 含量测定

含量测定是指用规定方法对药品中有效成分进行测定。含量测定常用的方法有化学分析法、仪器分析法、生物学法等。含量测定是评价药品质量、保证药品疗效的重要手段。含量测定必须在鉴别无误、杂质检查合格的基础上进行。

6. 贮藏

药品的贮藏条件是药品能否有效用于临床的重要因素之一，药品贮藏项下的规定是对药品贮存与保管的基本要求。根据药品稳定性的不同，可分别选择遮光、避光、密闭、密封、熔封或严封、阴凉处、凉暗处、冷处以及常温（室温）等贮藏条件，确保药物在有效期内的稳定性、安全性、一致性。药品是否需要低温贮藏，温度、湿度、光照等贮藏条件对药物存在形式有无影响等，一般可以通过药品稳定性试验来确定。药品的稳定性试验包括影响因素试验、加速试验以及长期试验。上述各项目应采用专属性强、准确、精密、灵敏的分析方法进行，并须对方法进行验证，以保证测试结果的可靠性。

> **药典在线**
>
> **《中国药典》（2020年版）二部凡例**
>
> 贮藏项下的规定，系为避免污染和降解而对药品贮存与保管的基本要求，以下列名词术语表示：
>
> 遮光　　系指用不透光的容器包装，例如棕色容器或适宜黑色材料包裹的无色透明、半透明容器；
>
> 避光　　系指避免日光直射；
>
> 密闭　　系指将容器密闭，以防止尘土及异物进入；
>
> 密封　　系指将容器密封以防止风化、吸潮、挥发或异物进入；
>
> 熔封或严封　　系指将容器熔封或用适宜的材料严封，以防止空气与水分的侵入并防止污染；
>
> 阴凉处　　系指不超过20℃；
>
> 凉暗处　　系指避光并不超过20℃；
>
> 冷处　　系指2～10℃；
>
> 常温（室温）　　系指10～30℃。
>
> 除另有规定外，贮藏项下未规定贮藏温度的一般系指常温。

7. 类别

类别主要指药品的主要用途或作用分类。如叶酸的类别为"维生素类药"，对乙酰氨基酚的类别为"解热镇痛药"。

8. 规格

规格指以每片、每个胶囊、每包或每支等为单位的制剂内含有效成分的量。如对乙酰氨基酚片的规格为0.1g、0.3g、0.5g，表示每片含有对乙酰氨基酚（$C_8H_9NO_2$）分别为0.1g、0.3g、0.5g。

9. 制剂

制剂系指根据药品质量标准，应用制药工艺并配以辅料，将药物的活性成分制成适用于人体使用的各种剂型，如片剂、胶囊剂、注射剂以及颗粒剂等。原料药在"制剂"项下列出相应的剂型，如盐酸雷尼替丁"制剂"项下列出"盐酸雷尼替丁片""盐酸雷尼替丁注射液"以及"盐酸雷尼替丁胶囊"。

以上项目中，性状中的外观与物理常数、鉴别、检查及含量测定属于法定性检验内容，类别、规格、贮藏、制剂等属于指导性条文。

▶ **考点提示**：国家药品质量标准及质量标准内容。

知识链接

药品质量管理规范（6G）

要确保药品质量符合药品标准的要求，需要对药品的研制、生产、供应、临床使用以及监督管理等各个环节加强质量管理。

目前我国已陆续发布的药品质量监督管理相关的法令文件包括：药物非临床研究质量管理规范（Good Laboratory Practice，GLP）、药品生产质量管理规范（Good Manufacture Practice，GMP）、中药材生产质量管理规范（Good Agriculture Practice，GAP）、药物临床试验质量管理规范（Good Clinical Practice，GCP）、药品经营质量管理规范（Good Supply Practice，GSP）、医疗机构制剂配制质量管理规范（GPP）等。

1. 药物非临床研究质量管理规范（GLP）

GLP是指有关非临床研究机构运行管理和非临床研究项目实施的质量管理规范，为评价药品的安全性而进行的各种毒性试验。

GLP认证是指国家食品药品监督管理局对药物非临床安全性评价研究机构的组织管理体系、人员、实验设施、仪器设备、试验项目的运行与管理等进行检查，并对其是否符合GLP作出评定。

2. 药品生产质量管理规范（GMP）

GMP是国家卫生管理部门为保证药品质量，对药品生产全过程进行管理所制定的准则，在药品生产的全过程中，以科学有效的方法和措施，对企业生产药品所需人员、厂房、设备、原辅料、工艺、质检、卫生等均提出了明确的要求，以确保生产出的药品安全有效、稳定均一，为药品企业提供了保证药品质量的基本制度。

3. 中药材生产质量管理规范（GAP）

GAP是中药材生产和质量管理的基本准则，对中药材产地环境、种植和繁殖材料、栽培和养殖管理、采收与初加工、人员管理作出明确的规定。

4. 药物临床试验质量管理规范（GCP）

GCP是临床试验全过程的标准规定，包括方案设计、组织、实施、监测、稽查、记录、分析总结和报告，在新药研究中保护受试者和病人的安全和权利。新药临床研究人员保证药品临床试验资料的安全性、可靠性、重现性。

5. 药品经营质量管理规范（GSP）

GSP指在药品流通过程中，针对计划采购、购进验收、贮存、销售及售后服务等环节而制定的保证药品符合质量标准的管理制度。通过严格的管理制度来约束企业的行为，对药品经营全过程进行质量控制，保证向用户提供优质的药品。

6. 医疗机构制剂配制质量管理规范（GPP）

GPP是在制剂配制的全过程为保证制剂质量而制订并实施的管理制度，是把发生的人为差错事故、混药及各类污染的可能性降低到最低程度的必要条件和可靠办法。

二、中国药典

1.《中国药典》简介

《中华人民共和国药典》（简称《中国药典》），是我国药品研制、生产、经营、使用和监督管理所必须遵循的法定依据，是国家为保证药品质量，保护人民用药安全有效而制定的法典，具有法律约束性。新中国成立以来已先后出版过 11 个版本的药典，分别是 1953 年版、1963 年版、1977 年版、1985 年版、1990 年版、1995 年版、2000 年版、2005 年版、2010 年版、2015 年版、2020 年版。现行版本是 2020 年版药典。自 1985 年起，我国药典每 5 年修订一次。新版本的药典一经颁布实施，其所载同品种或相关内容的上版药典标准或其原国家药品标准即停止使用。药典在一定程度上反映了国家药品生产、医疗及科技发展的水平，在提升国家药品质量控制水平上起着至关重要的作用。

《中国药典》（2020 年版）由一部、二部、三部和四部及其增补本组成，共收载品种 5911 种。一部收载中药相关的药材和饮片、植物油脂和提取物、成方制剂和单味制剂等 2711 种。二部收载化学药相关的化学药品、抗生素、生化药品以及放射性药品等 2712 种。三部收载生物制品 153 种。四部收载通则和辅料，包括通用技术要求 361 个，药用辅料收载 335 种。

2. 《中国药典》的结构组成

《中国药典》（2020 年版）主要包括凡例、品名目次、正文、通则及索引。

（1）**凡例** 是为解释和正确使用《中国药典》进行药品质量检定的基本原则，是对品种正文、通用技术要求以及药品质量检验和检定中有关共性问题的统一规定和基本要求。凡例中的有关规定具有法定约束力。

（2）**品名目次** 《中国药典》（2020 年版）一、二、三、四部均收载有品名目次。其是指正文品种的目录，按照笔画顺序排列，供查阅正文内容使用。

（3）**正文** 是药典的主要内容，收载具体的药物或制剂的质量标准。药典各部分收载的正文部分有差异。以药典二部为例，每一品种项下根据品种和剂型的不同，收载有品种的名称、有机物质的结构式、分子式与分子量、来源或有机药物的化学名称、含量或效价规定、处方、制法、性状、鉴别、检查、含量或效价测定、类别、规格、贮藏、制剂、杂质信息等。

（4）**通则** 位于药典的四部，涵盖了通用性的要求、检测方法、指导原则以及试剂盒标准物等药品标准的共性要求。自《中国药典》（2015 年版）将四部通用性附录整合后，将药典通则按照原理、目的、属性、作用、方法特性等分为 15 大类。除生物制品收载个性通则外，一部、二部不再单独收载通则。《中国药典》（2020 年版）四部收载通则 361 个，其中制剂通则 38 个、检测方法及其他通则 281 个、指导原则 42 个。

（5）**索引** 位于最后，第一部有"中文索引""汉语拼音索引""拉丁名索引""拉丁学名索引"，其他三部均为"中文索引"和"英文索引"，"中文索引"按照汉语拼音顺序排列，"英文索引"按照字母顺序排列，以便查阅。

课堂活动

查阅《中国药典》（2020 年版）并讨论：

序号	查找内容	药典中查阅的结果	
		药典部页	查阅结果
1	"水浴温度"		
2	"试验用水"		
3	硝酸银滴定液（0.1mol/L）的配制		
4	热原检查法		
5	对乙酰氨基酚片的含量测定方法		

> 药典在线

对乙酰氨基酚片
Duiyixian'anjifen Pian
Paracetamol Tablets

本品含对乙酰氨基酚（$C_8H_9NO_2$）应为标示量的95.0%～105.0%。

【性状】本品为白色片、薄膜衣或明胶包衣片，除去包衣后显白色。

【鉴别】（1）取本品的细粉适量（约相当于对乙酰氨基酚0.5g），用乙醇20ml分次研磨使对乙酰氨基酚溶解，滤过，合并滤液，蒸干，残渣照对乙酰氨基酚项下的鉴别（1）、（2）项试验，显相同的反应。

（2）取本品细粉适量（约相当于对乙酰氨基酚100mg），加丙酮10ml，研磨溶解，滤过，滤液水浴蒸干，残渣经减压干燥，依法测定。本品的红外光吸收图谱应与对照的图谱（光谱集131图）一致。

【检查】对氨基酚　照高效液相色谱法（通则0512）测定。临用新制。

供试品溶液　取本品细粉适量（约相当于对乙酰氨基酚0.2g），精密称定，置10ml量瓶中，加溶剂适量，振摇使对乙酰氨基酚溶解，加溶剂稀释至刻度，摇匀，滤过，取续滤液。

对照品溶液　取对氨基酚对照品与对乙酰氨基酚对照品各适量，精密称定，加溶剂溶解并定量稀释制成每1ml中各约含20μg的混合溶液。

溶剂、色谱条件与系统适用性要求　见对乙酰氨基酚有关物质项下。

测定法　精密量取供试品溶液与对照品溶液，分别注入液相色谱仪，记录色谱图。

限度　供试品溶液色谱图中如有与对照品溶液中对氨基酚保留时间一致的色谱峰，按外标法以峰面积计算，含对氨基酚不得过对乙酰氨基酚标示量的0.1%。

溶出度　照溶出度与释放度测定法（通则0931第一法）测定。

溶出条件　以稀盐酸24ml加水至1000ml为溶出介质，转速为每分钟100转，依法操作，经30分钟时取样。

测定法　取溶出液适量，滤过，精密量取续滤液适量，用0.04%氢氧化钠溶液定量稀释成每1ml中含对乙酰氨基酚5～10μg的溶液。照紫外-可见分光光度法（通则0401），在257nm的波长处测定吸光度，按$C_8H_9NO_2$的吸收系数（$E_{1cm}^{1\%}$）为715计算每片的溶出量。

限度　标示量的80%，应符合规定。

其他　应符合片剂项下有关的各项规定（通则0101）。

【含量测定】照紫外-可见分光光度法（通则0401）测定。

供试品溶液　取本品20片，精密称定，研细，精密称取适量（约相当于对乙酰氨基酚40mg），置250ml量瓶中，加0.4%氢氧化钠溶液50ml与水50ml，振摇15分钟，用水稀释至刻度，摇匀，滤过，精密量取续滤液5ml，置100ml量瓶中，加0.4%氢氧化钠溶液10ml，用水稀释至刻度，摇匀。

测定法　见对乙酰氨基酚含量测定项下。

【类别】同对乙酰氨基酚。

【规格】（1）0.1g　（2）0.3g　（3）0.5g

【贮藏】密封保存。

三、常用国外药典

1. 美国药典

《美国药典》（United States Pharmacopoeia，USP），由美国药典委员会编辑出版；美国药学会出版的《美国国家处方集》（The National Formulary，NF）。因两者内容交叉有重复，于1980年USP与NF合并为美国药典-国家处方集，简称为《美国药典》（USP-NF）。USP-NF自2002年起每年修订出版1次，例如，2021年12月出版的USP(45)-NF(40)，生效时间为2022年5月1日。USP-NF是唯一由美国食品药品监督管理局（FDA）强制执行的法定标准，对药品质量标准和检定方法做出规定，是美国药品研制、生产、使用、管理、检验的法律依据。

USP-NF包含有四卷。第一卷收载有USP凡例、USP通则、食品补充剂通则、试剂和参考表格；第二卷收载有药品法定名称首字母A～I药品标准正文；第三卷收载有药品法定名称首字母J～Z的USP药品标准正文；第四卷收载有食品补充剂标准正文、NF注释、辅料及NF标准正文。一、二、三、四卷均含有总索引、USP凡例和总则指南，以便于查阅。

USP-NF正文收载品种按法定名称首字母顺序排列，同一品种的原料药标准在前、制剂标准在后，记载内容略有差异。其中，原料药标准列有法定名称（英文名称）、结构式、分子式、分子量、化学名、CA登记号、成分和含量限度、鉴别、含量测定、检查、包装与贮藏、USP参考标准物质等辅助信息；药物制剂标准有英文法定名称、含量限度、鉴别、检查、含量测定、包装与贮藏、标签说明、USP参考标准物质等辅助信息。

2. 英国药典

《英国药典》（British Pharmacopoeia，BP）于1864年开始由英国药典委员会编制，是英国制药标准的唯一法定标准，收载有原料药、制剂及其医药产品。自2002年至今，除2006年外，BP每年修订一次。例如，2022年版BP由6卷组成：第1卷和第2卷收载原料药和药用辅料；第3卷收载制剂通则、配方制剂、特定专论；第4卷主要收载血液制品、免疫制品、放射性药品、手术用品、植物药和辅助治疗药品；第5卷收载标准红外光谱、附录、辅助性指导原则、索引（前5卷的总索引都位于第5卷末）；第6卷收载兽药典。

3. 欧洲药典

《欧洲药典》（European Pharmacopoeia，Ph. Eur. 或 EP）由欧洲药品质量管理局编辑出版，是欧洲成员国的国家当局必须强制执行的，具有法律效力的药品质量标准。1977年出版第1版，自2001年起每3年修订发行1次。最新版为EP11.0，于2023年1月1日生效，通过非累积增补本进行更新，其后将推出8部增补版。

4. 日本药典

日本药典是《日本药局方》（The Japanese Pharmacopoeia，JP），由日本药局方编辑委员会编纂，日本厚生劳动省颁布实施。目前每5年修订出版一次。最新版是2021年生效的第18版JP18。JP18分为2部，第一部收载内容主要包括原料药及其基础制剂，第二部收载内容有生药、家庭药制剂和制剂原料。

四、药品检验标准操作规程

检验标准操作规程（standard operation procedure，SOP）是药品检验标准化管理的重要内容，是为有效完成检验任务，针对每一个检验工作环节或具体工作任务而制定的标准或详细的书面规程。其目的是保证检验工作的规范性和有效性，如化验室安全管理规程，取样标准操作规程，滴定操作标准规程，玻璃仪器的洗涤、干燥及灭菌管理规程等。药品检验标准操作规程的制定必须按照规定的程序进行，须经过质量部门负责人审核、企业分管负责人批准并签章后方可执行。检验标准操作规程应进行定期修订，制定内容及修订原因的原始记录应保留并存档。

药品检验标准操作规程内容主要包括：题目、编号、制定人及制定日期、审核人及审核日期、批准人及批准日期、颁发部门、生效日期、分发部门、版次、页码、标题及正文等。正文内容包括：适用范围、依据、仪器用具、试剂、操作步骤及注意事项。如表1-1为××制药有限公司标准操作规程。

表1-1　××制药有限公司标准操作规程

页号

滴定液的配制	起草：	日期：
	审核：	日期：
标准编号：ZLSOP-00-001-01	批准：	日期：
编订部门：质量保证部		
分发部门：质量监督室、化验室、车间中控室等		

对于具体的样品检验工作，其正文的内容一般包括：检品名称、代号或编号、结构式、分子式、分子量、含量限度、性状、鉴别、检查项目与限度及操作方法、含量测定方法等。其中，操作方法必须规定检验所用试药、设备和仪器、操作原理和方法、计算公式及允许误差等内容。

1　目的：建立滴定液配制标准操作规程，使滴定液的配制具有一定的规范化及标准化，保证分析数据的合理性、有效性、准确性。

2　适用范围：分析用滴定液的配制。

3　有关责任：进行滴定液配制的人员执行该规程。

4　引用标准：《中国药典》（2020年版）。

5　规程

5.1　内容：氢氧化钠滴定液1mol/L溶液的配制。

5.1.1　试剂

5.1.1.1　氢氧化钠（NaOH），分子量为40.00。

5.1.1.2　邻苯二甲酸氢钾（基准试剂）。

5.1.1.3　酚酞指示液：取酚酞1.00g加乙醇100ml溶解，即可。

5.1.2　配制

5.1.2.1　氢氧化钠饱和溶液：可取氢氧化钠500g，分次加入盛有500ml水的1000ml容器里，边加边搅拌使溶解成饱和溶液，冷却至室温，将溶液连同过量的氢氧化钠转移至聚乙烯塑料瓶中，密塞，静置数日后使碳酸钠结晶和过量的氢氧化钠沉于瓶底，而得到上部澄清的氢氧化钠饱和溶液。

5.1.2.2　氢氧化钠滴定液（1mol/L）：吸取澄清的氢氧化钠饱和溶液56ml，加新沸过的冷水使成1000ml，摇匀。

5.2　标定：氢氧化钠滴定液（1mol/L）的标定　取在105℃干燥至恒重的基准邻苯二甲酸氢钾约6g，精密称定，加新沸过的冷水50ml，振摇，使其尽量溶解；加酚酞指示液2滴，用本液滴定；在接近终点时，邻苯二甲酸氢钾完全溶解，滴定至溶液显粉红色，即得。每1ml的氢氧化钠滴定液（1mol/L）相当于204.2mg邻苯二甲酸氢钾。

5.3　计算：根据氢氧化钠溶液的消耗量与邻苯二甲酸氢钾的用量，算出本液的浓度。

$$1mol/L 氢氧化钠滴定液计算公式 = (m \times 1)/(V \times 204.2)$$

式中，m为称得的邻苯二甲酸氢钾的质量，g；V为消耗的NaOH滴定液的体积，ml。

5.4　注意事项

5.4.1　氢氧化钠饱和溶液在贮藏过程中，液面会吸收二氧化碳而生成少量的碳酸钠膜状物，在取用澄清的氢氧化钠饱和溶液时，宜用刻度吸管插入溶液的澄清部分吸取（注意避免吸管内的溶液倒流而冲浑），以免因混入碳酸钠而影响浓度。

5.4.2　在配制大量的本滴定液采用新沸过的冷水有困难时，可用新鲜馏出的热蒸馏水取代，亦可避免二氧化碳的混入。

5.4.3　因邻苯二甲酸氢钾在水中溶解缓慢，故基准邻苯二甲酸氢钾在干燥前应尽可能研细，以利于标定时的溶解。

5.4.4 标定过程中所用的水均应为新沸过的冷水,以避免二氧化碳的干扰。在滴定接近终点之前,必须使邻苯二甲酸氢钾完全溶解;否则,在滴定至酚酞指示剂显粉红色后,将因邻苯二甲酸氢钾的继续溶解而迅速褪色。

5.5 贮藏:置聚乙烯塑料瓶中,密封保存。

5.6 使用期限:三个月。超过贮存期限,在临用前应重新标定。

> **课堂活动**
>
> 分小组查阅资料并写出:
> 1. 药品称量的 SOP。
> 2. 滴定法操作的 SOP。

▶ **考点提示**:制定药品检验标准操作规程的目的。

> **知识链接**
>
> **国家药品标准物质的分类**
>
> 国家药品标准物质系指供国家法定药品标准中药品的物理、化学和生物学等性质测试用,具有确定的特性或量值,用于校准设备、评价测量方法、给供试药品赋值或鉴别用的物质,须具备稳定性、均匀性、准确性。共分为五类。
>
> 标准品 系指含有单一成分或混合组分,用于生物检定,抗生素或生化药品中效价、毒性或含量测定的国家药品标准物质。其生物学活性以国际单位(IU)、单位(U)或以重量单位(g、mg、μg)表示。
>
> 对照品 系指含有单一成分、组合成分或混合组分,用于化学药品、抗生素、部分生化药品、药用辅料、中药材(含饮片)、提取物、中成药、生物制品(理化测定)等检验及仪器校准用的国家药品标准物质。
>
> 对照提取物 系指经特定提取工艺制备的含有多种主要有效成分或指标性成分,用于中药材(含饮片)、提取物、中成药等鉴别或含量测定用的国家药品标准物质。
>
> 对照药材 指基原明确、药用部位准确的优质中药材经适当处理后,用于中药材(含饮片)、提取物、中成药等鉴别用的国家药品标准物质。
>
> 参考品 指用于微生物(或其产物)的定性检定或疾病诊断的生物试剂、生物材料或特异性抗血清,或指用于定量检验某些制品的生物效价的参考物质,如用于麻疹活疫苗滴度或类毒素絮状单位测定的国家药品标准物质,其效价以特性活性单位表示。

第三节 药品检验机构与检验程序

一、药品检验机构

《中华人民共和国药品管理法》总则第十一条指出:药品监督管理部门设置或者指定的药品专

业技术机构，承担依法实施药品监督管理所需的审评、检验、核查、监测与评价等工作。从法律上对药品检验机构的法定地位作出了明确规定，也就是说，只有药品监督管理部门设置或者确定的药品检验机构才是法定的药品检验机构，具有承担依法实施药品监督管理所需的药品检验资格。

中国食品药品检定研究院（原中国药品生物制品检定所）是国家药品监督管理局的直属事业单位，是国家检验药品、生物制品质量的法定机构和最高技术仲裁机构，是世界卫生组织指定的"世界卫生组织药品质量保证合作中心"，依法承担实施药品、生物制品、医疗器械、食品、保健食品、化妆品、实验动物、包装材料等多领域产品的审批注册检验、进口检验、监督检验、安全评价及生物制品批签发，负责国家药品、医疗器械标准物质和生产检定用菌毒种的研究、分发和管理，开展相关技术研究工作。

省、自治区、直辖市药品检验所是各省、自治区、直辖市药品监督管理局设置的药品检验所，负责本辖区内的药品生产、经营、使用单位药品检验和技术仲裁、培训有关技术人员和管理人员等；负责本辖区内药品的抽查检验工作；负责地方性药品标准的审定、修改等工作；负责执行卫生行政部门交办的有关药品监督任务等。

地、市、县（自治州、盟区）药品检验所是各市药品检验机构所设置的下属单位，主要负责本辖区的药品检验、抽检和技术仲裁、技术指导、培训和技术复核等工作。此外，省级以上药品监督管理部门可以根据需要，确定符合药品检验条件的检验机构，承担药品检验工作。

其他检验机构还有药品生产企业、药品经营企业、药品检验所及医疗机构的药品检验部门。其检验机构及人员，应该接受当地药品监督管理部门设置的药品检验机构的业务指导，并承担本单位的药品检验工作，确保药品安全有效。

> **知识链接**
>
> **当事人对药品检验结果有异议怎么办？**
>
> 当事人对药品检验机构的检验结果有异议的，可以自收到药品检验结果之日起七日内向原药品检验机构或者上一级药品监督管理部门设置或者确定的药品检验机构申请复验，也可以直接向国务院药品监督管理部门设置或者确定的药品检验机构申请复验。受理复验的药品检验机构必须在国务院药品监督管理部门规定的时间内作出复检结论。

二、药品检验程序

药品检验程序一般为确定检验标准、通知检验、取样、检验并记录、复核与复检、留样、填写药品检验证书，见图1-1。

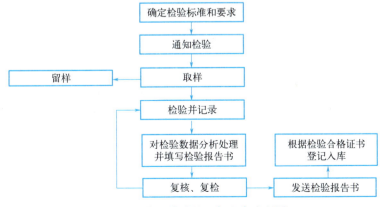

图1-1 药品检验的一般程序流程图

1. 确定检验标准和要求

药品进行检验之前需要明确检验目的和要求，熟悉检验标准和检验操作标准规程。检验人员收到检验通知单以后，可以根据检验的相关要求，及时到检验地点进行取样。

2. 取样

取样是从一批产品中按照取样规则抽取具有代表性的样品。为保证检验结果的准确性，取样应具有科学性、代表性和均匀性。取样前，取样人员应认真核对被取样品的品名、规格、批号、编号、数量等是否与请验单完全一致，包装是否完好无损，标志与物料是否一致，确认无误后才能进行取样。

取样一般由专职取样人员按照相应的取样 SOP 进行取样，并由 2 人执行取样。

（1）样本数量　取件的数量由请验样品的种类和总数决定，取样数量依据如下标准。

① 一般原则：当总件数 $n \leq 3$ 时需每件取样；当 $3 < n \leq 300$ 时，按 $\sqrt{n} + 1$ 件随机取样；当 $n > 300$ 时，按 $\sqrt{n}/2 + 1$ 件随机取样。

② 药材和饮片：总包件数不足 5 件，逐件取样；5～99 件，随机抽 5 件取样，100～1000 件，按 5% 的比例随机取样；超过 1000 件的，超出部分按 1% 比例增加取样；特殊药材和饮片（包括贵重、毒性药材和饮片，或有问题的样品），不论包件多少均逐件取样。

③ 对于成品、半成品、包装材料、工艺用水及特殊要求的原料，可按具体情况另行规定。

④ 抽样量一般不少于检验用量的 3 倍，以供检验、复核、留样用。

如果遇到小数，则进为整数进行取样。

> **课堂活动**
>
> 张某收到样品请验单，需要对进厂的 100 件原料药进行检验，应随机取样多少件呢？

（2）取样方法

① 液体药品的取样　大容量的包装，混浊液或浓度大的溶液一般用吸管分层取样，然后均匀混合后作为检验试样；分装在小容器内的样品，可从不同容器中取出适量样品，然后均匀混合作为检验试样。

② 固体样品的取样　对于大容量或大包装的样品，可以随机从样品的不同部位进行取样并混匀后作为检验试样；常用包装的固体试样，一般从袋口一边斜插至对边袋深约 3/4 处取样；一般取得的样品都要经过粉碎、过筛、混匀和缩分四步。常用缩分法是"四分法"，即将试样混匀后，堆成圆锥形，略微压平，通过中心分为四等份，把任意对角的两份弃除。余下对角的两份收集进行混合，如此反复处理，直至留下所需检验用量为止。

（3）取样记录　取样后用"药品封签"将抽样进行封存，由取样人员和被抽样单位人员签字，并在取样记录上填写有关样品的批号、取样时间、取样数量、取样人员等信息。

3. 检验并记录

化验员在接收到有收样员送达的样品及相关文件后，就应在规定的条件下按照相关检验的标准操作规程对抽样进行检验，并如实填写检验原始记录和检验报告书。检验的内容一般包括性状、鉴别、检查和含量测定等项目。检验原始记录一定要具有及时性、原始性、真实性、完整性、规范性和可追溯性。检验完毕后，检验员需要将剩余样品、检验规程、请验单交分样人。

4. 检验数据分析处理，并填写检验报告书

将检验数据进行处理和分析，并填写检验报告书。在数据处理过程中，应使用化学分析有效数字的运算规则进行记录和处理。数据及结果应用误差及标准偏差描述测定结果的准确度或精密度。结果必须符合误差限度的要求。检验完毕后，检验员需要对原始记录，包括请验单、检验原始记录、报告书检查无误后签字确认，并对检验操作及检验报告记录负责。

5. 复核、复验

检验完毕并由检验员签字无误后，检验报告单交给复核人员进行复核。复核员应复核以下内容：①检验项目完整性；②检验依据符合标准规范；③书写工整、规范，改错处处理规范，有签名和日期；④检验记录填写完整、正确，原始记录符合规范要求；⑤检验人员签字确认。

复核无误后，复核人员应该签字确认，并对复核范围内发生错误负责。若复核不符合要求，应退返，待检验人员改正后再复核。

当检验人员对检验数据有异议，使结果难以判定，或检验用样品出现异常情况，如被污染、包装受损等情况时，需要对样品重新进行检验。

6. 书写并发送检验报告书

检验报告书是药品质量检验结果的正式凭证。检验报告书的书写和判定应根据检验项目内所有检验报告结果，应包含检验依据和检验结论。结论包括：①合格，应填写检验报告为"本品按××检验，结果符合规定"，发放合格证，并准予放行；②不合格，全检中只要有一项不符合规定，就可以判定为产品不合格，应填写"本品按××检验，结果不符合规定"，并说明原因，不合格产品应放置在规定的区域内，并放置红牌。

7. 留样

所有检验的样品，都必须按批进行留样，以供复查检验、仲裁检验和溯源检验等。

① 留样是在制取样时同时获取的样品，具有和检验试样同等的物料特性。

② 留样应设置专人负责留样观察工作并设置专门的留样室。

③ 留样应按品种、批号、年份分类存放，并根据产品特性设置不同的留样条件。

④ 留样均应保存至规定的期限，一般药品留样保存期限为有效期后1年，未规定药品有效期的药品至少保存3年，进场原料和中间品留样，应保存到制成产品并检验合格后3个月。

⑤ 留样观察中，如果发现异常，应填写"留样观察异常情况报告单"，并及时向质量保证部汇报。

> **考点提示**：药品检验基本程序。

> **知识链接**
>
> **药品质量检验的分类**
>
> 药品生产企业、药品经营企业及各级药品检验机构等都对药品进行质量检验。按照药品生产、流通、监督和使用环节等的不同，药品检验可以分为三类：
>
> （1）**药品生产检验** 主要指在药品生产的全过程中，对药品生产的各个环节实施的检验。包括车间化验室负责药品生产过程中的中间品、副产品的检验；化验室负责对制药用水、包装材料、原辅料、成品及药品质量稳定性进行检验和考察。
>
> （2）**药品验收检验** 主要指由药品经营企业组织的对药品的外观、性状、内外包装标识的检查。首次经营的产品还会组织进行质量检验。
>
> （3）**药品监督检验** 由各级的食品药品监督机构下的药品检验所，根据国家法律规定，代表国家对药品研制、生产、经营、使用的药品质量进行检验。其具有公平性、权威性和仲裁性。根据检验目的和处理方式的不同又分为抽查性检验、注册检验、国家检验、委托检验、进口检验和复验6种类型。

三、检验原始记录及报告书的书写

(一) 检验原始记录的书写

1. 检验原始记录填写要求

检验原始记录是出具检验报告书的依据,是进行科学研究和技术总结的原始资料。为保障药品检验工作的科学性、规范性,检验原始记录的书写应符合以下要求。

① 记录原始、数据真实,内容完整、齐全,书写清晰、整洁。

② 应及时、完整地记录实验数据和实验现象。

③ 文字表述或填写准确,包括使用规范的用语、术语、公式等。

④ 如发现记录有误,可用单线划去并保持原有的字迹可辨,在其上方写上正确的内容并签上修改者姓名和修改日期。

⑤ 对未检验项目应有标记;检验结果,包括复试,无论成败,均应详细记录、保存。对废弃的数据和失败的实验,应及时分析原因,并在检验记录中注明。

⑥ 每个检验项目均应写明标准中规定的限度或范围,并根据检验结果作出单项结论。并签署检验者姓名。

⑦ 检验原始记录中,依次记录各检验项目。不得有空项,无内容可画"/"或"—"。

⑧ 检验记录采用各类专用检验记录表格或统一印制的活页模板记录纸,并采用蓝黑墨水(显微绘图可用铅笔)。

2. 检验原始记录的内容

供试品情况(名称、批号、规格、数量、来源、外观、包装、取样方法等);日期(收到日期、报告日期等);检验情况(检验目的、检验项目、检验的方法及依据、观察到的现象、数据、检验结果、结论等);检验人、复核人签字。

(二) 检验报告书的书写

1. 检验报告书书写要求

药品检验报告书是对药品质量作出的技术鉴定,是具有法律效力的技术性文件,应长期保存。检验人员应做到公平公正、严肃负责、实事求是。检验报告书的填写必须做到以下要求。

① 检验依据准确,数据无误,结论明确,有检验专用章。

② 检验报告书的格式应规范。每一张药品检验书只针对一个药品批号。

③ 应在"药品检验报告书"字样之前冠以药品检验单位的全称,并依次填写检验报告书的表头内容。

④ 报告书表头之下的首行,横向列出"检验项目""标准规定"和"检验结果"三个栏目。"检验项目"下,按照质量标准依次列出【性状】、【鉴别】、【检查】、【含量测定】等大项,每一大项下的检验项目名称和排列顺序,应和质量标准上的顺序保持一致。

⑤ 药品检验报告书结论应包括检验依据和检验结论。

a. 全检合格,结论写"本品按×××检验,结果符合规定"。

b. 全检中只要有一项不符合规定,即判为不符合规定;结论写"本品按××××检验,结果不符合规定"。

c. 如非全项检验,仅作部分项目检验。合格的写"本品按×××检验上述项目,结果符合规定";如有一项不合格时,则写"本品按××××检验上述项目,结果不符合规定"。

⑥ 检验人、复核人和各级审核人应在检验卡上签署姓名和日期。

2. 检验报告书书写说明

(1) 表头栏目的填写说明

① 检品名称 应按药品包装上的品名填写。

② 剂型　按检品的实际剂型填写，如片剂、胶囊剂、注射剂等。
③ 规格　按质量标准规定填写。
④ 国别、厂名、生产单位或产地　"产地"仅适用于药材，其余均按药品包装实样填写。
⑤ 批号　按药品包装实样上的批号填写。
⑥ 有效期　按药品包装所示填写有效期。
⑦ 批量　指该批药品总的数量。
⑧ 检验项目　有"全检""部分检验"或"单项检验"。
⑨ 检验依据　国产药品按药品监督管理部门批准的质量标准检验。
⑩ 取样日期　按取样的年、月、日填写。
⑪ 报告日期　指签发报告书的日期。

（2）检验项目的填写说明
①【性状】外观性状：在"标准规定"下，按质量标准内容书写。
②【鉴别】常由一组试验组成，应将质量标准中鉴别项下的试验序号（1）（2）等列在"检验项目"栏下。
③【检查】pH值、水分、相对密度：若质量标准中有明确数值要求的，应在"标准规定"下写出。
④【含量测定】在"标准规定"下，按质量标准的内容和格式书写；在"检验结果"下写出相应的实测数值。

课堂活动

对照《中国药典》（2020年版），分组讨论并写出对乙酰氨基酚片质量检验的检验报告单。

> 考点提示：药品检验程序；取样的方法及取样数量；药品检验原始记录填写要求；药品检验报告书的书写要求。

章节思维导图

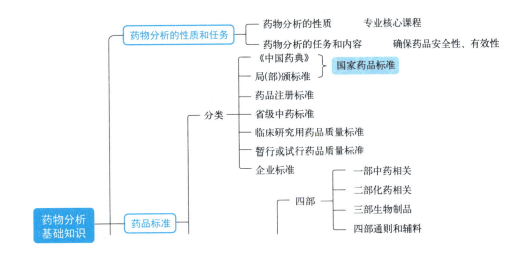

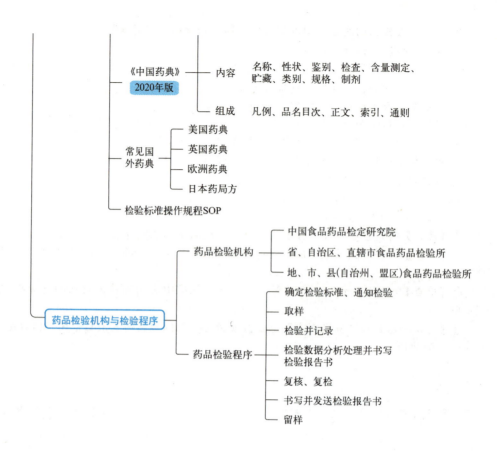

学习目标检测

一、选择题

【A 型题】（最佳选择题） 说明：每题的备选答案中只有一个最佳答案。

1. 为保证药品质量，在检验时必须严格执行的是（　　）。
   A. 药品质量标准　　　　　　　　B. 药物的理化性质
   C. 药物管理法规　　　　　　　　D. 药品生产技术规范

2. 不是《中国药典》(2020 年版) 二部收载的药品是（　　）。
   A. 化学药品　　　　　　　　　　B. 生化药品
   C. 中药　　　　　　　　　　　　D. 放射性药品

3. 检验标准操作规程的英文简称为（　　）。
   A. GSP　　　　B. GMP　　　　C. GCP　　　　D. SOP

4. 《中国药典》(2020 年版) 中有关物理常数测定法位于药典的（　　）。
   A. 凡例　　　　B. 品名目次　　　C. 通则　　　　D. 正文

5. 美国某厂家生产的乙酰螺旋霉素销售到中国，其质量控制应依据（　　）。
   A. 省药品标准　　　　　　　　　B.《中国药典》
   C.《美国药典》　　　　　　　　　D.《亚洲药典》

6. 关于《中国药典》，最正确的说法是（　　）。
   A. 药物分析的书
   B. 收载所有药物的法典
   C. 药用词典
   D. 国家监督管理药品质量的法定技术标准

7. 药品质量标准的基本内容包括（　　）。
A. 凡例、注释、附录、用法与用途
B. 正文、索引、附录
C. 取样、鉴别、检查、含量测定
D. 性状、鉴别、检查、含量测定、贮藏
8. 药品质量标准中的鉴别试验是判断（　　）。
A. 已知药物的真伪　　　　　　　　B. 未知药物的真伪
C. 药品的含量　　　　　　　　　　D. 药品的稳定性
9. 取样时按（　　）进行取样。
A. 批　　　　　B. 数量　　　　　C. 日　　　　　D. 周
10. 某企业送检样品，样品总件数为100件，则应取样的件数为（　　）。
A. 100　　　　B. 10　　　　　C. 11　　　　　D. 12
11. 药品检验报告书必须有（　　）。
A. 送检人签名和送检日期
B. 检验人、送检人签名
C. 送检单位公章
D. 检验人、复核人签名和检验单位公章
12. 药品检验工作程序是（　　）。
A. 性状、鉴别、检查、含量测定
B. 取样、检验、记录与书写报告、复核、发送检验报告书
C. 取样、鉴别、检查、含量测定
D. 性状、鉴别、含量测定、报告

【X型题】（多项选择题）说明：每题有2个或2个以上答案可以选择。
1. 下列属于国家药品质量标准的是（　　）。
A. 《中国药典》　　　B. 局颁标准　　　C. 部颁标准
D. 企业标准　　　　　E. 药品质量管理规范
2. 在进行药品检验取样时应考虑的问题有（　　）。
A. 科学性　　　　　　B. 真实性　　　　C. 代表性
D. 针对性　　　　　　E. 均匀性
3. 药物的性状项下包括（　　）。
A. 外观　　　　　　　B. 臭，味　　　　C. 溶解度
D. 贮藏条件　　　　　E. 杂质检查
4. 药品检验报告必须包含的内容有（　　）。
A. 药品名称　　　　　　　　　　　B. 检验依据
C. 含量测定的原始数据　　　　　　D. 部门负责人签名或盖章
E. 检验的项目
5. 下列属于检验记录要求的是（　　）。
A. 应记录检验的项目、方法　　　　B. 应记录检验依据
C. 应记录检验的数据、结果　　　　D. 不得做任何修改
E. 应有复核人签名或盖章
6. 药品检验部门出具的药品检验报告书必须有（　　）。
A. 送检人签字　　　B. 检验人签字　　　C. 复核人签字
D. 审核人签字　　　E. 药品检验部门印章

二、填空题
1. 《中国药典》（2020年版）共有四部，一部主要收载_____，二部收载

_____，三部收载_____，四部收载_____。

2. 药品的检查项主要由药物的_____、_____、_____和_____检查四个方面。

3. _____是国家检验药品、生物制品质量的法定机构和最高技术仲裁机构。

三、简答题

1. 我国的药品质量标准包括哪些？
2. 我国制定药品质量标准的目的是什么？
3. 药品检验原始记录填写的要求有哪些？
4. 药品检验报告的书写要求有哪些？

四、实例分析题

查阅《中国药典》（2020年版），写出牛黄解毒片的鉴别、含量测定的检验方法和操作规范。

（唐丽丹）

第二章　药物的性状

◆ 知识目标：
1. 掌握药物性状常见项目。
2. 掌握常见物理常数的概念，理解其测定原理，熟悉其测定的操作方法。
3. 了解性状在药物质量检测中的意义和应用。

◆ 能力目标：
1. 能熟练查阅各类药品的性状检查方法，正确记录检查结果并判断其是否符合规定。
2. 能根据药品质量标准独立检测药品的物理常数，正确记录并判断结果。

◆ 素质目标：
1. 在性状检查和物理常数的测定中能够依法检验、操作规范，养成认真负责的工作态度，实事求是、精益求精的工作作风。
2. 培养学生质量安全意识和职业道德修养。

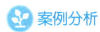 案例分析

亮菌甲素注射液事件

2006年4月22日、23日，广州中山三院传染科2例重症肝炎患者先后突然出现急性肾功能衰竭症状。29日和30日，又有患者连续出现该症状。院方通过排查，将目光锁定××制药有限公司生产的亮菌甲素注射液上，这是患者们当天唯一都使用过的一种药品。5月2日，院方基本认定这起事件是由亮菌甲素注射液引起的。

事发后，国家食品药品监管局、国家药品不良反应监测中心、黑龙江省药监局、广东省药监局、广东省药检所等多个单位迅速开展调查，在与云南大理药业有限公司生产的亮菌甲素注射液作对比的实验中，发现××制药有限公司生产的亮菌甲素注射液的紫外光谱在235nm处多出一个吸收峰；在急性毒性预实验中，发现××制药有限公司生产的亮菌甲素注射液毒性明显高于大理药业生产的产品。经液质联用、气相和红外等仪器检测和反复验证，确证××制药有限公司的亮菌甲素注射液含有高达30%的二甘醇。

该事件最终造成13人死亡，2人病情加重。究其原因，一方面是不法商人为了利益，不择手段，伪造材料，用二甘醇冒充丙二醇；另一方面是××制药有限公司的采购人员严重不负责任，未确切核实供应商的供货资质，质检人员检验资质不全，并且公司检验设施不齐全，在明知该批假冒丙二醇"相对密度"不合格，检验人员没有做"鉴别"检验项目的情况下，违反药品生产质量管理规定，开具虚假的合格检验报告书，致使该批假丙二醇被投入生产，给人民的用药安全带来了极大的威胁和隐患，最终导致严重后果。它警醒我们应该严格控制药品采购、生产及质检的每一个环节，在生产经营中要严格守法，遵守职业道德，确保老百姓用上安全有效的药品。

情景导学

葡萄糖酸钙片、葡萄糖酸钙颗粒、葡萄糖酸钙口服液、葡萄糖酸钙注射液四种药物的主要成分都是葡萄糖酸钙，其性状是否相同呢？

药品的性状是指药品制剂的物理特征或形态，在一定程度上反映了药物特有的物理性质，是药品质量的重要表征之一。

第一节 性状

在药品质量标准中，药物的性状项目下主要包括外观、臭、味、溶解度、一般稳定性及物理常数等。其中，外观和物理常数为法定检查项目，溶解性和稳定性属于性质描述，不作为法定检查项目。

一、外观性状

（一）外观性状概述

外观性状是对药品的色泽和外表感观的规定，在一定程度上可以反映药物的内在质量，通过对药物外观的观测可以初步鉴别药物的真伪。原料药的外观描述一般包括药物的聚集状态、晶型、色泽、臭、味及一般稳定性等内容；制剂的性状包括样品的外形和颜色，不同剂型的检查项目和重点有所区别，如片剂的外观应完整光洁、色泽均匀、有适宜的硬度和耐磨性。

药典在线

维生素 C

【性状】本品为白色结晶或结晶性粉末；无臭，味酸；久置色渐变微黄；水溶液显酸性反应。本品在水中易溶，在乙醇中略溶，在三氯甲烷或乙醚中不溶。

维生素 C 片

【性状】本品为白色至略带淡黄色片。

维生素 C 注射液

【性状】本品为无色至微黄色的澄明液体。

（二）外观性状的检查

药品的外观性状检查是通过人的视觉、触觉、听觉、嗅觉等感官试验，对药品的外观性状进行检查。外观性状检查最基本的技术依据是比较法，即将观察到的结果与《中国药典》（2020年版）中该药品性状项下的描述进行比较，若一致，则检查结果为"符合规定"，若不一致，则检查结果为"不符合规定"。

不同剂型的药品外观检查，主要包括形态、颜色、气味、味感等内容，它们有的能直接反映出药品的内在质量，对鉴别药品有着极为重要的意义。不同剂型的药物检查的内容有所不同，如表2-1所示。

表 2-1　不同剂型的药物检查的内容

剂型	检查内容
片剂	形状一致,色泽均匀,片面光滑,无毛糙起孔现象;无附着细粉、颗粒;无杂质、污垢;包衣颜色均一,无色斑,且厚度均匀,表面光洁,破开包衣后,片芯的颗粒应均匀,颜色分布均匀,无杂质;片剂的硬度应适中,无磨损、粉化、碎片及过硬现象;其气味、味感正常,符合该药物的特异物理性状
胶囊剂	外形、大小一致,无瘪粒、变形、膨胀等现象,胶囊壳无脆化、软胶囊无破裂漏油现象。胶囊结合状况良好,颜色均匀,无色斑、变色现象,壳内无杂质
颗粒剂	外形、大小、气味、口感、溶化性等符合标准
注射剂	包装严密,药液澄明度好(无白点、白块、玻璃、纤维、黑点),色泽均匀,无变色、沉淀、浑浊、结晶、霉变等现象
口服液	外包装严密,无爆瓶、外凸、漏液、霉变现象,药液颜色正常,药液气味、黏度符合该药品的基本物理性状

> **考点提示**：药物性状的内涵及检查内容。

二、溶解度

溶解度是药品的一种物理性质,系指在一定温度下,药物能溶解于一定量溶剂中的最大值,它能够在一定程度上反映药物的纯度。

（一）溶解度的表示方法

在《中国药典》(2020 年版)中,药品的近似溶解度用下列名词术语表示。

> **药典在线**
>
> 《中国药典》(2020 年版) 二部凡例
>
> 药品的近似溶解度以下列名词术语表示：
> 极易溶解　系指溶质 1g（ml）能在溶剂不到 1ml 中溶解；
> 易溶　系指溶质 1g（ml）能在溶剂 1～不到 10ml 中溶解；
> 溶解　系指溶质 1g（ml）能在溶剂 10～不到 30ml 中溶解；
> 略溶　系指溶质 1g（ml）能在溶剂 30～不到 100ml 中溶解；
> 微溶　系指溶质 1g（ml）能在溶剂 100～不到 1000ml 中溶解；
> 极微溶解　系指溶质 1g（ml）能在溶剂 1000～不到 10000ml 中溶解；
> 几乎不溶或不溶　系指溶质 1g（ml）在溶剂 10000ml 中不能完全溶解。

> **药典在线**
>
> **阿司匹林**
>
> 【性状】本品为白色结晶或结晶性粉末；无臭或微带醋酸臭；遇湿气即缓缓水解。本品在乙醇中易溶,在三氯甲烷或乙醚中溶解,在水或无水乙醚中微溶；在氢氧化钠溶液或碳酸钠溶液中溶解,但同时分解。

（二）溶解度的试验方法

除另有规定外，称取研成细粉的供试品或量取液体供试品，置于25℃±2℃一定容量的溶剂中，每隔5分钟强力振摇30秒；观察30分钟内的溶解情况，如无目视可见的溶质颗粒或液滴时，即视为完全溶解。

▶ **考点提示**：溶解度的表示方法。

课堂活动

为了强健骨骼，增强骨密度，医生会建议我们补钙，但针对不同人群会开出不同剂型的钙制剂。你了解的钙制剂有哪几种？请在《中国药典》（2020年版）查出它们的性状吧。

三、物理常数

物理常数是表示药物的物理性质的重要特征常数，在一定条件下是完全不变的。各种药物因分子结构以及聚集状态不同，反映的物理常数也不同。测定物理常数不仅对药品具有鉴别意义，还可以检查该药品的纯度。

《中国药典》（2020年版）第四部通则中收载有相对密度、馏程、熔点、凝点、比旋度、折光率、黏度等物理常数的测定方法。在药品质量标准的"性状"项下，常列有该药品的物理常数，作为考核该药品的质量标准之一。

知识链接

物理常数

物理常数是物理学中用到的、反映物质客体物理属性的、不变的或相对不变的数。它分为普通物理常数和基本物理常数。

普通物理常数是描写宏观物质的普通物理性质的物理常数。如与我们药物分析课程相关的相对密度、馏程、熔点、凝点、比旋度、折光率、黏度、吸收系数等。由于宏观物质的大量存在和物理性质的多样性，普通物理常数数目甚多，占整个物理常数的一大部分。

与普通物理常数相对的是基本物理常数，基本物理常数有两种。一种是出现在物理学基本理论的基本方程中的物理常数，叫基本方程常数，如光速、普朗克常数、引力常数、精细结构常数等。第二种是描写电子、质子等基本粒子性质的物理常数，叫基本粒子常数，如电子电荷、质子质量、电子自旋等。

物理常数的本质特征在于物理常数的"常"，即物理常数的不变性。具体地说，普通物理常数在一定的条件下有不变的数值，基本物理常数在任何已知的条件下都是不变的。物理常数作为一个数是一种观念的东西，但这种观念的东西反映着自然界的物理属性。因此，物理常数的不变性应该反映着自然界的不变性。

第二节 药物物理常数的测定

物理常数是评价药物质量的重要指标之一，不同性质、纯度的药物有着不同的物理常数值。在分析工作中可以通过测定药物相关的物理常数进行药物的鉴别、检查，有些物理常数还可用于药物的含量测定。

一、熔点测定法

（一）基本原理

熔点系指药物由固体熔化成液体的温度、熔融同时分解的温度或在熔化时自初熔至全熔的一段温度。它是多数固体有机药物的重要物理常数，常用于鉴别药物真伪和检查纯度。药品的熔化是一个过程，"初熔"系指供试品在毛细管内开始局部液化出现明显液滴时的温度，"全熔"系指供试品全部液化时的温度，"熔距"系指初熔与终熔的温度差值。熔距值可反映供试品的化学纯度，当供试品存在多晶型现象时，在保证化学纯度的基础上，熔距值大小也可反映其晶型纯度。

（二）测定方法

根据被测物质性质的不同，通则中收录了三种不同的测定方法，第一法用于测定易粉碎的固体药品，第二法用于测定不易粉碎的固体药品（如脂肪、脂肪酸、石蜡、羊毛脂等），第三法用于测定凡士林或其他类似物质。其中，最常用的是第一种方法，若品种项下未注明时，均使用第一法。

1. 第一法——测定易粉碎的固体药品

（1）仪器与用具

① 加热用容器　硬质高型玻璃烧杯或可放入内热式加热器的大内径圆底玻璃管，供盛装传温液用。

② 搅拌器　电磁搅拌器或垂直搅拌的环状玻璃搅拌器，用于搅拌加热的传温液，使温度均匀。

③ 温度计　分度值为 0.5℃ 的分浸型温度计，其分浸线的高度宜在 50mm 至 80mm 之间，还需经熔点标准品校正熔点。

④ 测定管（毛细管）　中性硬质玻璃管，长 9cm 以上，内径为 0.9～1.1mm，壁厚为 0.10～0.15mm，一端熔封；当所用温度计浸入传温液在 6cm 以上时，管长应适当增加，使露出液面 3cm 以上。

⑤ 传温液　熔点<80℃ 的药物可用水；熔点介于 80～200℃ 的药物可用黏度不小于 $50mm^2/s$ 的硅油；熔点高于 200℃ 的药物可用黏度不小于 $100mm^2/s$ 的硅油。

⑥ 药品检验用熔点标准品　由中国食品药品检定所分发，专供测定熔点校正温度计用，用前应在研钵中研细，并按所附说明书中规定的条件（见表 2-2）干燥后，置五氧化二磷干燥器中避光保存备用。

表 2-2　熔点标准品

标准品	熔点/℃	干燥处理方法
偶氮苯	69	五氧化二磷干燥器干燥
香草醛	83	五氧化二磷干燥器干燥
乙酰苯胺	116	五氧化二磷干燥器干燥
非那西丁	136	105℃干燥

续表

标准品	熔点/℃	干燥处理方法
磺胺	166	105℃干燥
磺胺二甲嘧啶	200	105℃干燥
双氰胺	210.5	105℃干燥
糖精	229	105℃干燥
咖啡因	237	105℃干燥
酚酞	263	105℃干燥

(2) 测定方法　取供试品适量，研成细粉，除另有规定外，应按照各药品项下干燥失重的条件进行干燥。若该药品为不检查干燥失重、熔点范围低限在135℃以上、受热不分解的供试品，可采用105℃干燥；熔点在135℃以下或受热分解的供试品，可在五氧化二磷干燥器中干燥过夜或用其他适宜的干燥方法干燥，如恒温减压干燥。

分别取供试品适量，置熔点测定用毛细管中，轻击管壁或借助长短适宜的洁净玻璃管，垂直放在表面皿或其他适宜的硬质物体上，将毛细管自上口放入使自由落下，反复数次，使粉末紧密集结在毛细管的熔封端。装入供试品的高度约为3mm。另将玻璃温度计放入盛装传温液的容器中，使温度计汞球部的底端与容器的底部距离2.5cm以上（用内加热的容器，温度计汞球与加热器上表面距离2.5cm以上）或使用经对照品校正后的电阻式数字温度计；加入传温液以使传温液受热后的液面适在温度计的分浸线处。将传温液加热，待温度上升至较规定的熔点低限约低10℃时，将装有供试品的毛细管浸入传温液，贴附在温度计上（可用橡皮圈或毛细管夹固定），位置须使毛细管的内容物部分适在温度计测量区中部；继续加热，调节升温速率为每分钟上升1.0~1.5℃，加热时须不断搅拌使传温液温度保持均匀，记录供试品在初熔至终熔时的温度，重复测定3次，取其平均值，即得。

测定熔融同时分解的供试品时，方法如上述，但调节升温速率使每分钟上升2.5~3.0℃；供试品开始局部液化时（或开始产生气泡时）的温度作为初熔温度；供试品固相消失全部液化时的温度作为终熔温度。遇有固相消失不明显时，应以供试品分解物开始膨胀上升时的温度作为终熔温度。某些药品无法分辨其初熔、终熔时，可以将发生突变时的温度作为熔点。

(3) 注意事项

① 样品一定要研细，装样高度以3mm为宜，装填尽量紧密，这样受热时才能均匀，如果有空隙，不易传热，影响结果。

② 毛细管必须洁净，且一端熔封良好，否则会出现漏管现象。

③ 需严格控制升温速度。一般在供试品的熔点低限约低10℃时，升温速度以每分钟上升1℃为宜，对于熔融同时分解的供试品，升温速度以每分钟上升2.5℃为宜。

④ 在熔点测定过程中，初熔之前，毛细管中的供试品可能出现"发毛""收缩""软化""出汗"等现象，在未出现局部液化的明显液滴和持续熔融的过程时，均不作初熔判断。只有在毛细管内开始局部液化（出现明显液滴）时的温度，才能作为初熔温度，供试品全部液化时的温度为全熔温度。若"发毛""收缩""软化""出汗"等现象过程较长或因之影响初熔点的观察时，则说明供试品的纯度不高。

"发毛"系指毛细管内的供试品因受热膨胀变松，而在其表面呈现不平或毛糙的现象。

"收缩"系指供试品在"发毛"以后，向其中心聚集紧缩，或贴在某一边壁上的现象。

"软化"系指供试品在"收缩"同时或"收缩"后变软，形成软质柱状物，并向下弯塌的现象。

"出汗"系指供试品收缩后在毛细管内壁出现细微液滴，但尚未出现局部液化的明显液滴和持续的熔融过程。

2. 第二法——测定不易粉碎的固体药品

（1）仪器与用具　同第一法，但毛细管两端均无需熔封。

（2）操作方法　取供试品，注意用尽可能低的温度熔融后，吸入两端开口的毛细管中，使高达约10mm。在10℃或10℃以下的冷处静置24小时，或置冰上放冷不少于2小时，凝固后用橡皮圈将毛细管紧缚住温度计上，使毛细管的内容物部分适在温度计汞球中部。照第一法将毛细管连同温度计浸入传温液中，供试品的上端应适在传温液液面下约10mm处；小心加热，待温度上升至较规定的熔点低限尚低约5℃时，调节升温速率使每分钟上升不超过0.5℃，至供试品在毛细管中开始上升时，检读温度计上显示的温度，即得。

3. 第三法——测定凡士林或其他类似物质

取供试品适量，缓缓搅拌并加热至温度达90~92℃时，放入一平底耐热容器中，使供试品厚度达到12mm±1mm，放冷至较规定的熔点上限高8~10℃；取刻度为0.2℃、水银球长18~28mm、直径5~6mm的温度计（其上部预先套上软木塞，在塞子边缘开一小槽），使冷至5℃后，擦干并小心地将温度计汞球部垂直插入上述熔融的供试品中，直至碰到容器的底部（浸没12mm），随即取出，直立悬置，待黏附在温度计汞球部的供试品表面浑浊，将温度计浸入16℃以下的水中5分钟，取出，再将温度计插入一外径约25mm、长150mm的试管中，塞紧，使温度计悬于其中，并使温度计汞球部的底端距试管底部约为15mm；将试管浸入约16℃的水浴中，调节试管的高度使温度计上分浸线同水面相平；加热使水浴温度以每分钟2℃的速率升至38℃，再以每分钟1℃的速率升温至供试品的第一滴脱离温度计为止；检读温度计上显示的温度，即可作为供试品的近似熔点。再取供试品，照前法反复测定数次，如前后3次测得的熔点相差不超过1℃，可取3次的平均值作为供试品的熔点；如3次测得的熔点相差超过1℃时，可再测定2次，并取5次的平均值作为供试品的熔点。

> **药典在线**
>
> **布洛芬**
>
> 【性状】熔点　本品的熔点（通则0612第一法）为74.5~77.5℃。
>
> **混合脂肪酸甘油酯（硬脂）**
>
> 【性状】熔点　本品的熔点（通则0612第二法）为：34型33~35℃；36型35~37℃；38型37~39℃；40型39~41℃。
>
> **乙琥胺**
>
> 【性状】熔点　本品的熔点（通则0612第三法）为43~47℃（以液体石蜡为传温液）。

▶ **考点提示**：熔点的测定方法及适用对象。

二、折光率测定法

折光率是有机化合物的重要物理常数之一。通过测定物质的折光率来鉴别物质的组成，确定物质的纯度、浓度及判断物质品质的分析方法称为折光法。通过测定药品的折光率，可以鉴别药品的真伪，测定药品的纯度。

（一）基本原理

光线从一种介质射到另一种介质时，除了一部分光线反射回第一介质外，另一部分进入第二介质中并改变传播方向，这种现象叫光的折射。折光率系指光线在空气中进行的速率与在供试品中进行速率的比值。根据折射定律，折光率是光线入射角的正弦与折射角的正弦比值，即：

$$n = \frac{\sin i}{\sin r}$$

式中，n 为折光率；$\sin i$ 为光线的入射角的正弦；$\sin r$ 为光线的折射角的正弦。

当光线从光疏介质进入光密介质，它的入射角接近或等于 90°时，折射角就达到最高限度，此时的折射角称为临界角，只要测定了临界角，即可计算出折光率。折光计测定折光率的基本原理主要就是利用临界角来设计的，通常使用的都是阿贝折光仪（如图 2-1 所示）。它主要由两个折射棱镜、色散棱镜、观测镜筒、刻度盘和仪器支架等组成，仪器的两个折射棱镜中间可放入液体样品，当光线从液层以 90°射入棱镜时，其折射角为临界角，由于临界光线的缘故，会产生受光与不受光照射的地方，因而在观测镜筒内视野有明、暗区域，将明暗交界面恰好调至镜筒视野内的十字交叉中心（如图 2-2 所示），此值在仪器上即显示为折光率。

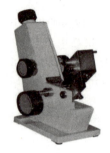

图 2-1 阿贝折光仪

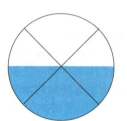

图 2-2 读数视野

（二）测定方法

《中国药典》（2020 年版）中规定，折光率可以使用阿贝折光仪测定。化合物的折光率与它的结构及入射光线的波长、温度、压力等因素有关，通常受大气压变化的影响不明显，只是在精密的测定工作中才考虑压力因素。因此在测定折光率时须注明所用的光线和温度，常用 n_D^t 表示，D 是以钠光灯的 D 线（589.3nm）作光源，常用的折光仪虽然是用白光为光源，但用棱镜系统加以补偿，实际测得的仍为钠光 D 线的折射率；t 是测定折射率时的温度，除另有规定外，供试品温度为 20℃。

1. 仪器与用具

阿贝折光仪：测量精度为 0.0001，测量范围 1.3～1.7。

2. 操作方法

（1）安装仪器　将折光仪置于靠窗的桌子或白炽灯前，但勿置于直照的日光中，避免液体试样迅速蒸发。用橡皮管将测量棱镜和辅助棱镜上保温夹套的进水口与超级恒温槽串联。恒温温度以折光仪上的温度计读数为准，一般选用 20℃±0.5℃（或各品种项下规定的温度）。

（2）校正仪器　采用测定标准溶液折光率的方法进行校准。用蒸馏水做标准溶液时，若读数不是 1.3330 时，则需校准；旋转手轮使读数到达 1.3330，再将方孔调节扳手插在位于镜筒下端的示数调节螺钉上，转动扳手，使视野亮暗部分之间的界线与十字交叉中心重合；若校正时温度不为 20℃，则应查出该温度下蒸馏水的折光率再进行核准，表 2-3 为不同温度下蒸馏水的折光率。对于高刻度值部分，常用具有一定折光率的标准玻璃块（仪器附件）校准。

表 2-3　不同温度下蒸馏水的折光率

标准液	t/℃	n_D^t
蒸馏水	20	1.3330
	25	1.3325
	40	1.3305

(3) 测定供试品的折光率

① 将折射仪置于光源充足的桌面上,但应避免阳光直射,记录温度计所示温度。

② 恒温后,打开直角棱镜的闭合旋钮,分开上下棱镜,用滴管加入少量丙酮洗上下镜面,然后用擦镜纸沿一个方向轻轻把镜面擦拭干净。

③ 镜面干燥后,滴加 2～3 滴试样于光滑镜面上,使光滑镜面铺满一薄层液体然后合上棱镜,锁紧锁钮。

④ 打开遮光板,使光线射入棱镜,视场最亮。首先进行粗调:转动调节旋钮,由 1.3000 开始向前转动,直到在目镜中找到明暗分界线。消色散:若出现彩色光带,再转动消色散旋钮直到看到一清晰明暗分界线。精调:继续转动调节旋钮,使分界线对准十字形交叉中心。

⑤ 读出折光率。测量后再重复读数 2 次,3 次读数的平均值即为供试品的折光率。

实验室所测的试样的折光率一般在室温相同的条件下和标样比较,同一温度下,以试样为标样的±0.0010 为合格。

(4) 清洗仪器　仪器用毕后,需及时清洗。在测定水溶性样品后,用滤纸条吸水洗净棱镜表面及其他各机件,若为油类样品,用沾有少量乙醚或丙酮的擦镜纸擦干净,晾干两镜面,然后合紧镜面。

3. 注意事项

① 要特别注意保护棱镜镜面,滴加液体时防止滴管口划镜面。

② 每次擦拭镜面时,只许用擦镜纸单向轻擦,测定完毕,也要用丙酮洗净镜面,待干燥后才能合拢棱镜。

③ 不能测量带有酸性、碱性或腐蚀性的液体。

④ 测量完毕,拆下连接恒温槽的胶皮管,棱镜夹套内的水要排尽。

⑤ 若无恒温槽,所得数据要加以修正,通常温度升高1℃,液态化合物折光率降低 3.5×10^{-4}～5.5×10^{-4}。

⑥ 仪器长期使用,须对刻度盘的标尺零点进行校正。即按照上述方法测定纯水的折射率,其标准值与测定位之差即为校正值。

> **药典在线**
>
> **维生素 E**
>
> 【性状】折光率　本品的折光率(通则 0622)为 1.494～1.499。
>
> **丙二醇**
>
> 【性状】折光率　本品的折光率(通则 0622)为 1.431～1.433。
>
> **尼可刹米**
>
> 【性状】折光率　本品的折光率(通则 0622)在 25℃ 时为 1.522～1.524。

▶ **考点提示**:折光率的测定方法及应用。

三、比旋度测定法

平面偏振光通过含有某些光学活性化合物的液体或溶液时,能引起旋光现象,使偏振光的平面向左或向右旋转,旋转的度数,称为旋光度,常用 α 表示。在一定波长与温度下,偏振光透过每 1ml 含有 1g 旋光性物质的溶液且光路为长 1dm 时,测得的旋光度称为比旋度,用 $[\alpha]_D^t$ 表示,其中 t 为测定时的温度,D 为钠光谱的 D 线。比旋度是旋光性物质的重要物理常数,可以用于光学活性药品的鉴别、检查或含量测定。

（一）基本原理

旋光仪是用来测定光学活性物质旋光能力大小和方向的仪器。如图 2-3 所示，旋光仪主要包括光源、起偏镜、测定管、检偏镜、检测器等五个基本部件。

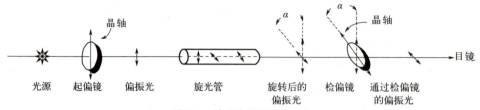

图 2-3　旋光仪构造原理图

从光源发出的光线，经过起偏镜变为偏振光。在起偏镜与检偏镜之间未放入旋光物质，如起偏镜与检偏镜允许通过的偏振光方向相同，则在检偏镜后面观察的视野是明亮的；如在起偏镜与检偏镜之间放入旋光物质，则由于物质旋光作用，使原来由起偏镜出来的偏振光方向旋转了一个角度 α，结果在检偏镜后面观察时，视野就变得暗一些。若把检偏镜旋转某个角度，使恢复原来的亮度，这时检偏镜旋转的角度及方向即是被测供试品的旋光度。

除另有规定外，本法系采用钠光谱的 D 线（589.3nm）测定旋光度，测定管长度为 1dm（如使用其他管长，应进行换算），测定温度为 20℃。用读数至 0.01°并经过检定的旋光仪。

旋光度测定一般应在溶液配制后 30 分钟内进行测定。测定旋光度时，将测定管用供试液体或溶液（取固体供试品，按各品种项下的方法制成）冲洗数次，缓缓注入供试液体或溶液适量（注意勿使发生气泡），置于旋光计内检测读数，即得供试液的旋光度。使偏振光向右旋转者（顺时针方向）为右旋，以"+"符号表示；使偏振光向左旋转者（反时针方向）为左旋，以"-"符号表示。用同法读取旋光度 3 次，取 3 次的平均数，按照下列公式计算，即得供试品的比旋度。

对液体供试品：$[\alpha]_D^t = \dfrac{\alpha}{ld}$

对固体供试品：$[\alpha]_D^t = \dfrac{100\alpha}{lc}$

式中，$[\alpha]_D^t$ 为比旋度；D 为钠光谱的 D 线；t 为测定时的温度，℃；l 为测定管长度，dm；α 为测得的旋光度；d 为液体的相对密度；c 为每 100ml 溶液中含有被测物质的重量（按干燥品或无水物计算），g。

> **实例解析2-1**
>
> **葡萄糖纯度的检查**
>
> 精密称取经干燥的葡萄糖 10.00g，加适量纯化水使溶解，定量转移至 100ml 的量瓶中，再加氨试液 0.2ml，用纯化水稀释至刻度，摇匀，放置 10 分钟。置 1dm 长的测定管中，25℃时，测得旋光度为 +5.29°，试计算无水葡萄糖的比旋度为多少？
>
> 解：$[\alpha]_D^t = \dfrac{100\alpha}{lc} = \dfrac{100 \times (+5.29°)}{1 \times 10} = +52.9°$

> **课堂活动**
>
> 著名的"海豹胎"事件是由于沙利度胺（反应停）中具有一种具有致畸作用的 S(-) 异构体导致的，根据所学知识，你有办法检测该药物中是否具有这种致畸作用的异构体吗？

（二）测定方法

1. 仪器用具

① 自动旋光仪　按照《中国药典》（2020年版）规定，应使用读数至0.01°，并需经过检定的旋光仪。

② 电子分析天平（0.1mg）。

③ 烧杯，玻璃棒，容量瓶等。

④ 供试品。

2. 操作方法

（1）开机预热　打开仪器开关，预热10~15分钟，使钠光灯发光稳定。

（2）设置仪器参数　设置测量模式、测定管长度、测定次数等。

（3）准备供试品溶液　若供试品为液体，可直接取用；若供试品为固体，需精确称取供试品，按各品种项下的方法制成供试品溶液，并在规定的温度和时间内测定。

（4）装空白溶液　取一支干燥、洁净的测定管，拧开测定管一端的螺帽，将测定管中装满供试品所用溶剂，将螺帽拧紧，擦干水分，检查测定管中是否有气泡，如有气泡，将其置于测定管的凸肚处。

（5）校零　将测定管放入样品室中，盖上样品室盖子，等旋光仪示数稳定后，按"清零"按钮，使仪器示数显示为0.000（±0.005）。

（6）装待测溶液　另取一支干燥、洁净的测定管，拧开测定管一端的螺帽，将测定管中装满供试品溶液，将螺帽拧紧。擦干水分，检查测定管中是否有气泡，如有气泡，将其置于测定管的凸肚处。

（7）测定供试液的旋光度　将测定管沿相同的方向放入样品室中相同的位置上，盖上样品室盖子。等旋光仪示数稳定后，按"自测"按钮，仪器自动测定供试液的旋光度并求平均值。记录数据。

（8）再次校零　观察零点是否有变动。

（9）计算比旋度　将测得的旋光度数值及其他有关数值代入公式进行计算，求出比旋度值。

3. 注意事项

① 仪器需开机预热20分钟，待钠光灯发光稳定后才能开始测定，且使用时间不宜过长，一般不超过4小时，当仪器关闭后若要继续使用，需待钠光灯冷却后再开机。

② 样品试管装样时尽量不要带入气泡，如有气泡，将其置于样品管凸肚处。

③ 每次测定前应以溶剂作空白校正，测定后，再校正1次，以确定在测定时零点有无变动；如第2次校正时发现旋光度差值超过±0.01时表明零点有变动，则应重新测定旋光度。

④ 配制溶液及测定时，均应调节温度至20.0℃±0.5℃（或各品种项下规定的温度）。

⑤ 供试的液体或固体药物的溶液应不显浑浊或含有混悬的小颗粒，如有上述现象，应预先过滤，并弃去初滤液。

⑥ 物质的旋光度与测定光源、测定波长、溶剂、浓度和温度等因素有关。因此，表示物质的旋光度时应注明测定条件。

⑦ 旋光计的检定，可用标准石英旋光管进行，读数误差应符合规定。

⑧ 当已知供试品具有外消旋作用或旋光转化现象，则应相应地采取措施，对样品制备的时间以及将溶液装入旋光管的间隔测定时间进行规定。

> **药典在线**
>
> **葡萄糖**
>
> 【性状】比旋度　取本品约10g，精密称定，置100ml量瓶中，加水适量与氨试液

0.2ml,溶解后,用水稀释至刻度,摇匀,放置10分钟,在25℃时,依法测定(通则0621),比旋度为+52.6°至+53.2°。

阿莫西林

【性状】比旋度 取本品,精密称定,加水溶解并定量稀释制成每1ml中约含2mg的溶液,依法测定(通则0621),比旋度为+290°至+315°。

地塞米松

【性状】比旋度 取本品,精密称定,加二氧六环溶解并定量稀释制成每1ml中约含10mg的溶液,依法测定(通则0621),比旋度为+72°至+80°。

> ▶ **考点提示**:旋光度和比旋度的定义及旋光度的测定方法。

四、相对密度测定法

(一)基本原理

密度系指在规定的温度下,单位体积内所含物质的质量数,即质量与体积的比值;相对密度系指在相同的温度、压力条件下,某物质的密度与水的密度之比。除另有规定外,温度为20℃。纯物质的相对密度在特定的条件下为不变的常数。但如物质的纯度不够,则其相对密度的测定值会随着纯度的变化而改变。因此,测定药品的相对密度,可用以检查药品的纯杂程度。

(二)测定方法

相对密度测定法有两种,即比重瓶法和韦氏比重秤法。液体药品的相对密度,一般用比重瓶(图2-4)测定;易挥发液体的相对密度,可用韦氏比重秤(图2-5)测定。液体药品的相对密度也可采用振荡型密度计法测定。

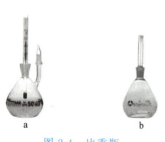

图2-4 比重瓶

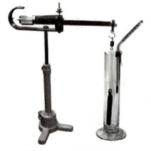

图2-5 韦氏比重秤

1. 比重瓶法

(1)仪器用具 比重瓶(常用的有5、10、25或50ml的比重瓶或附温度计的比重瓶,测定使用的比重瓶必须洁净、干燥)、恒温水浴、电子分析天平(0.1mg)。

(2)操作方法

① 称定比重瓶的重量 将比重瓶洗净并干燥,称定其重量。

② 测定供试品的重量 取上述已称定重量的比重瓶,装满供试品(温度应低于20℃或各品种项下规定的温度)后,插入中心有毛细孔的瓶塞,用滤纸将从塞孔溢出的液体擦干,置20℃(或各品种项下规定的温度)的恒温水浴中,放置若干分钟,随着供试液温度的上升,过多的液体不断从塞孔溢出,随时用滤纸将瓶塞顶端擦干,待液体不再由塞孔溢出(此现象意味着温度已平衡),将比重瓶自水浴中取出,再用滤纸擦干瓶壁外的水,迅速称定重量,减去比重瓶的重量,

即得供试品重量。

采用带温度计的比重瓶时，应在装满供试品（温度低于20℃或各品种项下规定的温度）后插入温度计（瓶中应无气泡），置20℃（或各品种项下规定的温度）的恒温水浴中放置若干分钟，使内容物的温度达到20℃（或各品种项下规定的温度），用滤纸擦去溢出侧管的液体，待液体不再由侧管溢出，立即盖上罩。将比重瓶自水浴中取出，用滤纸擦干瓶壁外的水，迅速称定重量，减去比重瓶的重量，即得供试品重量。

③ 测定的水重量　按上述求得供试品重量后，将比重瓶中的供试品倾去，洗净比重瓶，装满新沸过的冷水，再照供试品重量的测定法测定同一温度下水的重量。

④ 计算供试品的相对密度

$$供试品的相对密度 = \frac{供试品的重量}{水的重量}$$

（3）注意事项

① 比重瓶必须洁净、干燥（所附温度计不能采用加温干燥），操作顺序为先称量空比重瓶重，再装供试品称重，最后装水称重。

② 装过供试液的比重瓶必须冲洗干净，如供试品为油剂，测定后应尽量倾去，连同瓶塞可先用石油醚和三氯甲烷冲洗数次，使油完全洗去，再用乙醇、水冲洗干净，再依法测定水重。

③ 供试品及水装瓶时，应小心沿壁倒入比重瓶内，避免产生气泡，如有气泡，应稍放置待气泡消失后再调温称重。供试品如为糖浆剂、甘油等黏稠液体，装瓶时更应沿壁缓慢倒入，因为黏稠度大产生的气泡很难除去而影响测定结果。

④ 将比重瓶从水浴中取出时，应用手指抓住瓶颈，而不能拿瓶肚，以免液体因手温影响体积而膨胀外溢。

⑤ 测定有腐蚀性供试品时，为避免腐蚀天平盘，可在称量时用一表面皿放置天平盘上，再放比重瓶称量。

⑥ 当室温高于20℃或各品种项下规定的温度时，必须设法调节环境温度至略低于规定的温度。否则，易造成虽经规定温度下平衡的比重瓶内的液体在称重过程中因环境温度高于规定温度而膨胀外溢，从而导致误差。

2. 韦氏比重秤法

韦氏比重秤法是根据阿基米德定律来测定的，即一定体积的物体（如比重秤的玻璃锤），在不同液体中所受的浮力与该液体的相对密度成正比。

（1）仪器用具　韦氏比重秤、恒温水浴。

（2）操作方法

① 调整仪器　将20℃时相对密度为1的韦氏比重秤，安放在操作台上，放松调节器螺丝，将托架升至适当高度后拧紧螺丝，横梁置于托架玛瑙刀座上，将等重游码挂在横梁右端的小钩上，调整水平调整螺丝，使指针与支架左上方另一指针对准即为平衡，将等量游码取下，换上玻璃锤，此时必须保持平衡（允许有±0.005的误差），否则应予校正。

② 校准　取洁净的玻璃圆筒将新沸过的冷水装至八分满，置20℃（或各品种项下规定的温度）的水浴中，搅动玻璃圆筒内的水，调节温度至20℃（或各品种项下规定的温度），将悬于秤端的玻璃锤浸入圆筒内的水中，秤臂右端悬挂游码于1.0000处，调节秤臂左端平衡用的螺丝使平衡。

③ 供试品测定　将玻璃圆筒内的水倾去，拭干，装入供试液至相同的高度，并用上述相同的方法调节温度后，再把拭干的玻璃锤沉入供试液中，调节秤臂上游码的数量与位置使平衡，读取数值至小数点后4位，即为供试品的相对密度。

如使用4℃时相对密度为1的比重秤测定20℃时供试品的相对密度，则用水校准时的游码应悬挂于0.9982处，并应将供试品在20℃测得的数值除以0.9982。如测定温度为其他温度时，则用水校准时的游码应悬于该温度水的相对密度处，并应将在该温度测得的数值除以该温度水的相对密度。

(3) 注意事项

① 韦氏比重秤应安装在固定平放的操作台上，避免受热、冷、气流及震动的影响。
② 玻璃圆筒应洁净，在装水及供试液时的高度应一致，使玻璃锤沉入液面的深度前后一致。
③ 玻璃锤应全部浸入液体内。

药典在线

藿香正气口服液

【检查】相对密度　应不低于1.01（通则0601）。

葡萄糖酸钙口服溶液

【检查】相对密度　应为1.10～1.15（通则0601）（无糖型不作此项检查）。

蒲地蓝消炎口服液

【检查】相对密度　应不低于1.02（通则0601）。

▶ **考点提示**：相对密度的测定方法、适用对象。

章节思维导图

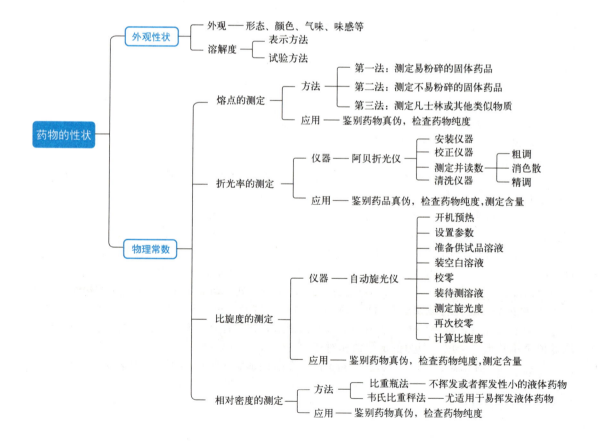

学习目标检测

一、选择题

【A型题】（最佳选择题）说明：每题的各选答案中只有一个最佳答案。

1. 在药品质量标准中，药品的外观、臭、味等内容归属的项目为（　　）。
   A. 性状　　　　　　B. 鉴别　　　　　　C. 检查　　　　　　D. 含量测定

2. 关于药物纯度的叙述正确的是（　　）。
   A. 优级纯试剂可代替药物使用
   B. 药物的纯度标准主要依据药物的性质而定
   C. 药物的纯度是指药物中所含杂质及其最高限量的规定
   D. 物理常数不能反映药物的纯度

3. 旋光法测定的药物应具有（　　）。
   A. 不对称碳原子　　B. 共轭体系　　　　C. 立体结构　　　　D. 苯环

4. 以下关于熔点常用的测定方法叙述中，正确的是（　　）。
   A. 取供试品，直接装入玻璃毛细管中，装管高度为1cm，置传温液中，升温速度为每分钟1.0～1.5℃
   B. 取经干燥的供试品，装入玻璃毛细管中，装管高度为1cm，置传温液中，升温速度为每分钟1.0～1.5℃
   C. 取供试品，直接装入玻璃毛细管中，装管高度为3mm，置传温液中，升温速度为每分钟3.0～5.0℃
   D. 取经干燥的供试品，装入玻璃毛细管中，装管高度为3mm，置传温液中，升温速度为每分钟1.0～1.5℃

5. 下列不属于物理常数的是（　　）。
   A. 折光率　　　　　B. 旋光度　　　　　C. 比旋度　　　　　D. 相对密度

6. 我国药典规定"熔点"的含义系指固体（　　）。
   A. 开始初熔时的温度　　　　　　　　　B. 固体刚好熔化一半时的温度
   C. 开始初熔至全熔时的温度　　　　　　D. 被测物晶型转化时的温度

7. 20℃时水的折光率为（　　）。
   A. 1.3305　　　　　B. 1.3325　　　　　C. 1.3330　　　　　D. 1.3340

8. 下列药物不能采用比旋度法鉴别的是（　　）。
   A. 葡萄糖　　　　　B. 肾上腺素　　　　C. 维生素C　　　　 D. 阿司匹林

【X型题】（多项选择题）说明：每题有2个或2个以上答案可以选择。

1. 在旋光度测定中，下列说法正确的是（　　）。
   A. 测定前后应以溶剂作空白校正
   B. 对测定管注入供试液时，尽量勿使气泡发生
   C. 使用日光作光源
   D. 除另有规定外，配制溶液测定时，温度均应在20℃±0.5℃
   E. 读数3次，取平均值

2. 相对密度测定可用（　　）。
   A. 气相色谱法　　　B. 蒸馏法　　　　　C. 韦氏比重秤法
   D. 烘干法　　　　　E. 比重瓶法

3. 旋光性是药物的重要物理性质，可用于（　　）。
   A. 鉴别　　　　　　　　　　　　　　　B. 有效成分的含量测定
   C. 杂质的限量检查和测定　　　　　　　D. 溶液的酸碱度

E. 药物的溶解度

4. 旋光度测定中的影响因素有（　　）。

A. 温度　　　　　　B. 溶液浓度　　　　　C. 光源的波长

D 光路长度　　　　E. 溶液的酸碱度

二、填空题

1. 药物的性状反映了药物特有的物理性质，一般包括_____、_____、_____等。

2. 药物溶解度的试验方法：除另有规定外，称取研成细粉的供试品或量取液体供试品，于一定容量的_____℃±2℃溶剂中，每隔_____分钟强力振摇_____秒；观察_____分钟内的溶解情况，如无目视可见的溶质颗粒或液滴时，即视为完全溶解。

3. 偏振光透过长_____dm且每1ml中含有旋光物质_____g的溶液，在一定_____与_____下测得的旋光度称为比旋度。

4. 《中国药典》现行版规定熔点的测定方法有三种，第一种是测定_____的固体供试品、_____的固体供试品、_____及其类似物质。

5. 除另有规定外，比旋度测定的温度为_____。

三、简答题

1. 简述阿贝折光仪的操作步骤。

2. 简述自动旋光仪的操作步骤。

四、计算题

测定盐酸土霉素的比旋度时，若称取供试品0.5050g，置50ml容量瓶中，加盐酸液（9→1000）稀释至刻度，用2dm长的样品管测定，要求比旋度为－188°～－200°，则测得的旋光度的范围应为多少？

（孙荣欣）

第三章 药物的鉴别

◆ **知识目标：**
1. 掌握药物鉴别的常用方法。
2. 熟悉鉴别所用仪器的操作方法。

◆ **能力目标：**
1. 能够按要求规范鉴别药物。
2. 熟练使用药物鉴别中涉及到的仪器。

◆ **素质目标：**
1. 在药物鉴别中能够规范操作、依法鉴别，并养成实事求是的工作态度。
2. 培养质量意识、安全意识和环保意识，有一定的信息素养和评判性思维能力。

案例分析

救命药竟是淀粉造

药品本就是用来救命的，若发病服用假药，后果不堪设想。但就有些丧心病狂的人，为了个人利益，制造贩卖假药，给患者带来了无尽的伤害。

弥漫着臭味的小作坊，用淀粉就能制出3600多万元的"救命药"；一盒需长期服用的治疗心脑血管病的"药物"售价百元以上，却区区几元钱就能产出来……

2019年3月，哈尔滨警方联合黑龙江省药品稽查局、北京警方打掉一个位于哈尔滨市呼兰区的假药制售团伙，抓获案犯5人，查获35万盒假心脑血管疾病常用药，涉案金额高达10亿元。

假药渗透在药品流通的每一个环节，据报道，这个团伙制售的假药外观仿真度特别高，所用的包装盒、商标、药品监管码等材料都是按真药包装做的，连电子监管码都能查到，说明书都是最新版的。

因此，药物鉴别是保证药品质量的第一步，通过鉴别，辨别药品真伪，防止假药流入市场。

情景导学

在药品监督管理局进行药物监督检查时，为了鉴别药物的真伪，常常要进行药物鉴别，药物鉴别有哪些方法呢？

药物的鉴别是利用其物理化学性质、分子结构所表现的特殊化学行为或光谱、色谱特征，来判断药品的真伪。当进行药物分析时，首先应对供试品进行鉴别，必须在鉴别无误后，再进行检查、含量测定等分析，否则是没有意义的。选用鉴别方法的原则是：准确、灵敏、简便、快速，能准确无误地作出结论。在鉴别时，对某一药品通常不能以一个鉴别试验作为判断的唯一根据，同时须考虑其他有关项目的试验结果，全面考察，才能得出结论。

药物鉴别试验包括一般鉴别试验和专属鉴别试验。药物鉴别试验是对已知物的确证试验；是个别分析，而不是系统分析；需综合化学法、仪器法的试验结果做出明确结论。同时制剂分析还需要考虑其他成分、辅料的干扰。

一般鉴别试验是以药物的化学结构及其物理化学性质为依据，通过化学反应来鉴别药物的真伪。无机药物根据阴阳离子的特殊反应进行鉴别；有机药物则大都采用官能团反应。通过一般鉴别试验只能证实药物是某一类药物，而不能证实是哪一种药物，专属性较差。必须在一般鉴别试验的基础上，再进行专属鉴别试验，方可确认。

专属鉴别试验是证实某一种药物的依据，它是根据每一种药物化学结构的差异及其所引起的物理化学特性的不同，选用某些特有的、灵敏的定性反应来鉴别药物的真伪，如红外分光光度法、色谱法及个别专属性强的化学法。

综上所述，一般鉴别试验是以某些类别药物的共同化学结构为依据，根据其相同的物理化学性质进行药物真伪的鉴别，以区别不同类别的药物。而专属鉴别试验，则是在一般鉴别试验的基础上利用各种药物的化学结构差异来鉴别药物，以区别同类药物或具有相同化学结构部分的各个药物单体，达到最终确证药物真伪的目的。

药物的鉴别方法要求专属性强，重现性好，灵敏度高，操作简便、快速等。常用的鉴别方法包括化学法、光谱法、色谱法、X射线粉末衍射法和生物学法等。为了便于药品生产企业鉴别，部分品种列出两种方法供选择，如薄层色谱法（TLC法）与高效液相色谱法（HPLC法）均有时，规定可选做一项。

第一节　化学鉴别法

化学鉴别法分为干法和湿法。干法系将固体样品与固体试剂混合加热到高温或加以研磨进行反应，观察反应中的特征现象的方法，如焰色反应等，常用于无机物。干法一般作为辅试验，需借助湿法才能给出正确判断。湿法即在水溶液或有机溶剂中进行的反应。

化学鉴别法要求专属性强、重现性好、灵敏度高、化学反应迅速、现象明显，且试剂易得，毒性较低，不要求反应完全。其主要包括呈色反应法、沉淀反应法、荧光反应法、气体反应法、褪色反应法和测定生成物的熔点法。其中测定生成物熔点操作烦琐、费时，因此，目前减少了高熔点的应用。此外，用毒性大、放射性强、有悖于环保的试剂均予以删除。如异烟肼的衍生化物熔点鉴别反应、放射性的醋酸氧铀锌鉴别钠盐的反应均已删除。常见官能团与离子的化学鉴别法如下。

1. 酚羟基

酚羟基具有弱酸性及弱还原性，可发生配位反应与氧化还原反应。

（1）配位反应　具有酚羟基或水解后产生酚羟基的药物在中性或弱酸条件下，与$FeCl_3$试液发生配位反应而显色。在碱性条件下，Fe^{3+}与OH^-反应生成$Fe(OH)_3$沉淀；强酸条件下，酚羟基以分子形式存在，不与Fe^{3+}反应。在中性或弱酸条件下，酚羟基少量电离，带负电荷，与显正电荷的Fe^{3+}反应，因此，规定配位反应在中性或弱酸条件下反应。

如具有酚羟基的苯乙胺类药物与$FeCl_3$试液反应显色（大多为绿色），再加入碱性溶液，随即被Fe^{3+}氧化为醌而显紫色或紫红色。

> **药典在线**
>
> **对乙酰氨基酚**
>
> 【鉴别】取本品约0.1g，加稀盐酸5ml，置水浴中加热40分钟，放冷；取0.5ml，滴

加亚硝酸钠试液 5 滴，摇匀，用水 3ml 稀释后，加碱性 β-萘酚试液 2ml，振摇，即显红色。

阿司匹林

【鉴别】取本品约 0.1g，加水 10ml，煮沸，放冷，加三氯化铁试液 1 滴，即显紫堇色。

盐酸多巴胺

【鉴别】取本品约 10mg，加水 1ml 溶解后，加三氯化铁试液 1 滴，溶液显墨绿色；滴加 1% 氨溶液，即转变成紫红色。

（2）弱还原性　苯乙胺类药物由于含有儿茶酚（2 个相邻的酚羟基）的结构，还原性强，可被碘、过氧化氢、铁氰化钾等氧化剂氧化为醌而显色。

药典在线

肾上腺素

【鉴别】取本品 10mg，加盐酸溶液（9→1000）2ml 溶解后，加过氧化氢试液 10 滴，煮沸，即显血红色。

盐酸异丙肾上腺素

【鉴别】取本品约 10mg，加水 10ml 溶解后，取溶液 2ml，加盐酸滴定液（0.1mol/L）0.1ml，再加 0.1mol/L 碘溶液 1ml，放置 5 分钟，加 0.1mol/L 硫代硫酸钠溶液 1ml，即显淡红色。

2. 芳伯氨基

具有芳伯氨基（芳香第一胺）或潜在芳伯氨基的药物，均可发生重氮化-偶合反应生成粉红到猩红色的沉淀。在酸性条件下，$NaNO_2$ 生成 HNO_2 分子参与反应，同时酸性条件可防止重氮盐与芳伯氨基发生偶合反应，因此，重氮化反应应控制酸性条件。在碱性条件下，β-萘酚带负电荷，与带正电荷的重氮盐易发生偶合反应，因此，偶合反应需要控制在碱性条件下进行。

药典在线

贝诺酯

【鉴别】取本品约 0.1g，加稀盐酸 5ml，煮沸，放冷，滤过，滤液显芳香第一胺类的鉴别反应（通则 0301）。

3. 脂肪胺及含 N 杂环

脂肪胺及含 N 杂环可与生物碱显色剂或生物碱沉淀剂反应。

（1）生物碱显色剂　用于生物碱的显色剂很多，因生物碱纯度不同，显色有差别，因而显色反应仅作为识别生物碱的参考。常用的生物碱显色剂包括：钒酸铵-硫酸、钼酸铵-硫酸（钼硫酸）、硒硫酸、甲醛-硫酸、浓硫酸、浓硝酸及浓盐酸等。

> **药典在线**
>
> **盐酸吗啡**
>
> 【鉴别】(1) 取本品约 1mg,加甲醛硫酸试液 1 滴,即显紫堇色。(2) 取本品约 1mg,加钼硫酸试液 0.5ml,即显紫色,继变为蓝色,最后变为棕绿色。
>
> 以上 (1) (2) 两项可选做一项。

(2) 生物碱沉淀剂　大多数生物碱类药物在酸性水溶液中溶解后,可与生物碱沉淀剂反应生成弱酸不溶性复盐或配位化合物沉淀。常用的生物碱沉淀剂有碘化铋钾(生成红棕色沉淀)、碘化汞钾(生成白色沉淀)、碘-碘化钾(碘试液,生成棕色或褐色沉淀)、2,4,6-三硝基苯酚(苦味酸,生成黄色沉淀)、苦酮酸、硅钨酸(生成淡黄色或灰白色沉淀)、二氯化汞、磷钨酸、氯化金(生成黄色晶形沉淀)等。

> **药典在线**
>
> **盐酸布桂嗪**
>
> 【鉴别】取本品约 50mg,加水 1ml 溶解后,加 1‰ 三硝基苯酚试液数滴,即产生黄色沉淀。
>
> **盐酸美西律**
>
> 【鉴别】取本品约 0.1g,加水 2ml 溶解后,加碘试液 2 滴,即生成棕红色沉淀。
>
> **甲磺酸酚妥拉明胶囊**
>
> 【鉴别】取本品内容物适量(约相当于甲磺酸酚妥拉明 30mg),加水 15ml,振摇溶解后,滤过,滤液分成三份,分别加碘试液、碘化汞钾试液与三硝基苯酚试液,分别产生棕色沉淀、白色沉淀与黄色沉淀。
>
> **阿普唑仑**
>
> 【鉴别】取本品约 5mg,加盐酸溶液(9→1000)2ml 溶解后,分为两份:一份加硅钨酸试液 1 滴,即生成白色沉淀;另一份加碘化铋钾试液 1 滴,即生成橙红色沉淀。

(3) 亚硝基铁氰化钠反应　亚硝基铁氰化钠又称硝普钠,亚硝基铁氰化钠反应(Rimini 试验)是 E. Rimini 于 1898 年发现,发生在硝普钠和 $C_1 \sim C_4$ 的脂肪伯胺、二乙胺或二戊胺之间。与脂肪伯胺的反应生成红色化合物,是脂肪伯胺的专属反应;与仲胺的反应生成蓝色化合物。实验中要求丙酮必须不含甲醛。

> **药典在线**
>
> **重酒石酸间羟胺**
>
> 【鉴别】取本品约 5mg,加水 0.5ml 使溶解,加亚硝基铁氰化钠试液 2 滴、丙酮 2 滴与碳酸氢钠 0.2g,在 60℃ 的水浴中加热 1 分钟,即显红紫色。

4. 酯基和酰胺

酯基和酰胺均可发生水解和氨解反应。

(1) 水解反应　酯基和酰胺在中性、酸碱条件下均可水解，但水解反应本身无明显现象，不能直接用于鉴别，一般水解后再利用水解产物的性质来鉴别。

> **药典在线**
>
> **乙酰唑胺**
>
> 【鉴别】取本品约 0.2g，置试管中，加乙醇与硫酸各 1ml，加热即产生乙酸乙酯的香气。
>
> **乙酰胺注射液**
>
> 【鉴别】取本品 1ml，加氢氧化钠试液 5ml，煮沸，即发生氨臭，能使湿润的红色石蕊试纸变蓝。
>
> **贝诺酯**
>
> 【鉴别】取本品约 0.2g，加氢氧化钠试液 5ml，煮沸，放冷，滤过，滤液加盐酸适量至显微酸性，加三氯化铁试液 2 滴，即显紫堇色。

(2) 羟肟酸铁反应　酯基或酰胺与盐酸羟胺在碱性条件下发生氨解反应，生成 N-羟基酰胺的盐，然后再与铁离子生成配位化合物而显色。由于 NH_2OH 具有碱性，因此，酯的氨解比水解更易进行。该反应还可用于羧酸的鉴别。

> **药典在线**
>
> **氯贝丁酯**
>
> 【鉴别】取本品的乙醚溶液（1→10）数滴，加盐酸羟胺的饱和乙醇溶液与氢氧化钾的饱和乙醇溶液各 2~3 滴，置水浴上加热约 2 分钟，冷却，加稀盐酸使成酸性，加 1‰ 三氯化铁溶液 1~2 滴，即显紫色。

5. 磺酰氨基

磺酰氨基由于磺酰基吸电子能力强，导致 N 上电子云密度降低，显酸性。在碱性条件下可被金属离子（Cu^{2+}、Ag^+ 等）取代，生成不同颜色的沉淀，其中常用硫酸铜试液。

> **药典在线**
>
> **呋塞米**
>
> 【鉴别】取本品约 25mg，加水 5ml，滴加氢氧化钠试液使恰溶解，加硫酸铜试液 1~2 滴，即生成绿色沉淀。
>
> **磺胺甲噁唑**
>
> 【鉴别】取本品约 0.1g，加水与 0.4% 氢氧化钠溶液各 3ml，振摇使溶解，滤过，取滤液，加硫酸铜试液 1 滴，即生成草绿色沉淀。

6. 有机氟

F 在元素周期表的右上方，电负性最强，因而 C—F 键最稳定，需用氧瓶燃烧法断裂成氟离子，然后再与茜素氟蓝和硝酸亚铈发生配位反应显蓝紫色来鉴别，需同时做空白对照试验，如醋酸地塞米松、醋酸氟轻松、去氧氟尿苷、丙酸倍氯米松中有机氟的鉴别。

> **药典在线**
>
> ### 醋酸氟轻松
> 【鉴别】本品显有机氟化物的鉴别反应（通则0301）。

7. 羰基
含羰基的物质可与羰基试剂（盐酸羟胺、肼基）发生缩合反应，脱去一分子水，生成沉淀。

> **药典在线**
>
> ### 黄体酮
> 【鉴别】取本品约0.5mg，加异烟肼约1mg与甲醇1ml溶解后，加稀盐酸1滴，即显黄色。
>
> ### 萘丁美酮
> 【鉴别】取本品25mg，加乙醇2ml溶解后，加二硝基苯肼试液1ml，摇匀，加热至沸，即生成橙黄色沉淀。

8. 羟甲基酮
肾上腺皮质激素17α位的羟甲基酮（醇酮基）具有强还原性，可与四氮唑盐及碱性酒石酸铜发生氧化还原反应。

（1）与四氮唑盐反应　肾上腺皮质激素（如醋酸曲安奈德、醋酸泼尼松、醋酸泼尼松龙等）与四氮唑盐反应生成有色甲䐢，生成的颜色因所用的试剂和条件不同而异。该反应不仅用于肾上腺皮质激素类药物的鉴别，也可用于本类药物其他甾体的检查及含量测定。

> **药典在线**
>
> ### 醋酸泼尼松
> 【鉴别】取本品约1mg，加乙醇2ml使溶解，加10%氢氧化钠溶液2滴与氯化三苯四氮唑试液1ml，即显红色。

（2）与碱性酒石酸铜反应　肾上腺皮质激素与碱性酒石酸铜反应生成红色氧化亚铜（Cu_2O）沉淀。

> **药典在线**
>
> ### 醋酸地塞米松
> 【鉴别】取本品约10mg，加甲醇1ml，微温溶解后，加热的碱性酒石酸铜试液1ml，即生成红色沉淀。

9. 丙二酰脲类
巴比妥类药物具有丙二酰脲的结构（酰胺的衍生物），由于2个N邻位有强吸电子基团——

羧基，导致 N 上电子云密度降低，显酸性，因此，丙二酰脲类药物为二元弱酸。其性质如下。

（1）与铜吡啶试液的反应　巴比妥类药物与铜吡啶试液均可反应显紫色或生成紫色沉淀（含硫药物硫喷妥钠与铜吡啶试液反应显绿色；乙内酰脲类药物苯妥英钠与铜吡啶试液反应显蓝色）。试验时铜吡啶试液需新鲜配制。

（2）水解反应　巴比妥类药物分子结构中的酰亚胺，在碱性条件下水解，放出氨气，氨气可使润湿的红色石蕊试纸变蓝。

本类药物的钠盐在吸湿的情况下也能水解。一般情况下，在室温和 pH 10 以下水解较慢，pH 11 以上水解速度加快。

（3）与银盐的反应　巴比妥类药物分子结构中的酰亚胺，在 Na_2CO_3 溶液中生成钠盐而溶解，再与 $AgNO_3$ 溶液反应，首先生成可溶的一银盐（一元弱酸，在碱性条件下可溶）；加入过量的 $AgNO_3$，则生成二银盐（无酸性，在碱性条件下不溶）白色沉淀。

10. 常见无机离子的鉴别

药物中常用盐酸盐、硫酸盐、钠盐等。一般含盐药物的鉴别中均有相应离子的鉴别。

（1）氯离子

① 取供试品溶液，加稀硝酸使成酸性后，滴加硝酸银试液，即生成白色凝乳状沉淀，分离（不分离所需氨水量大），沉淀加氨试液即溶解，再加稀硝酸酸化后，沉淀复生成。如供试品为生物碱或其他有机碱的盐酸盐，需先加氨试液使成碱性，将析出的沉淀过滤，取滤液进行试验。

② 取供试品少量，置试管中，加等量的二氧化锰，混匀，加硫酸湿润，缓缓加热，即生成氯气，氯气能使润湿的碘化钾-淀粉试纸显蓝色。

①法适于含氯供试品溶液；②法适于含氯固体供试品。氧化物的鉴别中液体制剂或液体原料的写法为：本品显氯化物鉴别①的反应（通则0301）。固体原料药的写法为：本品的水溶液显氯化物鉴别②的反应（通则0301）或本品显氯化物的鉴别反应（通则0301）。

有机氯需用氧瓶燃烧法或加固体碱（NaOH 或 Na_2CO_3，）灼烧的方法破坏共价键，使有机氯生成无机氯离子，再用上述方法鉴别。

（2）钠离子

① 取铂丝，用盐酸润湿后，蘸取供试品，在无色火焰中燃烧，火焰即显鲜黄色。本反应极为灵敏，最低检出限约为 0.1ng。若由于试药和所用仪器引入微量 Na 盐，也能出现鲜黄色火焰。因此，在测试前，将铂丝烧红，趁热浸入盐酸中，如此反复处理，直至火焰不再显黄色，再蘸取试样进行试验。只有当强烈的黄色火焰持续数秒不退时，才能确认为正确反应。

② 取供试品约 100mg，置 10ml 试管中，加水 2ml 溶解，加 15％碳酸钾溶液 2ml，加热至沸，应不得有沉淀生成；加焦锑酸钾试液 4ml，加热至沸；置冰水中冷却，必要时，用玻璃棒摩擦试管内壁，应有致密的沉淀生成。

用玻璃棒摩擦试管内壁的作用是促进沉淀的生成。《中国药典》（2020年版）中一般选用①法鉴别钠盐。

11. 与硫酸的反应

甾体激素类、苯并二氮杂䓬类药物、头孢菌素类、四环素类、大环内酯类药物与硫酸或硫酸-硝酸反应一般均显色或显荧光。

（1）甾体激素类　许多甾体激素能与硫酸、盐酸、磷酸、高氯酸等酸反应呈色，其中硫酸应用量广。甾体激素与硫酸反应操作简便，不同药物可形成不同的颜色或荧光，反应灵敏，目前各国药典均采用本法鉴别。本类反应机制目前还不清楚。

（2）苯并二氮杂䓬类药物　苯并二氮杂䓬类药物溶于硫酸后，在紫外光灯下（365nm）检视呈现不同颜色的荧光。如地西泮显黄绿色荧光；氯氮䓬显黄色荧光；硝西泮显淡蓝色荧光；艾司唑仑显亮绿色荧光。若在稀硫酸中颜色略有不同。

（3）头孢菌素类抗生素　头孢菌素类药物与硫酸-硝酸反应后显色。如头孢噻吩钠显红棕色；头孢氨苄显黄色；头孢噻肟钠显亮黄色。

（4）四环素类抗生素　四环素类抗生素遇硫酸立即产生颜色。如盐酸四环素显深紫色；盐酸多西环素显褐色。

（5）大环内酯类抗生素　大环内酯类抗生素遇硫酸立即产生颜色。如丙酸交沙霉素、吉他霉素显红褐色；红霉素软膏、眼膏及交沙霉素显红棕色。

> **药典在线**
>
> **地西泮**
>
> 【鉴别】取本品约10mg，加硫酸3ml，振摇使溶解，在紫外光灯（365nm）下检视，显黄绿色荧光。
>
> **盐酸四环素**
>
> 【鉴别】取本品约0.5mg，加硫酸2ml，即显深紫色，再加三氯化铁试液1滴，溶液变为红棕色。
>
> **盐酸土霉素**
>
> 【鉴别】取本品约0.5mg，加硫酸2ml，即显深朱红色；再加水1ml，溶液变为黄色。
>
> **丙酸交沙霉素**
>
> 【鉴别】取本品约2mg，加硫酸5ml溶解，溶液应显红褐色。

12. 专属性强的化学鉴别法

一般化学法的专属性较差，但个别化学法的专属性却很强。

（1）维生素 B_1 的硫色素反应　维生素 B_1 在碱性溶液中，可被铁氰化钾氧化成硫色素。硫色素溶于正丁醇中，显蓝色荧光。

（2）黄体酮的甲酮基呈色反应　甾体激素中含有甲酮基及活泼亚甲基时，能与亚硝基铁氰化钠、3,5-二硝基酚、芳香醛类反应呈色。其中黄体酮与亚硝基铁氰化钠反应显蓝紫色，其他常用甾体均不显蓝紫色。因此，黄体酮与亚硝基铁氰化钠反应的专属性强。

（3）甲醛与变色酸的反应　甲醛与变色酸可发生缩合反应而显深紫色。如依他尼酸、扑米酮可反应生成甲醛，加入硫酸与变色酸试液，即显深紫色。

（4）苯巴比妥　苯巴比妥可与甲醛-硫酸、亚硝酸钠-硫酸反应显色，用于与其他巴比妥类药物的鉴别。甲醛-硫酸试液应临用新制。

> **药典在线**
>
> **苯巴比妥**
>
> 【鉴别】（1）取本品约10mg，加硫酸2滴与亚硝酸钠约5mg，混合，即显橙黄色，随即转橙红色。（2）取本品约50mg，置试管中，加甲醛试液1ml，加热煮沸，冷却，沿管壁缓缓加硫酸0.5ml，使成两液层，置水浴中加热，接界面显玫瑰红色。
>
> 以上（1）（2）两项可选做一项。

用化学法鉴别药物时需注意以下方面。

① 试验中需要蒸发时，采用玻璃蒸发皿或瓷蒸发皿，在水浴中进行。

② 有色沉淀反应宜在白色点滴板上进行；白色沉淀在黑色或蓝色点滴板上进行，也可在试管或离心管中进行。沉淀量少不易观察时，加入适量与水不相溶的有机溶剂，使悬浮在水中的沉

淀集中于两液层之间。

③ 颜色反应在试管中进行,注意观察溶液颜色的变化。

④ 灵敏度极高的试验,需保证试剂的纯度和仪器的洁净。因此,应同时进行空白试验。

⑤ 反应不够灵敏、试验条件不易掌握的试验,用对照品进行对照试验。

⑥ 鉴别时供试品可取 1 份。

▶ **考点提示**:常见官能团与离子的化学鉴别所用试剂及反应原理。

课堂活动

生活中,我们都用到过一些药物,试找出 5 种用化学方法鉴别的药物。

第二节 光谱鉴别法

一、红外光谱法

红外分光光度法(IR 法)是鉴别物质和分析物质化学结构的有效手段,已广泛用于物质的定性鉴别,晶型、异构体限度的检查或含量测定。除部分光学异构体及长链烷烃同系物外,几乎没有两个化合物的 IR 图谱相同,因此说 IR 法的专属性强。《中国药典》(2020 年版)中很多的原料药及多种制剂的鉴别采用了 IR 法。此外,IR 法还可用于多组分原料药的鉴别。试验中,由于 IR 图谱易受外界条件的干扰,一般不单独采用 IR 法鉴别,同时需严格执行《药品红外光谱集》中规定的条件。

1. 原料药的鉴别

IR 法鉴别原料药时,除另有规定外,应按照《药品红外光谱集》各卷收载的光谱图所规定的方法制备样品。采用固体样品制备法,如遇多晶现象而使实测光谱与标准光谱有差异时,一般可按照《药品红外光谱集》中所收载重结晶处理法(重结晶与干燥)、与对照品平行处理后测定或溶液法(注意腐蚀吸收池)进行处理。但如对药用晶型有规定时,则不能自行重结晶。

(1)与《药品红外光谱集》中标准图谱对照 《中国药典》与《英国药典》一般采用供试品图谱与《药品红外光谱集》中标准图谱对照的方法鉴别。如两者图谱不一致,可用适当方法处理供试品后测定或与对照品的光谱图对照。如红霉素、克拉霉素、更昔洛韦、拉米夫定等。本法检测成本低,但对仪器、操作要求较高,且实验条件应严格遵循《药品红外光谱集》的规定。

药典在线

甘露醇

【鉴别】本品的红外光吸收图谱应与对照的图谱(光谱集 1238 图)一致。

克拉霉素

【鉴别】本品的红外光吸收图谱应与对照的图谱(光谱集 756 图)一致,必要时取供试品与对照品适量,溶于三氯甲烷,于室温挥发至干,经真空干燥后取残渣测定,应与对照品的图谱一致。

> **红霉素**
>
> 【鉴别】本品的红外光吸收图谱应与对照的图谱（光谱集 167 图）一致。如不一致，取本品与标准品适量，加少量三氯甲烷溶解后，水浴蒸干，置五氧化二磷干燥器中减压干燥后测定，除 1980cm^{-1} 至 2050cm^{-1} 波长范围外，应与标准品的图谱一致。

（2）与对照品的光谱图对照　采用本法鉴别时可排除仪器、环境及操作的干扰，但检测成本较高。《中国药典》（2020 年版）中部分品种（如甲磺酸加贝酯、头孢克肟、西尼地平、吡嗪酰胺、阿卡波糖、齐多夫定等）采用该法鉴别。

药典在线

> **甲磺酸加贝酯**
>
> 【鉴别】本品的红外光吸收图谱应与对照品的图谱一致（通则 0402）。
>
> **地红霉素**
>
> 【鉴别】本品的红外光吸收图谱应与地红霉素对照品的图谱一致（通则 0402）。如不一致，取本品及地红霉素对照品各约 20mg，分别加无水乙醇 3ml 溶解，水浴蒸干，置五氧化二磷干燥器中减压干燥过夜后，再测定。
>
> **头孢克肟**
>
> 【鉴别】本品的红外光吸收图谱应与对照品的图谱一致。如不一致，可分别取本品和对照品适量，加甲醇溶解，挥干溶剂后，取残留物照红外分光光度法（通则 0402）测定，二者的红外吸收图谱应一致。

2. 制剂的鉴别

（1）不加辅料的制剂　如无菌原料直接分装的注射用粉针剂、不加辅料的冻干剂和胶囊剂等，可直接取内容物用 IR 法鉴别。

（2）单方制剂　一般需采取简单提取方法排除辅料的干扰，再用 IR 法鉴别。试验中常根据活性成分和辅料的性质选取适当溶剂提取，首选易挥发、非极性的有机溶剂为提取溶剂，如乙醚、乙酸乙酯、丙酮、乙醇、二氯甲烷、三氯甲烷、石油醚、甲醇等。提取时注意溶剂的选择，尽可能减少辅料的干扰，并力求避免导致可能的晶型转变，提取后再经适当干燥后依法鉴别。所选溶剂为无水溶剂，提取时有机层可用无水硫酸钠除去水分。

IR 法鉴别制剂时，若辅料无干扰，晶型不变，采用直接与标准图谱比对，如甲硝唑注射液的鉴别；辅料无干扰，晶型有变，采用与对照品同法处理后比对；辅料有干扰，晶型不变，在指纹区选择 3~5 个不受辅料干扰的特征谱带，波数允差为 0.5%，如依替膦酸二钠片的鉴别；辅料有干扰，晶型有变，不宜选用 IR 法鉴别。

药典在线

> **依替膦酸二钠片**
>
> 【鉴别】取本品细粉适量（约相当于依替膦酸二钠 0.2g），加水 10ml，振摇使依替膦酸二钠溶解，滤过，滤液加热浓缩，放冷，有结晶析出，取结晶体在 105℃ 干燥 3 小时，

照红外分光光度法（通则 0402）测定，在 898cm^{-1}、811cm^{-1}、644cm^{-1}、543cm^{-1} 和 463cm^{-1} 波数处有特征吸收。

钆贝葡胺注射液

【鉴别】取本品，用衰减全反射法（ATR法）测定，记录 2000~800cm^{-1} 的红外光谱图，本品的红外光吸收图谱应与对照品的图谱一致（通则 0402）。

吉非罗齐胶囊

【鉴别】取本品内容物适量（约相当于吉非罗齐 100mg），加 0.1mol/L 氢氧化钠溶液 10ml 使吉非罗齐溶解，滤过，滤液置离心管中，用稀硫酸酸化，使沉淀析出，离心，弃去上清液，沉淀用少量水分次洗涤，减压滤过，置硅胶干燥器中干燥 12 小时。红外光吸收图谱应与对照的图谱（光谱集 601 图）一致。

3. 多组分原料药的鉴别

多组分原料药的鉴别同制剂。

4. 结果判断方法

IR 法鉴别时若供试品的光谱图与对照光谱图一致，通常可判定两化合物为同一物质（只有少数例外，如有些光学异构体或大分子同系物等）。若两光谱图不同，则可判定为不同化合物。但下此结论时，须考虑供试品是否存在多晶现象、供试品纯度、以及其他外界因素的干扰。

IR 法常见的外界干扰因素有大气吸收（二氧化碳、水蒸气、溶剂蒸气）、干涉条纹（规律性的正弦形曲线叠加在光谱图上）、不同的仪器分辨率以及不同的研磨条件。这些影响常可通过修改制样技术而解决。由于各种型号的仪器性能不同，试样制备时研磨程度的差异或吸水程度不同等原因，均会影响光谱的形状。因此，进行光谱比对时，应考虑各种因素可能造成的影响。

5. 注意事项

① 环境条件。红外实验室的室温应控制在 15~30℃，相对湿度应小于 65%，适当通风换气，以避免积聚过量的 CO_2、水蒸气或有机溶剂蒸气。供电电压和接地电阻应符合仪器说明书要求。

② 背景补偿或空白校正。记录供试品光谱时，双光束仪器的参比光路中应设置相应的空白对照物（空白盐片、溶剂或糊剂等）；单光束仪器（常见的傅里叶变换红外光谱仪）应先进行空白背景扫描，扫描供试品后扣除背景吸收，即得供试品光谱。

③ 采用压片法时，以溴化钾最常用。若供试品为盐酸盐，可比较氯化钾压片和溴化钾压片的光谱，若两者没有区别，则使用溴化钾。所使用的溴化钾或氯化钾在中红外区应无明显的干扰吸收；溴化钾应预先研细，并在 120℃ 干燥 4 小时后，分装，并在干燥器中保存备用。若发现结块，则需重新干燥。

④ 供试品研磨应适度，通常以粒度 2~5μm 为宜。供试品过度研磨有时会导致晶格结构的破坏或晶型的转化；粒度不够细则易引起光散射能量损失，使整个光谱基线倾斜，甚至严重变形。该现象在 4000~2000cm^{-1} 高频端最为明显。压片法及糊法中最易发生这种现象。

⑤ 压片法制成的片厚在 0.5mm 左右时，常在光谱上观察到干涉条纹，对供试品光谱产生干扰。一般可将片厚调节至 0.5mm 以下即可减弱或避免，也可用金相砂纸将片稍微打磨以去除干扰。

⑥ 测定样品时的扫描速度应与波长校正的条件一致（快速扫描将使波长滞后）。制成图谱的最强吸收峰透光率应在 10% 以下，图谱的质量应符合《药品红外光谱集》的要求。

⑦ 压片模具及液体吸收池等红外附件，使用后应及时擦拭干净，必要时清洗，保存在干燥

器中,以免锈蚀。

⑧《药品红外光谱集》中谱号是唯一的,如第五卷重新收载了上卷收录品种的图谱,则上卷作废,因此会出现大谱号的光谱图在前的现象。

 知识链接

近红外光谱

近红外光谱是近年来发展最为迅速的高新分析技术之一。近红外光谱分析是近红外谱区(800~2500nm)的光谱测量技术、计算机技术与基础测试技术交叉结合的现代分析技术,主要用于复杂样品的直接快速分析。

近红外光谱分析样品可以不需要或者只要少量的物理前处理,便可用于各种快速分析,尤其适用于复杂样品的无损分析。近红外光谱的工作谱区信息量丰富,对样品有较强的透过能力,能在几秒内对被测样品完成一次光谱的采集测量,瞬间即可依靠数学模型完成其多项性能指标的测定。其分析过程不产生污染、不消耗其他材料、不破坏样品、分析重现性好、成本低,尤其是在复杂物、天然物的无损分析、微损分析、在线分析、原位分析、瞬间分析等领域具有常规分析无法比拟的优点。

二、紫外-可见分光光度法

用紫外-可见分光光度法(UV-Vis法)鉴别时按各品种项下的规定,测定供试品溶液的特征吸收峰,如最大吸收波长、最小吸收波长及肩峰。因UV-Vis吸收图谱简单,专属性不强,因此有时采用在指定溶剂中测定2~3个特定波长处的吸光度比值(峰值与峰值比或峰值与峰谷比),以提高专属性。对于一个药物多个吸收峰的峰值相差较大时,采用单一浓度不易观察到全部吸收峰,可采用两种浓度的供试液分别测定其最大吸收波长。由于UV-Vis法操作简便,因此,适用范围非常广泛。

1. UV-Vis法鉴别常用的方法

① 测定最大吸收波长,或同时测定其最小吸收波长。本法专属性差。

 药典在线

氯贝丁酯

【鉴别】取本品,加无水乙醇溶解并稀释制成每1ml中约含0.10mg的溶液(1)与每1ml中约含10μg的溶液(2),照紫外-可见分光光度法(通则0401)测定,溶液(2)在226nm的波长处有最大吸收,溶液(1)在280nm与288nm的波长处有最大吸收。

非诺贝特

【鉴别】取本品,加无水乙醇溶解并制成每1ml中约含10μg的溶液,照紫外-可见分光光度法(通则0401)测定,在286nm的波长处有最大吸收。

苯甲酸利扎曲普坦

【鉴别】取本品,加水溶解并稀释制成每1ml中约含30μg的溶液,照紫外-可见分光光度法(通则0401)测定,在280nm的波长处有最大吸收,在252nm的波长处有最小吸收。

酮康唑

【鉴别】取本品约 60mg，置 100ml 量瓶中，加 0.1mol/L 盐酸溶液 10ml 溶解，用水稀释至刻度，摇匀，取适量，用 0.01mol/L 盐酸溶液稀释制成每 1ml 中含 15μg 的溶液，照紫外-可见分光光度法（通则 0401）测定，在 221nm 与 269nm 的波长处有最大吸收，在 276nm 的波长处有一肩峰。

② 测定一定浓度的供试液在最大吸收波长处的吸光度。该法取样量稍有变化吸光度就会偏离，因此要求取样准确。

药典在线

樟脑（合成）

【鉴别】取本品，加乙醇溶解并稀释制成每 1ml 中约含 2.5mg 的溶液，照紫外-可见分光光度法（通则 0401），在 230～350nm 的波长范围内测定吸光度，在 289nm 的波长处有最大吸收，其吸光度约为 0.53。

盐酸二氧丙嗪

【鉴别】取吸收系数项下的溶液，照紫外-可见分光光度法（通则 0401）测定，在 227nm、264nm、290nm 与 328nm 的波长处有最大吸收。在 328nm 波长处的吸光度为 0.15～0.18。

③ 规定吸收波长和吸收系数。吸收系数是物质的物理常数，亦可用于药物的鉴别。

药典在线

醋酸甲萘氢醌

【鉴别】取本品，精密称定，加无水乙醇溶解并定量稀释制成每 1ml 中含 30μg 的溶液，照紫外-可见分光光度法（通则 0401），在 285nm 的波长处测定吸光度，吸收系数为 230～260。

④ 规定吸收波长和吸光度比值。本法专属性强。

药典在线

氢氯噻嗪

【鉴别】取本品 50mg，置 100ml 量瓶中，加 0.1mol/L 氢氧化钠溶液 10ml 使溶解，用水稀释至刻度，摇匀，精密量取 2ml，置 100ml 量瓶中，用 0.01mol/L 氢氧化钠溶液稀释至刻度，摇匀，照紫外-可见分光光度法（通则 0401）测定，在 273nm 与 323nm 波长处有最大吸收，273nm 波长处的吸光度与 323nm 波长处的吸光度比值为 5.4～5.7。

舒林酸

【鉴别】取本品，用 0.1mol/L 盐酸甲醇溶液制成每 1ml 中约含 20μg 的溶液，照紫外-

可见分光光度法（通则0401）测定，在284nm与327nm的波长处有最大吸收。在284nm与327nm波长处的吸光度比值应为1.10～1.20。

维生素 K_1

【鉴别】取本品，加三甲基戊烷溶解并稀释制成每1ml中约含 $10\mu g$ 的溶液，照紫外-可见分光光度法（通则0401）测定，在243nm、249nm、261nm与270nm的波长处有最大吸收；在228nm、246nm、254nm与266nm的波长处有最小吸收；254nm波长处的吸光度与249nm波长处的吸光度的比值应为0.70～0.75。

2. 注意事项

UV-Vis法鉴别药物时需注意以下方面。

① 仪器设置参数中扫描速度设为"中速"；扫描间隔根据设定波长范围合理设定（间隔大，光谱图易出现直线，间隔小，光谱图不光滑）；特征波长应在规定波长"±2nm"范围内。

② 扫描光谱图前用空白溶液校正基线。

③ 测定前应先检查溶剂是否符合要求，即将溶剂置1cm石英吸收池中，以空气为参比测定其吸光度。溶剂和吸收池的吸光度，在220～240nm范围内不得超过0.40，在241～250nm范围内不得超过0.20，在251～300nm范围内不得超过0.10，在300nm以上不得超过0.05。

> **课堂活动**
>
> 查阅2020年版《中国药典》，找到5种使用紫外-可见分光光度法鉴别的药物。说说紫外-可见分光光度法的特点。

> **知识链接**
>
> **紫外-可见分光光度法**
>
> 紫外-可见分光光度法是在190～800nm波长范围内测定物质的吸光度，用于鉴别、杂质检查和含量测定的方法。当光穿过被测物质溶液时，物质对光的吸收程度随光的波长不同而变化。因此，通过测定物质在不同波长处的吸光度，并绘制其吸光度与波长的关系图即得被测物质的吸收光谱。从吸收光谱中，可以确定最大吸收波长 λ_{max} 和最小吸收波长 λ_{min}。物质的吸收光谱具有与其结构相关的特征性。因此，可以通过特定波长范围内样品的光谱与对照光谱或对照品光谱的比较，或通过确定最大吸收波长，或通过测量两个特定波长处的吸收比值而鉴别物质。用于含量测定时，在最大吸收波长处测量一定浓度样品溶液的吸光度，并与一定浓度的对照品溶液的吸光度进行比较或采用吸收系数法求算出样品溶液的浓度。

▶ **考点提示**：常用的光谱法鉴别及鉴别参数。

第三节 色谱鉴别法

一、薄层色谱法

薄层色谱法（TLC法）系将供试品溶液点于薄层板上，在展开容器内用展开剂展开，使供试品所含成分分离，所得色谱图与适宜的标准物质按同法所得的色谱图对比。本法具有一定的分离功能，专属性较强，可用于药物的鉴别、杂质限量检查及含量测定。

按照固定相的种类，薄层板可分为正相薄层板（如硅胶薄层板、聚酰胺薄膜）、反相薄层板（如 C_{18} 键合相薄层板）等。硅胶薄层板是目前使用最广的薄层板，如硅胶 G、硅胶 GF_{254}、硅胶 H 和硅胶 HF_{254} 等。高效薄层板所使用的固定相较普通薄层板平均粒度小，颗粒分布范围窄，因此在相对短的展开距离中可以达到更好的分离效果。

目前使用的薄层板有市售薄层板和自制薄层板两种。一般市售薄层板分离效果较自制薄层板效果好。如需特殊薄层板（如改性板）时，可采用自制薄层板。市售薄层板分普通薄层板和高效薄层板，如硅胶薄层板、硅胶 GF 薄层板、聚酰胺薄膜和铝基片薄层板等。自制薄层板除另有规定外，玻板要求光滑、平整，洗净后不附水珠，晾干。最常用的固定相有硅胶 G、硅胶 GF_{254}、硅胶 H 和硅胶 HF_{254} 等，其次有硅藻土、硅藻土 G、氧化铝、氧化铝 G、微晶纤维素、微晶纤维素 F_{254} 等。固定相颗粒大小一般要求粒径为 $5\sim40\mu m$。

薄层涂布，一般可分无黏合剂和含黏合剂两种。前者系将固定相直接涂布于玻板上；后者系向固定相中加入一定量的黏合剂，一般常用 10%～15% 煅石膏（$CaSO_4 \cdot 2H_2O$ 在 140℃加热 4 小时），混匀后加水适量使用，或用 0.2%～0.5% 羧甲基纤维素钠水溶液（取羧甲基纤维素钠适量，加水适量加热煮沸至完全溶解）适量，调成糊状，均匀涂布于玻板上。使用涂布器能使固定相在玻板上涂成一层符合厚度要求的均匀薄层。

手动点样主要用微升毛细管、微量注射器或与之相应的手动点样仪等。自动点样采用半自动点样仪或全自动点样仪，按预设程序自动点样。

展开容器又称展开缸，为大小适宜的密闭展开容器，有双槽展开缸及平底展开缸等。此外，也有自动展开仪器，可将薄层板按预定程序单次或多次展开，提高薄层展开的重现性。

显色设备包括喷雾显色、浸渍显色以及蒸汽熏蒸显色的设备。喷雾显色多用玻璃喷雾瓶或其他专用的喷雾设备，喷雾形成的雾滴应细小并且均匀。浸渍显色多在盛有显色剂的展开缸中进行。蒸汽熏蒸显色可在密闭的展开缸、干燥器等设备中进行。

如薄层板需加热，可使用烘箱或专用的薄层加热台。

1. TLC 法鉴别的常用方法

① 采用与供试品浓度相同的对照品溶液，在同一块薄层板上点样、展开与检视，供试品溶液显主斑点的颜色（或荧光）与位置应与对照品溶液的主斑点一致，而且两者主斑点的大小与颜色深浅也大致相同。中药用对照药材或对照提取物代替标准品，还可体现中药整体的鉴别特征。

② 将供试品溶液与对照品溶液等体积混合，应显单一、紧密的斑点。

③ 选用与供试品化学结构相似的药物对照品溶液与供试品溶液的主斑点比较，两者位置应不同。

④ 将与供试品化学结构相似的药物对照品溶液与供试品溶液等体积混合，应显两个清晰分离的斑点。

药典在线

琥乙红霉素

【鉴别】取本品与琥乙红霉素对照品，分别加丙酮制成每 1ml 中各含 4mg 的溶液，作为供试品溶液与对照品溶液。照有关物质项下的方法试验，吸取上述两种溶液各 $10\mu l$，分别点于同一薄层板上，供试品溶液所显主斑点的位置和颜色应与对照品溶液主斑点的位置和颜色相同。

盐酸洛美沙星片

【鉴别】照薄层色谱法（通则 0502）试验。

供试品溶液　取本品的细粉适量,加 0.1mol/L 盐酸溶液溶解并稀释制成每 1ml 中含洛美沙星 0.5mg 的溶液,振摇,滤过,取续滤液。

对照品溶液　取洛美沙星对照品适量,加 0.1mol/L 盐酸溶液溶解并稀释制成每 1ml 中含洛美沙星 0.5mg 的溶液。

色谱条件　采用硅胶 GF_{254} 薄层板,以三氯甲烷-甲醇-氨制氯化铵试液(6:4:1)为展开剂。

测定法　吸取供试品溶液与对照品溶液各 $5\mu l$,分别点于同一薄层板上,展开,晾干,置紫外光灯(254nm)下检视。

结果判定　供试品溶液所显主斑点的位置和颜色应与对照品溶液主斑点的位置和颜色相同。

维生素C注射液

【鉴别】照薄层色谱法(通则 0502)试验。

供试品溶液　取本品适量,用水稀释制成每 1ml 中约含维生素 C 1mg 的溶液。

对照品溶液　取维生素 C 对照品适量,加水溶解并稀释制成每 1ml 中约含 1mg 的溶液。

色谱条件　采用硅胶 GF_{254} 薄层板,以乙酸乙酯-乙醇-水(5:4:1)为展开剂。

测定法　吸取供试品溶液与对照品溶液各 $2\mu l$,分别点于同一薄层板上,展开,取出,晾干,立即(1 小时内)置紫外光灯(254nm)下检视。

结果判定　供试品溶液所显主斑点的位置和颜色应与对照品溶液的主斑点相同。

2. 系统适用性试验

按各品种项下要求对实验条件进行系统适用性试验,即用供试品和标准物质对实验条件进行试验和调整,应符合规定的要求。

(1) 比移值(R_f)　系指从基线至展开斑点中心的距离与从基线至展开剂前沿的距离的比值。除另有规定外,杂质检查时,各杂质斑点的比移值 R_f 以在 0.2~0.8 之间为宜。

(2) 检出限　系指限量检查或杂质检查时,供试品溶液中被测物质能被检出的最低浓度或量。一般采用已知浓度的供试品溶液或对照标准溶液,与稀释若干倍的自身对照标准溶液在规定的色谱条件下,在同一薄层板上点样、展开、检视,后者显清晰可辨斑点的浓度或量作为检出限。

(3) 分离度(或称分离效能)　鉴别时,供试品与标准物质色谱中的斑点均应清晰分离。当薄层色谱扫描法用于限量检查和含量测定时,要求定量峰与相邻峰之间有较好的分离度,分离度(R)的计算公式为:

$$R = \frac{2(d_2 - d_1)}{W_1 + W_2}$$

式中,d_2 为相邻两峰中后一峰与原点的距离;d_1 为相邻两峰中前一峰与原点的距离;W_1 及 W_2 为相邻两峰各自的峰宽。

除另有规定外,分离度应大于 1.0。

在化学药品杂质检查的方法选择时,可将杂质对照品用供试品自身稀释的对照溶液溶解制成混合对照溶液,也可将杂质对照品用待测组分的对照品溶液溶解制成混合对照标准溶液,还可采用供试品以适当的降解方法获得的溶液,上述溶液点样展开后的色谱图中,应显示清晰分离的斑点。

(4) 相对标准偏差　薄层扫描含量测定时,同一供试品溶液在同一薄层板上平行点样的待测成分的峰面积测量值的相对标准偏差应不大于 5.0%；需显色后测定的或者异板的相对标准偏差应不大于 10.0%。

3. 注意事项

（1）薄层板的活化与保存　自制薄层板和市售薄层板在使用前均应进行活化，活化后的薄层板应立即置于有干燥剂的干燥器中保存，保存时间不宜过长，最好随用随制。放入干燥器中保存仅作为使用前的一种过渡。

（2）供试液的制备　溶剂极性会影响点样原点及分离后斑点的形状，一般应选择极性小的溶剂。只有在供试品极性较大、薄层板的活性较大时，选择极性大的溶剂。除特殊情况外，供试液的浓度要适宜，最好控制在使点样量不超过 10μl。

（3）点样　薄层板上样品容积的负荷量极为有限，普通薄层板的点样量最好在 10μl 以下，高效薄层板在 5μl 以下。点样量过多可造成原点"超载"，展开剂产生绕行现象，使斑点拖尾。点样速度要快，在空气中点样以不超过 10 分钟为宜，以减少薄层板和大气的平衡时间。点样时必须注意勿损坏薄层表面，可以边点边用电吹风冷风或洗耳球吹。

（4）点样环境　实验环境的相对湿度和温度对薄层分离效果有较大的影响（实验室一般要求相对湿度<65%为宜），因此应保持实验环境的相对恒定。对温度、湿度敏感的品种必须按品种项下的规定，严格控制实验环境的温度、湿度。

（5）展开　展开缸预先饱和可避免边缘效应，展开距离不宜过长，通常为 10~15cm。

另外，预制薄层板包装上的"40""60"等数字表示吸附剂平均孔径（A）；"R"表示特别纯化的；"P"表示制备用；"w"表示可水湿性的；"C"表示薄层已被分成条带；"RP"表示反相。

> **课堂活动**
>
> 查阅 2020 年版《中国药典》，找到 5 种使用薄层色谱法鉴别的药物。

> **知识链接**
>
> **薄层色谱法**
>
> 薄层色谱法（TLC 法），系将适宜的固定相涂布于玻璃板、塑料或铝基片上，成一均匀薄层。待点样、展开后，根据比移值（R_f）与适宜的对照物按同法所得的色谱图的比移值（R_f）作对比，用以进行药品的鉴别、杂质检查或含量测定的方法。薄层色谱法是快速分离和定性分析少量物质的一种很重要的实验技术，也用于跟踪反应进程。

二、高效液相色谱法

高效液相色谱法（HPLC 法）是采用高压输液泵，将规定的流动相泵入装有填充剂的色谱柱中进行分离测定的色谱方法。注入的供试品，由流动相带入色谱柱内，各成分在柱内被分离，并依次进入检测器，由数据处理系统记录色谱信号。此法专属性强、灵敏度高，一般在"检查"或"含量测定"项下采用 HPLC 法的药物均采用此法鉴别。《中国药典》（2020 年版）采用 HPLC 法鉴别的品种很多，如甾体激素、强心苷类、生物碱类等几乎均采用了本鉴别法。《中国药典》（2020 年版）中部分药物同时制定了 HPLC 法和 TLC 法，要求两者其一。如头孢克洛、乙酰半胱氨酸颗粒、乙酰螺旋霉素等的鉴别，鉴别时在同一色谱条件下，如供试品与对照品的保留时间一致，则可判别为同一化合物。个别不同物质可能保留时间一致，最好用二极管阵列检测器

(DAD) 确认一下。

最常用的检测器为紫外-可见分光检测器，包括二极管阵列检测器，其他常见的检测器有荧光检测器、蒸发光散射检测器、电雾式检测器、示差折光检测器、电化学检测器和质谱检测器等。

1. 色谱条件

《中国药典》(2020年版)中规定的色谱条件，除填充剂种类、流动相组分、检测器类型不得改变外，其余如色谱柱内径与长度、填充剂粒径、流动相流速、流动相组分比例、柱温、进样量、检测器灵敏度等，均可适当调整。调整后，系统适用性应符合要求，且色谱峰出峰顺序不变。

2. 系统适用性试验

HPLC法的系统适用性试验（SST）包括理论板数、分离度、灵敏度、拖尾因子及重复性。试验时用规定的对照品溶液或系统适用性试验溶液在规定的色谱系统进行试验，必要时，适当调整色谱系统以符合要求。用HPLC法鉴别或测定含量时，要求理论板数、分离度、灵敏度及重复性应符合要求。对测定结果有异议时，理论板数及分离度均应以峰宽的计算结果为准。鉴别时，除另有规定外，待测物质色谱峰与相邻色谱峰的分离度应大于1.5；供试品或对照品溶液的信噪比应≥3；对照品溶液连续5次进样峰面积的相对标准偏差（RSD）应≤2%（外标法）。

在实际工作中，色谱中最难分离物质对或与其相关的物质对的分离度和待测物的精密度是SST中的首选参数；只有当没有合适的物质对时，才选用理论板数、拖尾因子。含量测定中，SST的重点是精密度。

3. 注意事项

① 色谱柱与进样器及其出口端与检测器之间应为无死体积连接，以免试样扩散影响分离。

② 新柱或被污染柱用适当溶剂冲洗时，应将其出口端与检测器脱开，避免污染。

③ 使用的流动相应与仪器系统的原保存溶剂能互溶，如不互溶，则先取下上次的色谱柱，用异丙醇冲洗过渡，进样器和检测器的流通池也注入异丙醇进行过渡。过渡完毕后，接上相应的色谱柱，换上本次使用的流动相。

④ 压力表无压力显示或压力波动时不能进行分析，应检查泵中气泡是否排除，各连接处有无漏液，排除故障后方能进行操作。如压力升高，甚至自动停泵，应检查柱端有无污染堵塞。

⑤ 发现记录基线波动，出现毛刺等现象，首先应考虑检测器流通池中是否有气泡或污染，如不是流通池引起，可等待氘灯稳定。同时检查仪器的接地是否良好，必要时，换上新的氘灯，仪器稳定后方能操作。

⑥ 进样前，色谱柱应用流动相充分冲洗平衡，如系统适用性试验不符合规定，或填充剂已损坏，则应更换新的同类色谱柱进行分析。由于同类填充剂的化学键合相的键合度及性能等存在一定差异，依法操作达不到预定的分离时，可更换另一牌号的同类色谱柱进行试验。

⑦ 以硅胶作载体的化学键合相填充剂的稳定性受流动相pH的影响，使用时，应详细参阅色谱柱说明书，在规定的pH范围内选用流动相，一般流动相的pH范围为2.5～7.5。使用高pH流动时，可在泵与进样器之间连接一硅胶短柱，以饱和流动相，保护分析柱，并尽可能缩短在高pH下的使用时间，用后立即冲洗。

⑧ 各色谱柱的使用应予登记，包括本次测试药品及柱中的保存溶剂。

⑨ 色谱流路系统，从泵、进样器、色谱柱到检测器流通池，在分析完毕后，应充分冲洗。特别是用过含缓冲盐的流动相，更应注意先用水（至少含5%有机相），再用甲醇-水充分冲洗，如发现泵漏液等较严重的情况，应请有经验的维修人员进行检查、维修。

> **药典在线**

尼莫地平软胶囊

【鉴别】 在含量测定项下记录的色谱图中,供试品溶液主峰的保留时间应与对照品溶液主峰的保留时间一致。

供试品溶液　取装量差异项下的内容物适量(约相当于尼莫地平10mg),精密称定,置50ml量瓶中,加流动相适量,超声约15分钟使尼莫地平溶解,放冷,用流动相稀释至刻度,摇匀,滤过,取续滤液。

对照溶液　取杂质Ⅰ对照品适量,精密称定,加流动相溶解并定量稀释制成每1ml中约含20μg的溶液,精密量取5ml,置100ml量瓶中,精密加入供试品溶液1ml,用流动相稀释至刻度,摇匀。

色谱条件　用十八烷基硅烷键合硅胶为填充剂;以甲醇-乙腈-水(35:38:27)为流动相;检测波长为235nm;进样体积20μl。

▶ **考点提示**:常用色谱鉴别法的鉴别参数及色谱法相关术语。

> **课堂活动**
>
> HPLC法鉴别尼莫地平软胶囊时,如何验证系统适用性试验符合上述要求?

> **知识链接**

高效液相色谱法

高效液相色谱(High Performance Liquid Chromatography,HPLC)又称"高压液相色谱""高速液相色谱""高分离度液相色谱""近代柱色谱"等。高效液相色谱法是色谱法的一个重要分支,以液体为流动相,采用高压输液系统,将具有不同极性的单一溶剂或不同比例的混合溶剂、缓冲液等流动相泵入装有固定相的色谱柱,在柱内各成分被分离后,进入检测器进行检测,从而实现对试样的分析。该方法已成为化学、医学、工业、农学、商检和法检等学科领域中重要的分离技术,也是药物鉴别常用的一种方法。

第四节　其他鉴别法

其他鉴别法常见的有粉末X射线衍射法和生物学法等。

1. 粉末X射线衍射法

粉末X射线衍射法用于样品的定性或定量的物相分析。每种化合物当其化学成分与固体物质状态(晶型)确定时,都具有独立的特征X射线衍射图谱和数据。衍射图谱信息包括衍射峰数值、衍射峰位置(2θ值或d值)、衍射峰强度(相对强度、绝对强度)、衍射峰几何拓扑(不同衍射峰间的比例)等。

> **药典在线**
>
> **蒙脱石散**
>
> 【鉴别】取本品约 4g，加水 50ml，搅拌，滤过，滤渣于 105℃干燥，取细粉适量，置于载样架上，将载样架放入干燥器（含饱和氯化钠溶液，20℃时相对湿度约 75%）中约 12 小时后取出，将载样架上的样品压平，照 X 射线衍射法（通则 0451 粉末 X 射线衍射法）测定，以 CuK_α 为光源，光管电压和光管电流分别为 40kV 和 40mA，发射狭缝、散射狭缝和接受狭缝分别设置为 1°、1°和 0.15mm（或相当参数要求），在衍射角（2θ）2°~80°的范围内扫描，记录衍射图谱。供试品的 X 射线粉末衍射图谱应与对照品图谱中的蒙脱石特征峰［衍射角（2θ）分别约为 5.8°、19.8°、61.9°］一致。

2. 生物学法

生物学法是利用药效学和分子生物学等有关技术来鉴定药物品质的一种方法，主要用于抗生素、生化药物以及中药的鉴别，通常分为生物效应鉴别法和基因鉴别法两大类。生物学法往往用于效价测定的同时亦可用于定性鉴别。

章节思维导图

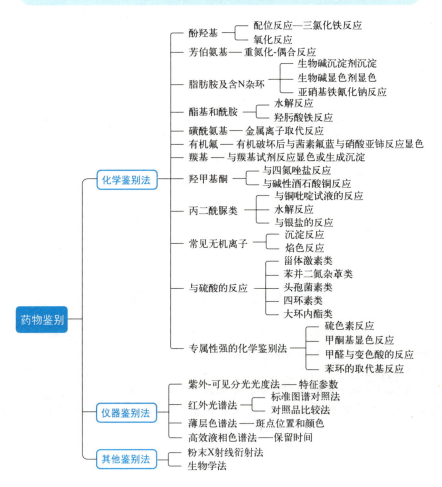

学习目标检测

一、选择题

【A 型题】（最佳选择题）说明：每题的备选答案中只有一个最佳答案。

1. 药物分析中鉴别的主要目的是（　　）。
   A. 判断药物的优劣
   B. 杂质限量检查
   C. 判断已知药物的真伪
   D. 判断未知药物的真伪

2. 凡是分子结构中具有芳香第一胺的药物均可（　　）。
   A. 用硝酸银试液鉴别
   B. 用甲醛-硫酸试液鉴别
   C. 用重氮化-偶合反应鉴别
   D. 用硫酸试液鉴别

3. 《中国药典》（2020 年版）中鉴别异烟肼的方法有（　　）。
   A. 与三氯化铁试液反应
   B. 与硝酸银试液反应
   C. 与甲醛-硫酸反应
   D. 与亚硝酸钠试液反应

4. 薄层色谱法中用于鉴别药物是比较样品和对照品的（　　）。
   A. 斑点的位置和颜色
   B. 斑点颜色
   C. 斑点大小
   D. 展开剂迁移距离

5. 用光谱法对药物进行鉴别时，不正确的结论是（　　）。
   A. 含有芳环或共轭双键的药物在紫外光区有特征吸收
   B. 紫外吸收图谱一样的必定是同一化合物
   C. 有机物在红外区有特征吸收
   D. 在规定条件下，如果红外吸收图谱的峰位、峰形、相对强度都一致可认定是同一物质

【X 型题】（多项选择题）说明：每题有 2 个或 2 个以上答案可以选择。

1. 化学鉴别法是指供试品与规定的试剂发生化学反应，通过观察（　　）对药物进行定性分析。
   A. 颜色　　　　　　B. 沉淀　　　　　　C. 产生气体
   D. 荧光　　　　　　E. 测定生成物的熔点

2. 用于药物鉴别试验的色谱法有（　　）。
   A. TLC 法　　　　　B. IR 法　　　　　　C. UV 法
   D. HPLC 法　　　　 E. X 射线衍射法

3. 用于药物鉴别试验的光谱法有（　　）。
   A. TLC 法　　　　　B. IR 法　　　　　　C. UV 法
   D. HPLC 法　　　　 E. GC 法

4. 紫外-可见分光光度法常用的鉴别方法有（　　）。
   A. 最大吸收波长或最小吸收波长
   B. 吸收系数
   C. 测定一定浓度的供试品溶液在最大吸收波长处的吸光度

D. 比较吸光度的比值
E. 比较吸收光谱的一致性

5. 化学鉴别法必须具备的特点是（　　）。

A. 反应迅速　　　　　　B. 现象明显　　　　　　C. 反应完全
D. 专属性强　　　　　　E. 再现性好

二、填空题

1. 红外光谱鉴别法常用的有_____和_____。
2. HPLC法的系统适用性试验（SST）包括_____、_____、_____、_____、_____。

三、简答题

1. 为什么要进行药物鉴别实验？
2. 药物鉴别的方法有哪些？

（徐慧琴）

第四章 药物的杂质检查

❖ **知识目标:**
1. 掌握药物中常见的一般杂质及特殊杂质检查方法。
2. 熟悉杂质的来源和分类及常用限量检查法。
3. 了解杂质限量的计算。

❖ **能力目标:**
1. 能规范检查药物中的一般杂质及特殊杂质。
2. 知道检查中所用试剂的作用。

❖ **素质目标:**
1. 在杂质检查中能够规范操作、依法检验,并养成一丝不苟的工作态度。
2. 具有科学的思维方法、严谨的工作作风和良好的团队合作精神。

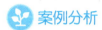 案例分析

刺五加注射液事件

2008年10月6日,国家食品药品监督管理局接到云南省食品药品监督管理局报告,云南省红河州6名患者使用了××制药厂生产的两批刺五加注射液出现严重不良反应,其中有3人死亡。10月7日,国家食品药品监督管理局同卫生部组成联合调查组,在云南、黑龙江两省地方政府及相关部门的配合下,对事件原因展开调查。

2008年7月1日,昆明特大暴雨造成库存的刺五加注射液被雨水浸泡,使药品受到细菌污染;××制药厂云南销售人员张某从××制药厂调来包装标签,更换后销售;中国药品生物制品检定所、云南省食品药品检验所在被雨水浸泡药品的部分样品中检出多种细菌。

该事件中,××制药厂生产的刺五加注射液部分药品在流通环节被雨水浸泡,使药品受到细菌污染,后被更换包装标签并销售,这是一起由药品污染引起的严重不良事件。××制药厂管理人员质量意识淡薄,包装标签管理不严,提供包装标签说明书给销售人员在厂外重新贴签包装。××制药厂的上述行为严重违反了《药品管理法》的规定。

情景导学

青霉素是常见的抗生素,它是由β-内酰胺和噻唑两个环组成的小分子药物,临床上广泛使用,本身没有抗原性,不会直接引发过敏反应。但在我国注射青霉素之前都要先做一下皮试,这是为什么呢?

药物中的杂质是影响药物纯度的主要因素,药物的纯度即药物的纯净程度,它是反映药品质

量优劣的一个重要指标。药物在生产和贮藏过程中，都可能引入杂质，药物中的杂质有的会影响药物的疗效和稳定性，有的甚至危害人体健康。因此检查药物中的杂质，控制药物的纯度，是保证药品质量和疗效的一个重要方面。

药物的纯度和化学试剂的纯度是不同的，即药用规格与试剂规格，前者主要从用药的安全性、有效性以及对药物稳定性的影响等方面考虑，后者是从杂质可能引起的化学变化、试剂使用范围和目的来考虑的，并不考虑杂质的生理作用及毒副作用。药物只有合格品与不合格品，而化学试剂可根据其所含杂质的量分为不同的等级（如基准试剂、色谱纯、优级纯、分析纯及化学纯等），因此不能以化学试剂规格代替药用规格。

> **课堂活动**
>
> 药物中允许存在杂质吗？你了解药物中可能存在哪些杂质？

第一节　杂质的概述

杂质的检查收载在药品质量标准的【检查】项下，检查的项目一般按杂质的名称命名，如"铁盐""重金属""砷盐"等。除此以外，药物的纯度还与药品的性状、理化常数、含量测定等项目有关。

一、杂质的来源

药物中的杂质，主要有两个来源：一是由生产过程中引入；二是在贮藏过程中产生。

1. 生产过程中引入的杂质

① 药物在生产合成过程中，由于所用原辅料不纯，或未反应完全、反应中间体或副产物在精制时未能完全除去而引入杂质。例如以水杨酸为原料合成阿司匹林时，可能由于乙酰化不完全而引入水杨酸。

② 生产中所用溶剂的残留以及与生产器皿接触而带入杂质。在生产中使用金属器皿、管道和不耐酸碱的金属工具，可能引入砷盐和铅、铁、铜、锌等金属杂质。

③ 药物在制剂的过程中，也可能产生杂质。如盐酸普鲁卡因注射剂在高温灭菌过程中，可能水解为对氨基苯甲酸和二乙氨基乙醇，与原料药相比，既产生新杂质，也会使原有杂质含量升高，因此《中国药典》（2020年版）中盐酸普鲁卡因原料药中特殊杂质对氨基苯甲酸的限量为0.5%，而其注射剂中此杂质限量为1.2%，同时规定了其他有关物质的限量。

2. 贮藏过程中产生

药物在贮藏过程中，由于保管不善，或贮藏时间过长，在外界条件如温度、湿度、日光、空气的影响下，或因微生物的作用可能发生水解、氧化、分解、异构化、晶型转变、聚合、潮解和发霉等变化，而产生有关杂质。如青霉素的水溶液遇碱易水解为青霉酸，受热可进一步分解为D-青霉胺和青霉醛而使青霉素失效。此外，在适宜的温度、湿度下，微生物可使一些有机药物霉变而失效。

二、杂质的分类

药物中的杂质可按不同的标准分为不同的类型。

（1）**按杂质的来源分类**　可分为一般杂质和特殊杂质。

一般杂质是指在自然界中分布广泛，在多种药物的生产和贮藏过程中容易引入的杂质，如氯化物、硫酸盐、重金属等。

特殊杂质是指在个别药物的生产和贮藏过程中引入的杂质，如阿司匹林中的游离水杨酸、肾上腺素中的肾上腺酮等。

(2) 按杂质的性质分类　可分为信号杂质（指示性杂质）和毒性杂质。

信号杂质本身一般对人体无害，但其含量的多少可以反映出药物的纯净程度，如氯化物、硫酸盐等，如含量过多，表明药物的纯度差。

毒性杂质对人体有毒害作用，如重金属、砷盐、氰化物等，所以在质量标准中应加以严格控制，以保证用药的安全。

▶ **考点提示**：杂质的来源和分类。

知识链接

为什么有的人原来对某种药品不过敏，后来却过敏了？

人体原来没有接触过某种药品，身体里没有对这种药品的抗体，一般不会发生过敏反应。接触过这种药品后，身体里有了抗体，再遇到这种药品，就可能发生过敏反应。另外，有些人的过敏反应主要是对药品里的杂质、辅料、添加剂过敏。不同厂家采用不同的生产工艺或生产设备，不同的辅料、添加剂，产品的杂质情况不同，都会导致"原来不过敏、后来过敏"的情况。

第二节　杂质的限量检查与计算

一、杂质的限量

药物在生产和贮藏过程中，会不可避免地引入杂质，但要把药物中的杂质完全除掉，会增加生产工艺上的难度，使成本增加。从药物的生产、贮藏、使用上来看，不仅不可能，也没有必要完全除去，因此在不影响疗效、不产生毒性以及便于生产、制剂和贮藏的原则下，药物中允许有少量的杂质存在。药物中所含杂质的最大允许量，叫作杂质限量，通常用百分之几（%）或百万分之几来表示。对危害人体健康，影响药物稳定性的杂质，必须严格控制其限量，如砷盐、重金属、氰化物等。

二、限量检查与计算

杂质的限量检查常用的有以下三种方法。

1. 对照法

杂质限量检查时多数采用对照法。对照法是指取一定量被检杂质的标准溶液与一定量供试品溶液在相同条件下处理后，比较反应结果（比色或比浊），从而判断供试品中所含杂质是否符合限量规定。对照法的特点是只需通过供试液与对照液比较即可判断药物中所含杂质是否符合限量规定，不需测定杂质的准确含量。目前，各国药典主要采用该法作为药物中杂质的检查方法。

药物中杂质的限量可用下式计算：

$$杂质限量 = \frac{杂质的最大允许量}{供试品量} \times 100\%$$

由于供试品中所含杂质的量是通过与一定量杂质标准溶液进行比较来确定的，杂质的最大允许量即是杂质标准溶液的浓度（c）与体积（V）的乘积，因此杂质限量（L）的计算可用下式表示：

$$杂质限量 = \frac{标准溶液的浓度 \times 标准溶液的体积}{供试品量} \times 100\%$$

即

$$L = \frac{cV}{m_s} \times 100\%$$

式中，L 为杂质限量，%；c 为标准溶液的浓度，g/ml；V 为标准溶液的体积，ml；m_s 为供试品质量，g。

使用此法时，须遵循平行操作原则，注意所用仪器、器皿的对称性，供试溶液和对照溶液应在完全相同的条件下进行，如加入的试剂、反应的温度、放置的时间等均应相同。只有这样，反应的结果才有可比性。

实例解析4-1

二羟丙茶碱中氯化物的检查

取本品0.25g，加水5ml与氢氧化钠试液1.0ml，煮沸30秒，放冷，依法检查，与标准氯化钠溶液（每1ml相当于10μg的cl）7.0ml用同一方法制成的对照液比较，不得更浓。计算氯化物杂质的限量。

解：

$$L = \frac{c \cdot V}{m_s} \times 100\% = \frac{10 \times 10^{-6} \times 7.0}{0.25} \times 100\% = 0.028\%$$

实例解析4-2

二羟丙茶碱中重金属的检查

取本品1.0g，加醋酸盐缓冲液（pH 3.5）2ml与水适量使溶解成25ml，依法检查，含重金属不得过百万分之二十，应取标准铅溶液（每1ml相当于10μg的Pb）多少毫升？

解：

$$L = \frac{c \cdot V}{m_s}$$

则

$$V = \frac{L m_s}{c} = \frac{20 \times 10^{-6} \times 1.0}{10 \times 10^{-6}} = 2.0 \text{ml}$$

2. 灵敏度法

灵敏度法是指在供试品溶液中加入一定量的试剂，在一定反应条件下，不得有正反应出现，来判断杂质是否符合限度规定。本法的特点是以该检测条件下的灵敏度来控制杂质限量，不需对照物质。

药典在线

盐酸吗啡的检查

【检查】阿扑吗啡 取本品50mg，加水4ml溶解后，加碳酸氢钠0.10g与0.1mol/L碘溶液1滴，加乙醚5ml，振摇提取，静置分层后，乙醚层不得显红色，水层不得显绿色。

罂粟酸 取本品0.15g，加水5ml溶解后，加稀盐酸5ml与三氯化铁试液2滴，不得显红色。

3. 比较法

比较法是指取一定量的供试品按该药品项下的方法处理，测得待检杂质的吸光度、旋光度、pH值等与规定的限量比较，不得更大。比较法的特点是，可以准确测得杂质的响应值（吸光度、旋光度、pH值等）并与规定限量比较，不需要对照物质。

> **药典在线**
>
> **青霉素钠**
>
> 【检查】吸光度　取本品，精密称定，加水溶解并定量稀释制成每1ml中约含1.80mg的溶液，照紫外-可见分光光度法（通则0401），在280nm与325nm波长处测定，吸光度均不得大于0.10；在264nm波长处有最大吸收，吸光度应为0.80～0.88。
>
> **硫酸阿托品**
>
> 【检查】莨菪碱　取本品，按干燥品计算，加水溶解并制成每1ml中含有50mg的溶液，依法测定（通则0621），旋光度不得过－0.40°。

> 考点提示：杂质限量定义、表示方法、检查方法、计算方法。

第三节　一般杂质的检查方法

一、氯化物检查法

在药物的生产过程中，经常用到盐酸或将药物制成盐酸盐的形式而被引入。氯化物作为信号杂质，可以反映出药物的纯净程度以及生产过程和贮存条件是否正常，因此要控制药物中氯化物的量。

1. 检查原理

利用氯化物在硝酸酸性溶液中与硝酸银试液作用，生成氯化银的白色浑浊，再与一定量标准氯化钠溶液在相同条件下生成的氯化银浑浊比较，判断供试品中的氯化物是否符合规定限量。

$$Cl^- + Ag^+ \longrightarrow AgCl\downarrow（白）$$

2. 标准氯化钠溶液的配制

称取氯化钠基准物0.165g，置1000ml量瓶中，加水适量使其溶解并稀释至刻度，摇匀，作为贮备液。临用前，精密量取贮备液10ml，置100ml量瓶中，加水稀释至刻度，摇匀，即得（每1ml相当于10μg的Cl）。

3. 操作方法

（1）供试品溶液的制备　除另有规定外，取各品种项下规定量的供试品，加水溶解使成25ml（溶液如显碱性，可滴加硝酸使成中性），再加稀硝酸10ml；溶液如不澄清，应滤过；置50ml纳氏比色管中，加水使成约40ml，摇匀，即得供试溶液。

（2）对照溶液的制备　另取该品种项下规定量的标准氯化钠溶液，置50ml纳氏比色管中，加稀硝酸10ml，加水使成40ml，摇匀，即得对照溶液。

于供试溶液与对照溶液中，分别加入硝酸银试液1.0ml，用水稀释至50ml，摇匀，在暗处放置5分钟，同置黑色背景上，从比色管上方向下观察，比较所产生的浑浊（供试管的浑浊不得比对照管的浑浊深）。

> **课堂活动**
>
> 氯化物检查为什么要从比色管上方向下观察？

供试溶液如带颜色，除另有规定外，可取供试品溶液两份，分别置50ml纳氏比色管中，一份中加硝酸银试液1.0ml，摇匀，放置10分钟，如显浑浊，可反复滤过，至滤液完全澄清，再加规定量的标准氯化钠溶液与水适量使成50ml，摇匀，在暗处放置5分钟，作为对照溶液；另一份中加硝酸银试液1.0ml与水适量使成50ml，摇匀，在暗处放置5分钟，按上述方法与对照溶液比较，即得。

4. 注意事项

① 加入硝酸可避免弱酸银盐如碳酸银、磷酸银及氧化银沉淀的干扰，同时还可加速氯化银浑浊的生成并产生较好的乳浊。

② 供试溶液如不澄清，可预先用含硝酸的水洗净滤纸中的氯化物，再滤过供试溶液，使其澄清。

③ 供试溶液与对照溶液在加入硝酸银试液后，应立即充分摇匀，以防止局部过浓而影响产生的浑浊；比浊前在暗处放置5分钟，是为了避免光线直接照射使单质银析出。

④ 由于氯化银为白色沉淀，比较时应将比色管置黑色背景上，从上向下观察浊度，较易判断。

⑤ 应选用配对、无色、直径大小相等、刻度高低一致的纳氏比色管。用后的比色管应立即清洗，不得用毛刷刷洗，以免损伤比色管，影响观察结果。

⑥ 供试液与对照液同时操作，加入试剂顺序一致。

⑦ 标准NaCl溶液1ml相当于$10\mu g$的Cl^-，50ml溶液中含$50\sim80\mu g$的Cl^-所显浑浊梯度明显，相当于标准NaCl溶液$5\sim8$ml。

▶ **考点提示**：氯化物检查所加沉淀剂、对照、酸及作用，比色方法，暗处放置原因。

药典在线

西咪替丁

【检查】氯化物　取本品1.0g，依法检查（通则0801），与标准氯化钠溶液8ml制成的对照液比较，不得更浓（0.008%）。

对乙酰氨基酚

【检查】氯化物　取本品2.0g，加水100ml，加热溶解后，冷却，滤过，取滤液25ml，依法检查（通则0801），与标准氯化钠溶液5.0ml制成的对照液比较，不得更浓（0.01%）。

二、硫酸盐检查法

硫酸盐也是一种广泛存在于自然界中的信号杂质，硫酸盐检查是检查药物中的SO_4^{2-}。

1. 检查原理

硫酸盐在盐酸酸性溶液中与氯化钡作用生成硫酸钡浑浊液，与一定量的标准硫酸钾溶液在同一条件下生成的浑浊液比较，以检查供试品中硫酸盐的限量。

$$Ba^{2+} + SO_4^{2-} \longrightarrow BaSO_4 \downarrow （白色）$$

2. 标准硫酸钾溶液的配制

精密称取硫酸钾 0.181g，置 1000ml 量瓶中，加水适量使溶解并稀释至刻度，摇匀，即得（每 1ml 相当于 100μg 的 SO_4^{2-}）。

3. 操作方法

（1）供试品溶液的制备　除另有规定外，取各品种项下规定量的供试品，加水溶解使成约 40ml（溶液如显碱性，可滴加盐酸使成中性）；溶液如不澄清，应滤过；置 50ml 纳氏比色管中，加稀盐酸 2ml，摇匀，即得供试品溶液。

（2）对照溶液的制备　另取该品种项下规定量的标准硫酸钾溶液，置 50ml 纳氏比色管中，加水使成约 40ml，加稀盐酸 2ml，摇匀，即得对照溶液。

于供试品溶液与对照溶液中，分别加入 25% 氯化钡溶液 5ml，用水稀释至 50ml，充分摇匀，放置 10 分钟，同置黑色背景上，从比色管上方向下观察，比较所产生的浑浊（供试管的浑浊不得比对照管的浑浊深）。

供试品溶液如带颜色，除另有规定外，可取供试品溶液两份，分别置 50ml 纳氏比色管中，一份中加 25% 氯化钡溶液 5ml，摇匀，放置 10 分钟，如显浑浊，可反复滤过，至滤液完全澄清，再加规定量的标准硫酸钾溶液与水适量使成 50ml，摇匀，放置 10 分钟，作为对照溶液；另一份中加 25% 氯化钡溶液 5ml 与水适量使成 50ml，摇匀，放置 10 分钟，按上述方法与对照溶液比较，即得。

4. 注意事项

① 加盐酸使溶液呈酸性，可防止碳酸钡或磷酸钡等沉淀生成，在 50ml 溶液中加入稀盐酸 2ml，灵敏度最佳。

② 供试溶液如需过滤，应预先用盐酸酸化的水洗净滤纸中可能带来的硫酸盐，再滤过供试溶液，使其澄清。

③ 25% 氯化钡溶液相对稳定，不必临用前新鲜配制，存放时间过久，如有沉淀析出，即不能使用，应于重配，加入 25% 氯化钡溶液后，应充分摇匀，以免影响浊度。

④ 应将供试管与对照管同置黑色背景上，自上向下观察浊度，较易判断。

▶ **考点提示**：硫酸盐检查所加沉淀剂、对照、酸及作用，比色方法。

药典在线

氯化钠

【检查】硫酸盐　取本品 5.0g，依法检查（通则 0802），与标准硫酸钾溶液 1.0ml 制成的对照液比较，不得更浓（0.002%）。

三、铁盐检查法

药物中铁盐的存在，能加速药物的氧化和降解，因此需要控制药物中铁盐杂质的限量。《中国药典》（2020 年版）采用硫氰酸盐法检查药品中的铁盐。

知识链接

铁盐过量的危害

铁虽然是人体必需的微量元素，铁本身也不具有毒性，但当摄入过量或误服过量的铁制剂时也可能导致铁中毒。

急性铁中毒多发生在儿童。当儿童过量口服外层包有彩色艳丽糖衣片的固体铁剂或液体铁剂制成的糖浆后，1小时左右就可出现急性中毒症状：上腹部不适、腹痛、恶心呕吐、腹泻黑便，甚至面部发紫、昏睡或烦躁，急性肠坏死或穿孔，最严重者可出现休克而导致死亡。

慢性铁中毒多发生在45岁以上的中老年人中，男性居多。由于长期服用铁制剂或从食物中摄铁过多，使体内铁量超过正常的10~20倍，就可能出现慢性中毒症状：肝、脾有大量铁沉着，可表现为肝硬化、骨质疏松、软骨钙化、皮肤呈棕黑色或灰暗、胰岛素分泌减少而导致糖尿病。对青少年还可使生殖器官的发育受到影响。据报道，铁中毒还可诱发癫痫病。

1. 检查原理

利用供试溶液中的三价铁在盐酸酸性溶液中与硫氰酸铵生成红色的可溶性硫氰酸铁配位化合物，与一定量标准铁溶液用同法处理后进行比色，来检查药物中铁盐的限量。

$$Fe^{3+} + 6SCN^- \xrightarrow{H^+} [Fe(SCN)_6]^{3-}（红色）$$

2. 标准铁溶液的制备

称取硫酸铁铵 $[FeNH_4(SO_4)_2 \cdot 12H_2O]$ 0.863g，置1000ml量瓶中，加水溶解后，加硫酸2.5ml，用水稀释至刻度，摇匀，作为贮备液。临用前，精密量取贮备液10ml，置100ml量瓶中，加水稀释至刻度，摇匀，即得（每1ml相当于10μg的 Fe^{3+}）。

3. 操作方法

除另有规定外，取各品种项下规定量的供试品，加水溶解使成25ml，移置50ml纳氏比色管中，加稀盐酸4ml与过硫酸铵50mg，用水稀释使成35ml后，加30%硫氰酸铵溶液3ml，再加水适量稀释成50ml，摇匀，如显色，立即与标准铁溶液一定量制成的对照溶液（取该品种项下规定量的标准铁溶液，置50ml纳氏比色管中，加水使成25ml，加稀盐酸4ml与过硫酸铵50mg，用水稀释使成35ml，加30%硫氰酸铵溶液3ml，再加水适量稀释成50ml，摇匀）比较，观察比较两管所产生的颜色（供试管的颜色不得比对照管的颜色深）。

如供试管与对照管色调不一致时，可分别移至分液漏斗中，各加正丁醇20ml提取，待分层后，将正丁醇层移置50ml纳氏比色管中，再用正丁醇稀释至25ml，比较，即得。

4. 注意事项

① 本法用硫酸铁铵配制标准铁溶液，并加入硫酸防止铁盐水解，使易于保存。标准铁贮备液应存放于阴凉处，存放期如出现浑浊或其他异常情况时，不得再使用。

② 在盐酸酸性溶液中进行，可防止 Fe^{3+} 水解，在中性或碱性溶液中， Fe^{3+} 水解生成棕色或棕红色的产物，影响检查。

③ 加入氧化剂过硫酸铵，可将供试品中可能存在的 Fe^{2+} 氧化成 Fe^{3+}，同时可防止硫氰酸铁受光照还原或分解褪色。

④ 铁盐与硫氰酸根离子的反应是可逆的，加入过量的硫氰酸铵可以增加硫氰酸铁的稳定性，提高反应灵敏度，还能消除氯化物与铁盐生成配位化合物引起的干扰。

⑤ 本法以50ml溶液中含 Fe^{3+} 10~50μg 为宜，在此范围内，所显色泽梯度明显，易于比色。

▶ **考点提示**：铁盐检查所加对照、显色剂、氧化剂、酸的种类及作用。

药典在线

氯化钠

【检查】铁盐　取本品5.0g，依法检查（通则0807），与标准铁溶液1.5ml制成的对照液比较，不得更深（0.0003%）。

四、重金属检查法

> **知识链接**
>
> **重金属的来源与危害**
>
> 自然界存在着很多重金属,比如锌、镉、铜、铅等,这些重金属同样存在于人体内,是人体的必需元素。但是,人体内的重金属一旦超过正常的量,容易造成慢性中毒。
>
> 重金属可以通过大气、水、食物进入人体。污水中重金属含量往往较高,浇灌土壤后也容易产生污染。存在于土壤中的重金属,起风时,这些细小的尘土携带着人们根本察觉不到的重金属,通过人的呼吸作用就会进入人体。人吃了被重金属污染的土壤中种出来的农作物,很容易受到重金属的毒害。普通的清洗或烹调对清除农作物中的重金属作用都不大。
>
> 以铅为例,人体内正常的铅含量应该在0.1mg/L,如果含量超标,容易引起贫血,损害神经系统。而幼儿大脑受铅的损害要比成人敏感得多。

重金属是指在规定实验条件下能与硫代乙酰胺或硫化钠作用显色的金属杂质,如银、铅、汞、铜、镉、铋、锑、锡、钴、镍等。药品在生产过程中遇到铅的机会较多,铅在体内易积蓄中毒,故检查时以铅(Pb)作为重金属的代表,以硝酸铅配制标准铅溶液。

标准铅溶液的制备:称取硝酸铅0.1599g,置1000ml量瓶中,加硝酸5ml与水50ml溶解后,用水稀释至刻度,摇匀,作为贮备液。临用前,精密量取贮备液10ml,置100ml量瓶中,加水稀释至刻度,摇匀,即得(每1ml相当于10μg的Pb^{2+})。本液仅供当日使用。配制与贮存用的玻璃容器均不得含铅。

《中国药典》(2020年版)重金属检查收载了三种方法。

(一)第一法:硫代乙酰胺法

本法适用于供试品不经有机破坏,能溶于水、稀酸和乙醇,在酸性溶液中(pH应为3.0~3.5)显色的重金属限量检查,为最常用的方法。

1. 检查原理

硫代乙酰胺在弱酸性(pH 3.5 醋酸盐缓冲液)条件下水解,产生硫化氢,与重金属离子(以Pb^{2+}为代表)生成黄色到棕黑色的硫化物均匀混悬液,与一定量标准铅溶液经同法处理后所呈颜色比较,以判断供试品中的重金属含量是否超过限量,反应式如下:

$$CH_3CSNH_2 + H_2O \xrightarrow{pH\ 3.5} CH_3CONH_2 + H_2S$$

$$Pb^{2+} + H_2S \longrightarrow PbS\downarrow + 2H^+$$

2. 操作方法

① 对照溶液和供试溶液的制备:除另有规定外,取25ml纳氏比色管三支,甲管中加标准铅溶液一定量与醋酸盐缓冲液(pH 3.5)2ml后,加水或各品种项下规定的溶剂稀释成25ml,乙管中加入按各品种项下规定的方法制成的供试品溶液25ml,丙管中加入与乙管相同重量的供试品,加配制供试品溶液的溶剂适量使溶解,再加与甲管相同量的标准铅溶液与醋酸盐缓冲液(pH 3.5)2ml后,用溶剂稀释成25ml;若供试品溶液带颜色,可在甲管中滴加少量的稀焦糖溶液或其他无干扰的有色溶液,使之与乙管、丙管一致;再在甲、乙、丙三管中分别加硫代乙酰胺试液各2ml,摇匀,放置2分钟,同置白纸上,自上向下透视,当丙管中显出的颜色不浅于甲管时,乙管中显示的颜色与甲管比较,不得更深。如丙管中显出的颜色浅于甲管,应取样按第二法重新检查。

② 如在甲管中滴加稀焦糖溶液或其他无干扰的有色溶液，仍不能使颜色一致时，应取样按第二法检查。

③ 供试品如含高铁盐影响重金属检查时，可在甲、乙、丙三管中分别加入相同量的维生素 C 0.5~1.0g 再照上法检查。

④ 配制供试品溶液时，如使用的盐酸超过 1ml，氨试液超过 2ml，或加入其他试剂进行处理者，除另有规定外，甲管溶液应取同样量的试剂置瓷皿中蒸干后，加醋酸盐缓冲液（pH 3.5）2ml 与水 5ml，微热溶解后，移置纳氏比色管中，加标准铅溶液一定量，再用水或各品种项下规定的溶剂稀释成 25ml。

3. 注意事项

① 重金属硫化物生成的最佳 pH 值是 3.0~3.5，因此选用醋酸盐缓冲液（pH 3.5）2.0ml 调节 pH。

② 配制与贮存用的玻璃容器均不得含铅。

③ 供试品中若有高铁盐存在，在弱酸性溶液中可氧化硫化氢析出硫，产生浑浊影响比色，可分别于甲、乙、丙三管中加入相同量的维生素 C 0.5~1.0g，使高铁离子还原为亚铁离子，再照上述方法检查。如葡萄糖酸亚铁中重金属的检查。

④ 标准铅溶液为每 1ml 相当于 10μg 的 Pb^{2+}。适宜目视比色的浓度范围为每 27ml 溶液中含 10~20μg 的 Pb^{2+}，相当于标准铅溶液 1~2ml。

⑤ 显色剂硫代乙酰胺试液用量经实验证明以 2.0ml 时呈色最深，显色时间一般为 2 分钟；以 10~20μg 的 Pb 与显色剂所产生的颜色为最佳目视比色范围。

（二）第二法：炽灼后硫代乙酰胺法

本法适用于含芳环、杂环以及不溶于水、稀酸、乙醇的有机药物，供试品需灼烧破坏，取炽灼残渣项下遗留的残渣，经处理后在酸性溶液中进行显色。

1. 检查原理

重金属可能会与芳环、杂环形成较牢固的价键，先将供试品在 500~600℃ 炽灼破坏后，使供试品中与有机分子结合的重金属游离，经处理后，再按第一法进行检查。

2. 操作方法

(1) 供试溶液的制备　除另有规定外，取各品种项下规定量的供试品，按炽灼残渣检查法进行炽灼处理，然后取遗留的残渣，或直接取炽灼残渣项下遗留的残渣。如供试品为溶液，则取各品种项下规定量的溶液，蒸发至干，再按上述方法处理后取遗留的残渣；加硝酸 0.5ml，蒸干，至氧化氮蒸气除尽后（或取供试品一定量，缓缓炽灼至完全炭化，放冷，加硫酸 0.5~1.0ml，使恰湿润，用低温加热至硫酸除尽后，加硝酸 0.5ml，蒸干，至氧化氮蒸气除尽后，放冷，在 500~600℃ 炽灼使完全灰化），放冷，加盐酸 2ml，置水浴上蒸干后加水 15ml，滴加氨试液至对酚酞指示液显微粉红色，再加醋酸盐缓冲液（pH 3.5）2ml，微热溶解后，移置纳氏比色管，加水稀释成 25ml，作为乙管。

(2) 对照溶液的制备　另取配制供试溶液的试剂，置瓷皿中蒸干后，加醋酸盐缓冲液（pH 3.5）2ml 与水 15ml，微热溶解后，移置纳氏比色管甲管中，加标准铅溶液一定量，加水稀释成 25ml，作为甲管。再在甲、乙两管中分别加硫代乙酰胺试液各 2ml，摇匀，放置 2 分钟，同置白纸上，自上向下透视，乙管中显出的颜色与甲管比较，不得更深。

> **课堂活动**
>
> 药典中收载有炽灼残渣检查法，温度为 700~800℃，同样是炽灼，为什么重金属检查第二法炽灼温度为 500~600℃？

3. 注意事项

① 炽灼温度越高，重金属损失越多，因此应控制炽灼温度在500~600℃。

② 炽灼残渣加硝酸处理，必须蒸干，至氧化氮蒸气除尽，防止亚硝酸氧化硫代乙酰胺水解产生的硫化氢而析出硫，影响比色。

③ 含钠盐或氟的有机药物在炽灼时能腐蚀瓷坩埚而引入重金属，应改用铂坩埚或硬质玻璃蒸发皿。例如乳酸钠溶液中重金属的检查，因乳酸钠对重金属离子有掩蔽作用，不能采用第一法检查，故采用第二法检查，因本品是碱金属盐，所以规定用铂或石英坩埚。

（三）第三法：硫化钠法

本法适用于能溶于碱而不溶于稀酸（或在稀酸中即生成沉淀）的药物。如磺胺类、巴比妥类药物。

1. 检查原理

以硫化钠为显色剂，Pb^{2+}与S^{2-}在碱性条件下生成PbS微粒的混悬液，与一定量标准铅溶液经同法处理后所呈颜色比较。

$$Pb^{2+} + Na_2S \xrightarrow{NaOH} PbS\downarrow（黄色~棕黑色）$$

2. 操作方法

除另有规定外，取供试品适量，加氢氧化钠试液5ml与水20ml溶解后，置纳氏比色管中，加硫化钠试液5滴，摇匀，与一定量的标准铅溶液同样处理后的颜色比较，不得更深。

▶ **考点提示**：重金属分类及适用对象，检查所加对照、显色剂、酸的种类及作用。

药典在线

氯化钠

【检查】重金属　取本品5.0g，加水20ml溶解后，加醋酸盐缓冲液（pH 3.5）2ml与水适量使成25ml，依法检查（通则0821第一法），含重金属不得过百万分之二。

知识链接

铅与铅中毒

铅及其化合物对人体各组织均有毒性，中毒途径可由呼吸道吸入其蒸气或粉尘，然后呼吸道中吞噬细胞将其迅速带至血液；或经消化道吸收，进入血液循环而发生中毒。铅毒主要抑制细胞内含硫基的酶，而使人体的生化和生理功能发生障碍，引起小动脉痉挛损伤毛细血管内皮细胞，影响能量代谢导致卟啉代谢紊乱阻碍高铁血红蛋白的合成，改变红细胞及其膜的正常性能，阻抑肌肉内磷酸肌酸的再合成等，从而出现一系列病理变化，其中以神经系统和血管等方面的改变最为显著。

五、砷盐检查法

砷具有很强的致癌、致突变和致畸作用，因此必须严格控制药物中砷盐的限量。《中国药典》（2020年版）收载了两种方法，即古蔡氏法（第一法）和二乙基二硫代氨基甲酸银法（Ag-DDC法）（第二法）。第一法用作药品中砷盐的限量检查，第二法既可检查药品中砷盐限量，又可用于砷盐的含量测定，两法并列，应根据各品种项下规定的方法选用。

> **知识链接**
>
> **砷的污染与危害**
>
> 砷元素（As）属于类金属，单质砷没有毒性，若暴露于空气中，极易被氧化成剧毒的三氧化二砷。常见的砷化合物有三氧化二砷（砒霜）、二硫化二砷（雄黄）、三硫化二砷（雌黄）、三氯化砷等。砷在自然界中多以化合物的形态存在于铅、铜、银、锑及铁等金属矿中，空气、水、土壤及动植物体内一般含量很少。由于砷的广泛存在和使用，在环境化学污染物中，砷成为最常见、危害居民健康最严重的污染物之一。
>
> 环境污染引起的砷中毒多是蓄积性慢性中毒，表现为神经衰竭、多发性神经炎、肝痛、肝大、皮肤色素沉着和角质化以及周围血管疾病。现代流行病学研究证实，皮肤病、肝癌、肺癌、肾癌等与砷中毒有密切关系。此外，砷化合物对胚胎发育也有一定的影响，可致畸胎。

标准砷溶液的制备：称取三氧化二砷 0.132g，置 1000ml 量瓶中，加 20% 氢氧化钠溶液 5ml 溶解后，用适量的稀硫酸中和，再加稀硫酸 10ml，用水稀释至刻度，摇匀，作为贮备液。临用前，精密量取贮备液 10ml，置 1000ml 量瓶中，加稀硫酸 10ml，用水稀释至刻度，摇匀，即得（每 1ml 相当于 1μg 的 As^{3+}）。

（一）第一法（古蔡氏法）

1. 检查原理

古蔡氏法是利用金属锌与酸作用产生新生态的氢，与药品中微量砷盐反应生成具有挥发性的砷化氢，遇溴化汞试纸产生黄色至棕色的砷斑，与同一条件下定量标准砷溶液所产生的砷斑比较，以判定砷盐的限量。

$$As^{3+} + 3Zn + 3H^+ \longrightarrow 3Zn^{2+} + AsH_3 \uparrow$$

$$AsO_3^{3-} + 3Zn + 9H^+ \longrightarrow 3Zn^{2+} + 3H_2O + AsH_3 \uparrow$$

AsH_3 遇溴化汞试纸，产生黄色至棕色的砷斑。

$$AsH_3 + 2HgBr_2 \longrightarrow 2HBr + AsH(HgBr)_2$$

$$AsH_3 + 3HgBr_2 \longrightarrow 3HBr + As(HgBr)_3$$

2. 操作方法

古蔡氏法检查砷的装置见图 4-1。

测试时，于导气管 C 中装入醋酸铅棉花 60mg（装管高度为 60～80mm），再于旋塞 D 的顶端平面上放一片溴化汞试纸（试纸大小以能覆盖孔径而不露出平面外为宜），盖上旋塞盖 E 并旋紧，即得。

标准砷斑的制备：精密量取标准砷溶液 2ml，置 A 瓶中，加盐酸 5ml 与水 21ml，再加碘化钾试液 5ml 与酸性氯化亚锡试液 5 滴，在室温放置 10 分钟后，加锌粒 2g，立即将照上法装妥的导气管 C 密塞于 A 瓶上，并将 A 瓶置 25～40℃ 水浴中，反应 45 分钟，取出溴化汞试纸，即得。

若供试品需有机破坏后再检查砷，则应取标准砷溶液代替供试品，照该品种项下规定的方法同法处理后，依法制备标准砷斑。

检查法：取按各品种项下规定方法制成的供试品溶液，置 A 瓶中，照标准砷斑的制备，自"再加碘化钾试液 5ml"起，依法

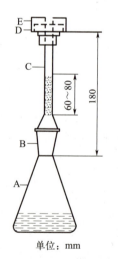

图 4-1 古蔡氏法检查砷装置

A—锥形瓶；B—标准磨口塞；C—导气管；D—具孔的有机玻璃旋塞；E—具孔的有机玻璃旋塞盖

操作。将生成的砷斑与标准砷斑比较，不得更深。

3. 注意事项与说明

① 药品中存在的微量砷常以三价的亚砷酸盐或五价的砷酸盐存在，五价砷在酸性溶液中也能被金属锌还原为砷化氢，但生成砷化氢的速率比三价砷慢，故在反应液中先加入碘化钾和氯化亚锡作为还原剂，将五价砷还原为三价砷；碘化钾被氧化生成的碘又可被氯化亚锡还原为碘离子，后者与反应中产生的锌离子能形成稳定的配位离子，有利于生成砷化氢的反应不断进行。

② 如供试品中存在锑盐，将干扰砷盐检查，所以本法不适用供试品为锑盐的砷盐检查。但在药典规定的实验条件下，100μg 的锑存在也不至于干扰测定，实验中加入氯化亚锡与碘化钾可抑制锑化氢的生成，有效地抑制锑的干扰。

③ 供试品和锌粒中可能含有少量硫化物，在酸性溶液中产生硫化氢气体，干扰实验，故用醋酸铅棉花吸收除去硫化氢，避免硫化氢与溴化汞试纸作用产生的硫化汞色斑干扰试验结果。因此导气管中的醋酸铅棉花要保持疏松、干燥，不要塞入近下端，使砷化氢以适宜的速率通过。

④ 制备溴化汞试纸所用滤纸应选用质地疏松的中速定量滤纸，所显砷斑色调鲜明，梯度有规律，溴化汞试纸一般宜新鲜制备。

⑤ 锌粒大小影响反应速率，需选用能通过一号筛的细粒、不含砷的锌为宜，如使用锌粒较大时，用量酌情增加，反应时间亦应延长 1 小时；反应温度一般控制在 30℃ 左右，冬季可置温水浴中，如反应太快，宜适当降低反应温度，使砷化氢气体能被均匀吸收。

⑥ 制备标准砷斑或标准砷对照液，应与供试品检查同时进行。因溴化汞试纸与砷化氢作用灵敏，但生成的砷斑不稳定，反应中应保持干燥及避光，并立即比较，时间长砷斑会褪色。标准砷贮备液存放时间一般不宜超过一年。

⑦ 供试品若为硫化物、亚硫酸盐、硫代硫酸盐等，在酸性溶液中生成硫化氢或二氧化硫气体，与溴化汞作用生成黑色硫化汞或金属汞，干扰检查。应先加硝酸处理，使其氧化成硫酸盐，除去干扰。

⑧ 供试品若为铁盐，能消耗碘化钾、氯化亚锡等还原剂，影响测定条件，并能氧化砷化氢，干扰测定，故应先加酸性氯化亚锡试液，将高铁离子还原为亚铁离子再检查。

（二）第二法（二乙基二硫代氨基甲酸银法）

1. 检查原理

本法是将生成的砷化氢气体导入盛有二乙基二硫代氨基甲酸银试液的管中，使之还原为红色胶态银，与同一条件下定量的标准砷溶液所制成的对照液比较，或在 510nm 的波长处测定吸光度，以判定砷盐的限度或测定含量。

2. 操作方法

二乙基二硫代氨基甲酸银法检查砷的装置（图 4-2）。

测试时，于导气管 C 中装入醋酸铅棉花 60mg（装管高度约 80mm），并于 D 管中精密加入二乙基二硫代氨基甲酸银试液 5ml。

标准砷对照液的制备：精密量取标准砷溶液 2ml，置 A 瓶中，加盐酸 5ml 与水 21ml，再加碘化钾试液 5ml 与酸性氯化亚锡试液 5 滴，在室温放置 10 分钟后，加锌粒 2g，立即将导气管 C 与 A 瓶密塞，使生成的砷化氢气体导入 D 管中，并将 A 瓶置 25～40℃ 水浴中反应 45 分钟，取出 D 管，添加三氯甲烷至刻度，混匀，即得。

若供试品需经有机破坏后再检查砷，则应取标准砷溶液代替供试品，照各种项下规定的方法同法处理后，依法制备标准砷对照液。

检查法：取照各品种项下规定方法制成的供试品溶液，置 A 瓶中，照标准砷对照液的制备，自"再加碘化钾试液 5ml"起，依法操作。将所得溶液与标准砷对照液同置白色背景上，从 D 管上方向下观察、比较，所得溶液的颜色不得比标准砷对照液更深。必要时，可将所得溶液转移至 1cm 吸收池中，照紫外-可见分光光度法在 510nm 波长处以二乙基二硫代氨基甲酸银试液作空白，测定吸光度，与标准砷对照液按同法测得的吸光度比较，即得。

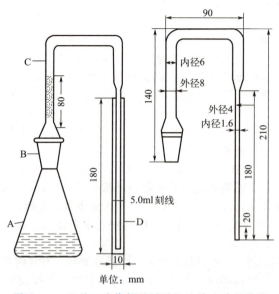

图 4-2 二乙基二硫代氨基甲酸银法检查砷的装置
A—标准磨口锥形瓶；B—中空的标准磨口塞；C—导气管；D—平底玻璃管

> **考点提示**：砷盐检查所加对照液、显色剂、还原剂、醋酸铅棉花、酸的种类及作用。

药典在线

氯化钠

【检查】**砷盐** 取本品 5.0g，加水 23ml 溶解后，加盐酸 5ml，依法检查（通则 0822 第一法），应符合规定（0.00004%）。

六、溶液颜色检查法

药物溶液颜色是否正常可以反映药物的纯度。溶液颜色检查是控制药品有色杂质的限量。有色杂质可由生产过程中引入或是在贮存过程中产生。《中国药典》（2020年版）四部中溶液颜色检查法项下收载了三种检查方法：目视比色法、紫外-可见分光光度法和色差计法。

检查原理：将药物溶液的颜色与规定的标准比色液相比较，或在规定的波长处测定其吸光度，以检查其颜色。

（一）目视比色法

目视比色法是将供试品溶液的颜色与各色调标准比色液进行比较，以判断结果。

1. 检查法

除另有规定外，取各品种项下规定量的供试品，加水溶解，置于 25ml 的纳氏比色管中，加水稀释至 10ml；另取规定色调和色号的标准比色液 10ml，置于另一 25ml 的纳氏比色管中，两管同置白色背景上，自上向下透视，或同置白色背景前，平视观察，供试品管呈现的颜色与对照管比较，不得更深。如供试品管呈现的颜色与对照管颜色深浅非常接近或色调不完全一致，使目视观察无法辨别两者的深浅时，应改用第三法（色差计法）测定，并将其测定结果作为判定依据。

2. 标准比色液的制备

标准比色液由3种有色无机盐（重铬酸钾、硫酸铜和氯化钴）按不同比例配制而成。

（1）原液　比色用重铬酸钾液每1ml溶液中含0.800mg的$K_2Cr_2O_7$，为黄色原液；比色用硫酸铜液每1ml溶液中含62.4mg的$CuSO_4 \cdot 5H_2O$，为蓝色原液；比色用氯化钴液每1ml溶液中含59.5mg的$CoCl_2 \cdot 6H_2O$，为红色原液。

（2）贮备液　按表4-1精密量取比色用氯化钴液、比色用重铬酸钾液、比色用硫酸铜液与水，混合摇匀，即得。

（3）标准比色液　按表4-2精密量取各色号色调标准贮备液与水，混合摇匀，即得。

表 4-1　各种色调标准贮备液的配制表

色调	比色用氯化钴液/ml	比色用重铬酸钾液/ml	比色用硫酸铜液/ml	水/ml
绿黄色	—	27	15	58
黄绿色	1.2	22.8	7.2	68.8
黄色	4.0	23.3	0	72.7
橙黄色	10.6	19.0	4.0	66.4
橙红色	12.0	20.0	0	68.0
棕红色	22.5	12.5	20.0	45.0

表 4-2　各种色调色号标准比色液的配制表

色号	0.5	1	2	3	4	5	6	7	8	9	10
贮备液/ml	0.25	0.5	1.0	1.5	2.0	2.5	3.0	4.5	6.0	7.5	10.0
加水量/ml	9.75	9.5	9.0	8.5	8.0	7.5	7.0	5.5	4.0	2.5	0

检查时根据该药物有色杂质的颜色及限量要求，选择一定色号的标准比色液作为对照，进行比较。

品种项下规定的"无色"系指供试品溶液的颜色相同于水或所用溶剂，"几乎无色"系指供试品溶液的颜色不深于相应色调0.5号标准比色液。

药典在线

依达拉奉注射液

【检查】颜色　本品应无色；如显色，与黄色或黄绿色1号标准比色液（通则0901第一法）比较，不得更深。

（二）紫外-可见分光光度法

紫外-可见分光光度法是通过测定溶液的吸光度来检查药物中有色杂质的限量，结果判断一般是吸光度不得超过规定值。

检查法：除另有规定外，取各供试品项下规定量的供试品，加水溶解并使成10ml，必要时滤过，滤液照紫外-可见分光光度法于规定波长处测定，吸光度不得超过规定值。

药典在线

维生素C注射液

【检查】颜色　取本品，用水稀释制成每1ml中含维生素C 50mg的溶液，照紫外-可见分光光度法（通则0401），在420nm的波长处测定，吸光度不得过0.06。

（三）色差计法

色差计法是使用具备透射测量功能的测色色差计直接测定溶液的透射三刺激值，对其颜色进行定量表述和分析的方法。当目视比色法较难判定供试品与标准比色液之间的差异时，应采用本法进行测定与判断。供试品溶液与标准比色液之间的颜色差异，可以通过分别比较它们与水之间的色差值来测定，也可以通过直接比较它们之间的色差值来测定。

▶ **考点提示**：溶液颜色检查对象及方法。

七、澄清度检查法

澄清度是将药品溶液与规定的浊度标准液相比较，用以检查溶液的澄清程度，用于控制药品中的微量不溶性杂质，在一定程度上反映药品的质量和生产工艺水平，是控制注射用原料药纯度的重要指标。除另有规定外，应采用第一法进行检测。

品种项下规定的"澄清"系指供试品溶液的澄清度与所用溶剂相同，或不超过0.5号浊度标准液的浊度。"几乎澄清"系指供试品的浊度介于0.5号至1号浊度标准液的浊度之间。

检查原理：药品溶液中如存在细微颗粒，当直射光通过溶液时，可引起光的散射和吸收现象，溶液微显浑浊。《中国药典》（2020年版）收载的澄清度检查法是用规定级号的浊度标准溶液与供试品溶液比较，以判定药品溶液的澄清度或其浑浊程度。

（一）第一法（目视法）

1. 检查法

除另有规定外，按各品种项下规定的浓度要求，在室温条件下将用水稀释至一定浓度的供试品溶液与等量的浊度标准液分别置于配对的比浊用玻璃管中，在浊度标准液制备5分钟后，在暗室内垂直同置于伞棚灯下，照度为1000lx，从水平方向观察、比较。除另有规定外，供试品溶解后应立即检视。

第一法无法准确判定两者的澄清度差异时，改用第二法进行测定并以其测定结果进行判定。

2. 制备浊度标准贮备液

称取于105℃干燥至恒重的硫酸肼1.00g，置100ml量瓶中，加水适量使溶解，必要时可以在40℃的水浴中温热溶解，并用水稀释至刻度，摇匀，放置4~6小时；取此溶液与等容量的10%乌洛托品溶液混合，摇匀，于25℃避光静置24小时，即得。该溶液置冷处避光保存，可在2个月内使用，用前摇匀。

3. 制备浊度标准原液

取浊度标准贮备液15.0ml，置1000ml量瓶中，加水稀释至刻度，摇匀，取适量，置1cm吸收池中，照紫外-可见分光光度法，在550nm的波长处测定，其吸光度应在0.12~0.15范围内。该溶液应在48小时内使用，用前摇匀。

4. 制备浊度标准液

取浊度标准原液与水，按表4-3配制，即得。浊度标准液应临用时制备，使用前充分摇匀。

表4-3 浊度标准液的配制表

级号	0.5	1	2	3	4
浊度标准原液/ml	2.50	5.0	10.0	30.0	50.0
水/ml	97.50	95.0	90.0	70.0	50.0

（二）第二法（浊度仪法）

供试品溶液的浊度可以采用浊度仪测定。溶液中不同大小、不同特性的微粒物质包括有色物质均可使入射光产生散射，通过测定透射光或散射光的强度，可以检查供试品溶液的浊度。

仪器测定模式通常有三种类型，透射光式、散射光式和透射光-散射光比较测量模式（比率浊度模式）。

> **药典在线**
>
> **氧氟沙星**
>
> 【检查】溶液的澄清度　取本品5份，各0.50g，分别用氢氧化钠试液10ml溶解后，溶液应澄清；如显浑浊，与2号浊度标准液（通则0902第一法）比较，均不得更浓。

▶ 考点提示：溶液澄清度检查对象及方法。

八、炽灼残渣检查法

有机药物经炽灼炭化后，再加硫酸湿润，低温加热至硫酸蒸气除尽后，于高温（700～800℃）炽灼至完全灰化，使有机物质破坏分解变为挥发性物质逸出，残留的非挥发性无机杂质（多为金属氧化物或无机盐类）成为硫酸盐，即为炽灼残渣。加硫酸处理是使杂质转化为稳定的硫酸盐。该法主要检查药物中混入的各种无机杂质。

1. 检查方法

取供试品1.0～2.0g或各品种项下规定的重量，置已炽灼至恒重的坩埚（如供试品分子结构中含有碱金属或氟元素，则应使用铂坩埚）中，精密称定，缓缓炽灼至完全炭化，放冷；除另有规定外，加硫酸0.5～1ml使湿润，低温加热至硫酸蒸气除尽后，在700～800℃炽灼使完全灰化，移置干燥器内，放冷，精密称定后，再在700～800℃炽灼至恒重，计算限量。

计算公式如下：

$$炽灼残渣 = \frac{炽灼至恒重后残渣重量}{供试品重量} \times 100\%$$

2. 注意事项

① 炽灼至恒重的第二次炽灼时间不少于30分钟。
② 如供试品的炽灼残渣需留作重金属检查，则炽灼温度必须控制在500～600℃。
③ 如供试品中含有碱金属或氟元素时，可腐蚀瓷坩埚，应使用铂坩埚。
④ 供试品的取用量应根据残渣的限量和称量误差决定。样品量过多，时间长；过少，误差大。当限量为0.1%时，取样量约为1.0g；大于0.1%时，取样可在1.0g以下。
⑤ 灰化时应缓缓加热，直至完全灰化，再固定温度，避免高温时骤然膨胀而溢出。
⑥ 挥发性无机药物如氯化铵等受热挥发或分解，残留非挥发性杂质，也按上述方法检查炽灼残渣。

> **药典在线**
>
> **青蒿素**
>
> 【检查】炽灼残渣　不得过0.1%（通则0841）。

▶ 考点提示：炽灼残渣检查对象、方法及注意事项。

九、易炭化物检查法

易炭化物检查法是检查药物中遇硫酸易炭化或易氧化而呈色的有机杂质。此类杂质中，多数的结构是未知的，用硫酸呈色的方法可以简便地控制其总量。

1. 检查原理

检查时，将一定量的供试品加入硫酸中溶解后，静置，产生的颜色与标准比色液（或用比色用重铬酸钾溶液、比色用硫酸铜溶液或比色用氯化钴溶液配制的对照液）比较，以控制易炭化物限量。

2. 操作方法

取内径一致的比色管两支，甲管中加各品种项下规定的对照溶液5ml；乙管中加硫酸[含H_2SO_4 94.5%～95.5%(g/g)] 5ml后，分次缓缓加入规定量的供试品，振摇使溶解。除另有规定外，静置15分钟后，将甲、乙两管同置白色背景前，平视观察，乙管中所显颜色不得较甲管更深。

3. 注意事项

供试品如为固体，应先研成细粉，如需加热才能溶解时，可取供试品与硫酸混合均匀，加热溶解后，放冷，再移置比色管中。

> **药典在线**
>
> **马来酸氯苯那敏**
>
> 【检查】**易炭化物** 取本品25mg，依法检查（通则0842），与黄色1号标准比色液比较，不得更深。

▶ **考点提示**：易炭化物检查对象。

十、干燥失重测定法

干燥失重是指药物在规定条件下干燥至恒重后所减失的重量，通常以百分率表示。减失的重量主要是水分、结晶水及其他挥发性物质，如乙醇等。干燥失重测定法常采用常压恒温干燥法、恒温减压干燥法及干燥器干燥法，其中干燥器干燥法又分常压、减压两种。

常压恒温干燥法是将供试品置于烘箱中加热干燥至恒重，适用于对热较稳定的药品。

恒温减压干燥法是将供试品置于恒温减压干燥箱中进行，恒温减压下干燥至恒重，适用于对热较不稳定或其水分较难除尽的药品。

干燥器干燥法是将供试品置于干燥器内，利用干燥剂干燥至恒重，适用于易升华或受热易分解的药品，减压有助于除去水分与挥发性物质。

1. 操作方法

取供试品，混合均匀（如为较大的结晶，应先迅速捣碎使成2mm以下的小粒），称取约1g或各品种项下规定的重量，置于供试品相同条件下干燥至恒重的扁形称量瓶（图4-3）中，精密称定，除另有规定外，在105℃干燥至恒重。由减失的重量和取样量计算供试品的干燥失重。

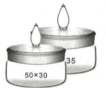

图4-3 扁形称量瓶

计算公式如下：

$$干燥失重 = \frac{干燥至恒重后减失的重量}{供试品重量} \times 100\%$$

2. 注意事项与说明

① 称量瓶应在与供试品测定相同的条件干燥至恒重，干燥过程中的第二次及以后各次称重均应在规定条件下继续干燥1小时后进行。

② 为了使水分及挥发性物质易于挥散，供试品应平铺在扁形称量瓶中，厚度不可超过5mm，如为疏松物质，厚度不可超过10mm。

③ 称量瓶和盖应标记，避免混淆。放入烘箱或干燥器进行干燥时，应将瓶盖取下，置称量瓶旁，或将瓶盖半开进行干燥；取出时，须将称量瓶盖好。置烘箱内干燥的供试品，应在干燥后取出置干燥器中放冷至室温（一般需30~60分钟），然后精密称重。

④ 除另有规定外，常压恒温干燥法干燥温度为105℃。有的药物含结晶水，在105℃水分不易除去，可提高干燥温度，如枸橼酸钠，要求在180℃干燥至恒重。供试品如未达规定的干燥温度即熔化时，应先将供试品于较低的温度下干燥至大部分水分除去后，再按规定条件干燥。某些受热逐渐分解而达不到恒重的药物，则采用一定温度下干燥一定时间减失的重量代表干燥失重，如右旋糖酐20的干燥失重测定，要求在105℃干燥6小时，减失重量不得超过5.0%。

⑤ 当用减压干燥器（通常为室温）或恒温减压干燥器（温度应按各品种项下的规定设置。生物制品除另有规定外，温度为60℃）时，除另有规定外，压力应在2.67kPa（20mmHg）以下。

⑥ 干燥器中常用的干燥剂为无水氯化钙、硅胶或五氧化二磷；恒温减压干燥器中常用的干燥剂为五氧化二磷。应及时更换干燥剂，使其保持在有效状态。除另有规定外，温度为60℃。干燥剂应保持在有效状态，硅胶应显蓝色；五氧化二磷应呈粉末状，如表面呈结皮现象时应除去结皮物；无水氯化钙应呈块状。

⑦ 整个操作过程必须戴手套，不能裸手直接接触称量瓶。

⑧ 称量时应迅速，加热后从烘箱中取出称量瓶时，须将瓶盖盖好，再迅速放入干燥器中，冷却至室温，避免药物或称量瓶裸露在空气中吸收水分，使测定结果误差大。

⑨ 干燥失重应同时做平行试验两份。

> **药典在线**
>
> **马来酸氯苯那敏**
>
> 【检查】干燥失重　取本品，在105℃干燥至恒重，减失重量不得过0.5%（通则0831）。
>
> **青蒿素**
>
> 【检查】干燥失重　取本品，在80℃干燥至恒重，减失重量不得过0.5%（通则0831）。
>
> **硝酸异山梨酯**
>
> 【检查】干燥失重　取本品，置硅胶干燥器中，干燥至恒重，减失重量不得过0.5%（通则0831）。

▶ **考点提示**：干燥失重检查对象、方法及注意事项。

十一、水分测定法

药品中的水分包括结晶水和吸附水。水分的存在可使药物的含量降低，还可导致药物水解、霉变，因此应对药品中的水分进行限量控制。《中国药典》（2020年版）采用第一法（费休氏法）、第二法（烘干法）、第三法（减压干燥法）、第四法（甲苯法）和第五法（气相色谱法）测定药物中的水分，二部、三部品种适用于第一法、第四法，一部品种适用于第二法、第三法、第四法、第五法。

（一）第一法：费休氏法

费休氏法的特点是操作简便、专属性强、准确度高，适用于对遇热易破坏的样品的测定。费休氏法中有容量滴定法和库仑滴定法，现以容量滴定法为例。

1. 检查原理

本法是根据碘和二氧化硫在吡啶和甲醇溶液中与水定量反应的原理来测定水分。所用仪器应干燥，并能避免空气中水分的侵入；测定应在干燥处进行。采用的标准滴定液称费休氏试液，是由碘、二氧化硫、吡啶和甲醇按一定比例组成。

$$I_2 + SO_2 + H_2O \rightleftharpoons 2HI + SO_3$$

由于上述反应是可逆的，为了使反应向右进行完全，加入无水吡啶定量地吸收 HI 和 SO_3，形成氢碘酸吡啶和硫酸酐吡啶。但硫酸酐吡啶不稳定，加入无水甲醇使其转变成稳定的甲基硫酸氢吡啶。

吡啶和甲醇不仅参与滴定反应，而且还起溶剂作用。指示滴定终点可采用下列两种方法：①自身作指示剂法，即利用碘的颜色指示终点，由浅黄色变为红棕色（微过量的费休氏试剂中碘的颜色）；②永停滴定法，即按永停滴定法操作，当滴定至电流计指针突然偏转，并持续数分钟不退回时，即为滴定终点。永停滴定法灵敏、准确。

2. 费休氏试液的制备与标定

（1）配制　称取碘（置硫酸干燥器内 48 小时以上）110g，置干燥的具塞锥形瓶（或烧瓶）中，加无水吡啶 160ml，注意冷却，振摇至碘全部溶解，加无水甲醇 300ml，称定重量，将锥形瓶（或烧瓶）置冰浴中冷却，在避免空气中水分侵入的条件下，通入干燥的二氧化硫使重量增加 72g，再加无水甲醇使成 1000ml，密塞，摇匀，在暗处放置 24 小时。

也可以使用稳定的市售费休氏试液。市售的费休氏试液可以是不含吡啶的其他碱性试剂，或不含甲醇的其他伯醇类等制成；也可以是单一的溶液或由两种溶液临用前混合而成。

本试液应遮光，密封，置阴凉干燥处保存。临用前应标定滴定度。

（2）标定　精密称取纯化水 10～30mg，采用水分测定仪直接标定；或精密称取纯化水 10～30mg，置干燥的具塞锥形瓶中，除另有规定外，加无水甲醇适量，在避免空气中水分侵入的条件下，用费休氏试液滴定至溶液由浅黄色变为红棕色，或用电化学方法指示终点；另做空白试验，按下式计算费休氏试液的滴定度：

$$F = \frac{W}{A-B}$$

式中，F 为滴定度，即每 1ml 费休氏试液相当于水的重量，mg；W 为称取纯化水的重量，mg；A 为滴定所消耗费休氏试液的容积，ml；B 为空白所消耗费休氏试液的体积，ml。

3. 供试品的测定

精密称取供试品适量（约消耗费休氏试液 1～5ml），除另有规定外，溶剂为无水甲醇，用水分测定仪直接测定，或精密称取供试品适量，置干燥的具塞锥形瓶中，加溶剂适量，在不断振摇（或搅拌）下用费休氏试液滴定至溶液由浅黄色变为红棕色，或用永停滴定法指示终点；另做空白试验，按下式计算：

$$供试品中的水分含量 = \frac{(A-B)F}{W} \times 100\%$$

如供试品吸湿性较强，可称取供试品适量于干燥的容器中，密封（可在干燥的隔离箱中操作），精密称定，用干燥的注射器注入适量无水甲醇或其他适宜溶剂，精密称定总重量，振摇使供试品溶解，测定该溶液水分。洗净并烘干容器，精密称定其重量。同时测定溶剂的水分。按下式计算：

$$供试品中的水分含量 = \frac{(W_1-W_3)c_1-(W_1-W_2)c_2}{W_2-W_3} \times 100\%$$

式中，W_1 为供试品、溶剂和容器的重量，g；W_2 为供试品、容器的重量，g；W_3 为容器的重量，g；c_1 为供试品溶液的水分含量，g/g；c_2 为溶剂的水分含量，g/g。

对热稳定的供试品，亦可将水分测定仪和市售卡氏干燥炉联用测定水分。即将一定量的供试品在干燥炉或样品瓶中加热，并用干燥气体将蒸发出的水分导入水分测定仪中测定。

4. 注意事项

① 供试品取样量可根据费休氏试液的 F 值及供试品含水限量来决定,一般取相当于消耗费休氏试液 1~5ml 的供试品量为宜。F 值应在 4.0mg/ml 左右为宜,低于 3.0mg/ml 以下时终点不灵敏,不宜再用。

② 所用仪器应干燥,并能避免空气中水分的侵入;测定操作宜在干燥处进行。

③ 费休氏试液对试剂的纯度要求较高,特别是试剂的含水量应控制在 0.1% 以下。

④ 整个操作应迅速,不宜在空气湿度太大时进行测定。

⑤ 费休氏法不适用于测定氧化剂、还原剂以及能与费休氏试液生成水的化合物,如铬酸盐、过氧化物、硫代硫酸盐、硫化物、碱性氧化物以及含氧弱酸盐等,一些羰基化合物如活泼的醛、酮与试剂中的甲醇作用,形成缩醛和水,干扰测定,也不适宜用费休氏法测定水分。

(二)第二法:烘干法

测定法:取供试品 2~5g,如果供试品的直径或长度超过 3mm,在称取前应快速制成直径或长度不超过 3mm 的颗粒或碎片平铺于干燥至恒重的扁形称量瓶中,厚度不超过 5mm,疏松供试品不超过 10mm,精密称定,开启瓶盖在 100~105℃ 干燥 5 小时,将瓶盖盖好,移置干燥器中,放冷 30 分钟,精密称定,再在上述温度干燥 1 小时,放冷,称重,至连续两次称重的差异不超过 5mg 为止。根据减失的重量,计算供试品中含水量(%)。

本法适用于不含或少含挥发性成分的药品。

(三)第三法:减压干燥法

测定法:取直径 12cm 左右的培养皿,加入五氧化二磷干燥剂适量,铺成 0.5~1cm 的厚度,放入直径 30cm 的减压干燥器中。取供试品 2~4g,混合均匀,分别取 0.5~1g,置已在供试品同样条件下干燥并称重的称量瓶中,精密称定,打开瓶盖,放入上述减压干燥器中,抽气减压至 2.67kPa(20mmHg)以下,并持续抽气半小时,室温放置 24 小时。在减压干燥器出口连接无水氯化钙干燥管,打开活塞,待内外压一致,关闭活塞,打开干燥器,盖上瓶盖,取出称量瓶迅速精密称定重量,计算供试品中的含水量(%)。

本法适用于含有挥发性成分的贵重药品。中药测定用的供试品,一般先破碎并需通过二号筛。

(四)第四法:甲苯法

本法适用于含挥发性成分药物的水分测定,一般适用于中药。

仪器装置如图 4-4 所示。使用前,全部仪器应清洁,并置烘箱中烘干。

测定法:取供试品适量(约相当于含水量 1~4ml),精密称定,置 A 瓶中,加甲苯约 200ml,必要时加入干燥、洁净的无釉小瓷片数片或玻璃珠数粒,连接仪器,自冷凝管顶端加入甲苯至充满 B 管的狭细部分。将 A 瓶置电热套中或用其他适宜方法缓缓加热,待甲苯开始沸腾时,调节温度,使每秒馏出 2 滴。待水分完全馏出,即测定管刻度部分的水量不再增加时,将冷凝管内部先用甲苯冲洗,再用蘸甲苯的长刷或其他适宜方法,将管壁上附着的甲苯推下,继续蒸馏 5 分钟,放冷至室温,拆卸装置,如有水黏附在水分测定管的管壁上,可用蘸甲苯的铜丝推下,放置使水分与甲苯完全分离(可加亚甲蓝粉末少量,使水染成蓝色,以便分离观察)。检读水量,并计算成供试品的含水量(%)。

测定用的甲苯须先加水少量充分振摇后放置,将水层分离弃去,经蒸馏后使用。

中药测定用的供试品,一般先破碎成直径不超过 3mm 的颗粒或碎片;直径和长度在 3mm 以下的可不破碎。

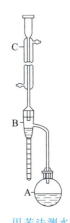

图 4-4 甲苯法测水分装置
A—500ml 短颈圆底烧瓶;
B—水分测定管;
C—直形冷凝管(外管长 40cm)

（五）第五法：气相色谱法

一般用于有机试剂中微量水分的测定。

色谱条件与系统适用性试验用直径为 0.18～0.25mm 的二乙烯苯-乙基乙烯苯型高分子多孔小球作为载体，或采用极性与之相适应的毛细管柱，柱温为 140～150℃，热导检测器检测。注入无水乙醇，照气相色谱法测定，应符合下列要求。

① 理论板数按水峰计算应大于1000，理论板数按乙醇峰计算应大于150。
② 水和乙醇两峰的分离度应大于2。
③ 用无水乙醇进样5次，水峰面积的相对标准偏差不得大于3.0%。

对照溶液的制备：取纯化水约0.2g，精密称定，置25ml量瓶中，加无水乙醇至刻度，摇匀，即得。

供试品溶液的制备：取供试品适量（含水量约0.2g），剪碎或研细，精密称定，置具塞锥形瓶中，精密加入无水乙醇50ml，密塞，混匀，超声处理20分钟，放置12小时，再超声处理20分钟，密塞放置，待澄清后倾取上清液，即得。

测定法：取无水乙醇、对照溶液及供试品溶液各 1～5μl，注入气相色谱仪，测定，即得。

对照溶液与供试品溶液的配制须用新开启的同一瓶无水乙醇。

用外标法计算供试品中的含水量。计算时应扣除无水乙醇中的含水量，方法如下：

对照溶液中实际加入的水的峰面积＝对照溶液中总水峰面积－K×对照溶液中乙醇峰面积
供试品中水的峰面积＝供试品溶液中总水峰面积－K×供试品溶液中乙醇峰面积

$$K = \frac{无水乙醇中水峰面积}{无水乙醇中乙醇峰面积}$$

> **药典在线**
>
> **盐酸环丙沙星**
>
> 【检查】 水分　取本品，照水分测定法（通则0832第一法1）测定，含水分应为 4.7%～6.7%。
>
> **银杏叶**
>
> 【检查】 水分　不得过12.0%（通则0832第二法）。
>
> **橘红化痰丸**
>
> 【检查】 水分　不得过18.0%（通则0832第四法）。

十二、残留溶剂测定法

药品中的残留溶剂是指在原料药或辅料的生产中，以及在制剂过程中使用过，但在工艺过程中未能完全去除的有机溶剂。有些有机溶剂对人体有害，残留在药物中会影响药物的安全性，残留溶剂测定是检查及控制药物中的有害残留溶剂。

有机溶剂按其毒性分为三类：第一类毒性较大，可致癌并对环境有害，应尽量避免使用（如苯、四氯化碳等）；第二类溶剂对人有一定毒性，应限量使用（如乙腈、三氯甲烷等）；第三类溶剂对人的健康危害较小，可推荐使用（如乙醇、乙酸、正丁酸等）。《中国药典》（2020年版）第四部附表1中规定了第一、第二、第三类溶剂的名称和残留限度；对其他溶剂，应根据生产工艺的特点，制定相应的限度，使其符合产品规范、药品生产质量管理规范（GMP）或其他基本的质量要求。

《中国药典》（2020年版）采用气相色谱法检查药物中的残留溶剂，收载了下列几种测定法：

第一法为毛细管柱顶空进样等温法，当需要检查有机溶剂的数量不多，且极性差异较小时，可采用此法；第二法为毛细管柱顶空进样系统程序升温法，当需要检查的有机溶剂数量较多，且极性差异较大时，可采用此法；第三法为溶液直接进样法，主要适用于企业对生产工艺中特定的残留溶剂的控制，可采用填充柱，亦可采用适宜极性的毛细管柱。

残留溶剂测定法可用如下方法进行计算。①限度检查：除另有规定外，按品种项下规定的供试品溶液浓度测定。以内标法测定时，供试品溶液中被测溶剂峰面积与内标峰面积之比不得大于对照品溶液的相应比值；以外标法测定时，供试品溶液中被测溶剂峰面积不得大于对照品溶液的相应峰面积。②定量测定：按内标法或外标法计算各残留溶剂的量。

药典在线

右布洛芬

【检查】残留溶剂　照残留溶剂测定法（通则0861第一法）测定。

> **考点提示**：残留溶剂检查方法。

十三、酸碱度测定法

酸碱度检查是指用药典规定的方法对药物中的酸度、碱度及酸碱度等酸碱性杂质进行检查。检查时应以新沸并放冷至室温的水为溶剂。不溶于水的药物，可用中性乙醇等有机溶剂溶解。

纯净的药物在加水溶解或制成过饱和的混悬液后，其水溶液的pH值应较为恒定，否则显示其受到酸、碱物质的污染，或有水解现象产生。因此，进行酸碱度检查是保证药品质量的一项措施。《中国药典》（2020年版）用酸度、碱度、酸碱度和pH值来衡量药物中的酸碱性杂质。凡检查时采用碱液滴定或规定的pH值小于7.0的称"酸度"，凡检查时采用酸液滴定或规定的pH值大于7.0的称"碱度"。

药典采用下述三种方法测定酸碱度：酸碱滴定法，在一定指示液下，用酸或碱滴定供试品溶液中的碱性或酸性杂质，以消耗酸或碱滴定液的体积（ml）作为限度指标；指示液法，将一定量指示液的变色pH值范围作为供试液中酸碱性杂质的限度指标；pH值测定法，用电位法测定供试品溶液的pH值，衡量其酸碱性杂质是否符合限量规定。本节主要介绍其中使用较为广泛的pH值测定法。

药典在线

硫酸特布他林

【检查】酸度　取本品0.20g，加水10ml溶解后，照电位滴定法（通则0701）测定，用氢氧化钠滴定液（0.02mol/L）滴定至pH 6，消耗氢氧化钠滴定液（0.02mol/L）不得过0.50ml。

苯巴比妥

【检查】酸度　取本品0.20g，加水10ml，煮沸搅拌1分钟，放冷，滤过，取滤液5ml，加甲基橙指示液1滴，不得显红色。

泛酸钙

【检查】酸碱度　取本品1.0g，加水20ml溶解后，依法测定（通则0631），pH值应为6.8~8.0。

pH 值测定法

1. 检查原理

本法是采用酸度计（pH 计）来测定药物的 pH 值，以控制其酸碱性杂质的限量。水溶液的 pH 值应以玻璃电极为指示电极，饱和甘汞电极为参比电极的酸度计进行测定（目前常用复合电极）。酸度计应定期检定，并符合国家有关规定。测定前，应采用相应的标准缓冲液校正仪器，也可用国家标准物质管理部门发放的标示 pH 值准确至 0.01pH 单位的各种标准缓冲液校正仪器。

2. 操作方法

① 接通电源，将电源开关置于开的位置，预热 30 分钟。

② 取供试品适量，加一定量的纯化水使溶解。在规定值的两边各选一种标准缓冲溶液（相差约 3 个 pH 单位）。

③ 按规定配制标准缓冲液。

④ 用标准缓冲液校正 pH 计。

⑤ 测定供试液的 pH 值。

⑥ 测定完毕，断开电源，取出电极，冲洗干净，放好。填写仪器使用记录。

3. 注意事项

① 测定前，按各品种项下的规定，选择两种 pH 值约相差 3 个单位的标准缓冲液，使供试液的 pH 值处于二者之间。

② 取与供试液 pH 值较接近的第一种标准缓冲液对仪器进行校正（定位），使仪器示值与标示数值一致。

③ 仪器定位后，再用第二种标准缓冲液核对仪器示值，误差应不大于±0.02pH 单位。若大于此偏差，则应小心调节斜率，使仪器示值与第二种标准缓冲液的标示数值相符。重复上述定位与斜率调节操作，至仪器示值与标准缓冲液的规定数值相差不大于 0.02pH 单位。否则，须检查仪器或更换电极后，再校正至符合要求。

④ 每次更换标准缓冲液或供试品溶液前，应用纯化水充分洗涤电极，再用所换的标准缓冲液或供试品溶液洗涤，或者用纯化水充分洗涤电极后将水吸尽。

⑤ 在测定高 pH 值的供试品和标准缓冲液时，应注意碱误差的问题，必要时选用适用的玻璃电极测定。

⑥ 对弱缓冲液（如水）的 pH 值测定，先用邻苯二甲酸氢钾标准缓冲液校正仪器后测定供试液，并重取供试液再测，直至 pH 值的读数在 1 分钟内改变不超过±0.05 为止；然后再用硼砂标准缓冲液校正仪器，再如上法测定；两次 pH 值的读数相差应不超过 0.1，取两次读数的平均值为其 pH 值。

⑦ 配制标准缓冲液与溶解供试品的水，应是新沸过并放冷的纯化水，其 pH 值应为 5.0～7.5。标准缓冲液一般可保存 2～3 个月，但发现有浑浊、发霉或沉淀等现象时，不能继续使用。

▶ **考点提示**：pH 计的校正及使用注意事项。

第四节　特殊杂质检查

药物中的特殊杂质是指该药物在生产和贮藏过程中可能引入的中间体、副产物以及分解产物等特有杂质。特殊杂质因药物的品种不同而异，如阿司匹林中的游离水杨酸、硫酸阿托品中的莨菪碱、肾上腺素中的酮体、咖啡因中的其他生物碱等。药物中特殊杂质的检查，主要根据药物和杂质在理化性质上的差异来进行的。特殊杂质的检查方法列入各药品质量标准的检查项下。

一、利用物理性质差异检查

物理性质包括臭味、挥发性、颜色、溶解行为、旋光性及对光吸收性等。

1. 臭味及挥发性的差异

利用药物中存在的杂质具有特殊的臭味,来判断该杂质的存在。如乙醇中杂醇油的检查:取本品 10ml,加水 5ml 与甘油 1ml,摇匀后,分次滴加在无臭的滤纸上,使乙醇自然挥散,始终不得发生异臭。

利用药物和杂质在挥发性方面的差异,可用于检查乙醇、麻醉乙醚、樟脑和碘等挥发性药物中的不挥发物,用以控制不挥发性杂质的量。如樟脑中不挥发物的检查:取本品 2.0g,在 100℃加热使樟脑全部挥发并干燥至恒重,遗留残渣不得过 1mg。

2. 颜色的差异

利用药物和杂质在一定的溶剂中所显颜色的不同,来控制其有色杂质的量。盐酸阿扑吗啡中溶液的颜色检查法为:取本品 0.10g,加新沸放冷的水 10ml,缓缓振摇溶解后,立即与对照液比较,不得更深。

3. 溶解行为的差异

有些药物可溶于水、有机溶剂或酸、碱中,而其杂质不溶,或杂质可溶而药物不溶,利用该性质可检查药物中的杂质。如乙醇中水不溶性物质的检查:取本品,与同体积的水混合后,溶液应澄清;在 10℃放置 30 分钟,溶液仍应澄清。

4. 旋光性的差异

利用药物与杂质在旋光性质上的差异,测定比旋度(或旋光度)来检查杂质的限量。如硫酸阿托品为消旋体,无旋光性,而莨菪碱为左旋体,因此硫酸阿托品中莨菪碱的检查,是将硫酸阿托品配制成每毫升中含 50mg 的溶液,规定测得的旋光度不得超过 $-0.40°$。

5. 对光吸收性的差异

药物和杂质的结构不同,因而对光吸收的性质也不同,可以利用他们对光吸收性质上的差异来检查药物中的杂质。如盐酸苯海索中哌啶苯丙酮的检查:其样品溶液在 247nm 波长处测定吸光度,不得大于 0.50。

二、利用化学性质差异检查

利用药物与杂质在化学反应现象上的差异,选择杂质特有的反应,检查杂质是否符合规定。

1. 杂质与一定试剂反应产生颜色

利用该性质检查杂质时,是规定一定反应条件下不得产生某种颜色;或与杂质对照品在相同条件下所呈现的颜色进行目视比色;也可用分光光度法测定其吸光度,应符合规定。

2. 杂质与一定试剂反应产生沉淀

如检查氯化钠中的钡离子,利用钡离子与硫酸根离子的沉淀反应进行检查。

3. 杂质与一定试剂反应产生气体

如氧化锌中碳酸盐的检查:取本品 2.0g,加水 10ml 混合后,加稀硫酸 30ml,置水浴上加热,不得发生气泡(CO_2)。

4. 氧化还原性的差异

利用药物和杂质的氧化性或还原性的不同来检查杂质。如维生素 E 中生育酚的检查,利用生育酚具还原性,可被硫酸铈定量氧化来控制生育酚的限量:取本品 0.10g,加无水乙醇 5ml 溶解后,加二苯胺试液 1 滴,用硫酸铈滴定液(0.01mol/L)滴定,消耗的硫酸铈滴定液(0.01mol/L)不得过 1.0ml。

5. 酸碱性的差异

利用药物与杂质的酸碱性不同,来检查杂质的限量。例如,苯巴比妥的酸度检查:取本品 0.20g,加水 10ml,煮沸搅拌 1 分钟,放冷,滤过,取滤液 5ml,加甲基橙指示液 1 滴,不得显红色。

三、利用色谱行为差异检查

近年来，色谱法被广泛地应用于特殊杂质的检查，常用的方法有薄层色谱法、高效液相色谱法、气相色谱法等，是利用药物和杂质在色谱行为上的差异将杂质分离和检测。如盐酸奎宁中金鸡纳碱的检查，以辛可尼丁为对照品，规定照薄层色谱法测定，供试品溶液中的杂质斑点，与对照品溶液的主斑点比较，不得更深；阿司匹林中游离水杨酸的检查，以水杨酸为对照品，规定照高效液相色谱法，供试品溶液的色谱图中，如有与水杨酸峰保留时间一致的色谱峰，按外标法的峰面积计算，不得过0.1%；苯甲醇中苯甲醛的检查，以苯甲醛为对照品，规定照气相色谱法，在柱温130℃测定，含苯甲醛不得过0.2%。

> **课堂活动**
> 特殊杂质检查和一般杂质检查有哪些异同？

▶ **考点提示**：特殊杂质检查常用方法。

第五节　药物制剂检查

药物在临床应用时，必须制成各种剂型，如片剂、注射剂、胶囊剂、栓剂等，目的是保证药物用法和用量的准确，使药物更好地发挥疗效，增加药物稳定性，便于服用、贮存和运输，因此，制剂分析是药物分析的重要组成部分。

一、制剂检查的特点

药物制剂除原料药外，还含有各种附加剂（辅料），如淀粉、硬脂酸镁、蔗糖、乳糖等，往往影响制剂分析，所以制剂分析一般与原料药的分析有所不同，主要体现在以下几个方面。

（1）分析方法不同　由于制剂的组成比较复杂，在选用分析方法时，应根据药物的性质、含量的多少以及辅料对测定是否有干扰来确定。测定方法除应满足准确度和精密度的要求外，还应注意专属性和灵敏度，所以原料药的测定方法不能照搬到制剂中。如附加剂对主药的测定有干扰时，应对样品进行预处理，或选择专属性更高的方法。

（2）分析项目和要求不同　由于制剂是用符合要求的原料药和辅料制备而成，因此制剂的杂质检查一般不需要重复原料药的检查项目，制剂主要是检查在制备和贮藏过程中可能产生的杂质。除杂质检查外，《中国药典》（2020年版）四部制剂通则中规定制剂还需做一些常规的检查项目，如重量差异、崩解时限、卫生学检查等；有些制剂还需做一些特殊的检查，如小剂量的片剂需做含量均匀度检查、水溶性较差的药物片剂需做溶出检查、缓释剂或控释剂需做释放度检查等。

（3）含量测定结果的表示方法及限度要求不同　制剂的含量限度范围，是根据主药含量、测定方法、可能产生的偏差制订的，其表示方法与原料药不同。

原料药的含量限度是以百分含量表示的，一般表示为含原料药不得少于百分之多少。有时原料药也规定上限：如呋喃妥英规定按干燥品计算含量应为98.0%~102.0%，其上限是指用最新质量标准规定的分析方法测定时可能达到的数值，为标准规定的限度或允许偏差，并非真实含量。如未规定上限，是指不超过101.0%。

制剂的含量测定是以标示量的百分比表示。标示量是指单位药品中所含主药的理论值（制剂的规定值），如异烟肼片的规格为50mg、100mg、300mg，表示每片异烟肼中含纯异烟肼的理论值分别为50mg、100mg、300mg，即标示量分别为50mg、100mg、300mg。标示量百分含量即单位药品的实际含量与标示量的比值。

$$标示量百分含量 = \frac{实际含量}{标示量} \times 100\%$$

$$以片剂为例，标示量百分含量 = \frac{每片实际含量}{标示量} \times 100\% = \frac{\frac{W_{测得量}}{W_{称样量}} \times 平均片重}{标示量} \times 100\%$$

当制剂中主药含量与标示量相等时，其标示量百分含量为100.0%。若计算结果在规定范围内，即可判定含量符合标准。

二、片剂的检查

片剂系指原料药物或与适宜的辅料制成的圆形或异形的片状固体制剂，可供内服、外用，是目前临床应用最广泛的剂型之一。其分析方法具代表性，本节将以片剂为例介绍其常用的检查方法。《中国药典》（2020年版）收载的片剂以口服普通片为主，另有含片、舌下片、口腔贴片、咀嚼片、分散片、可溶片、泡腾片、阴道片、阴道泡腾片、缓释片、控释片、肠溶片与口崩片等。

（一）检查项目

《中国药典》（2020年版）制剂通则的片剂项下，规定片剂的常规检查项目为"重量差异""崩解时限""微生物限度"的检查；对于某些片剂，有时还需做"溶出度""含量均匀度"或"释放度"的检查等。

（二）检查方法

1. 重量差异

按规定称量方法测得每片的重量与平均片重之间的差异。在生产中由于颗粒的均匀度、流动性及设备等原因，都可引起片重的差异。片重的差异可引起各片间主药含量的差异，因此对于一般的片剂，检查重量差异可以判断片剂的均匀性，对于含量较小的片剂，则通过含量均匀度检查法来控制。

检查方法：采用分析天平（感量0.1mg）进行测量。

取供试品20片，精密称定总重量，求出平均片重，再分别精密称定每片的重量，每片重量与平均片重比较（无含量测定的与标示片重比较），记录超过重量差异限度的药片数，按表4-4的规定，超出差异限度的不得多于2片，并不得有1片超出限度的1倍。

表4-4 片剂重量差异的限度

平均片重	重量差异限度
0.30g以下	±7.5%
0.30g或0.30g以上	±5%

糖衣片应在包衣前检查片芯的重量差异，包衣后不再检查；薄膜衣片应在包衣后检查重量差异。

凡检查含量均匀度的片剂，一般不再进行重量差异的检查。

> **实例解析4-3**
>
> **对乙酰氨基酚片重量差异检查**
>
> 操作步骤：
> 1. 取干燥洁净的空称量瓶，精密称定重量；再随机取供试品20片，置称量瓶中，精密称定。求出总重量，并计算平均片重。
> 2. 用减重法分别精密称出每片的重量。
> 3. 记录
> (1) 20片重为8.4208g。
> (2) 平均片重为8.4208/20＝0.4210g（大于0.30g，重量差异限度为±5%）。
> (3) 允许片重范围为 0.4210±0.4210×5%＝0.4000～0.4420g；
> 超出限度一倍范围为 0.4210±0.4210×5%×2＝0.3789～0.4631g。
> (4) 依法精密称定每片重量，分别为 0.4208、0.4097、0.4408、0.4075、0.4168、0.4277、0.4213、0.4229、0.4191、0.4075、0.4142、0.4108、0.4213、0.4566、0.4259、0.4168、0.4217、0.4025、0.4317、0.4252g。
> 上述供试品中有1片的片重为0.4566g，超出允许片重范围（0.4000～0.4420g）但未超过限度一倍范围（0.3789～0.4631g），应判为符合规定。

2. 崩解时限

崩解时限是指口服固体制剂在规定条件下全部崩解溶散或成碎粒，除不溶性包衣材料或破碎的胶囊壳外，应全部通过筛网。如有少量不能通过筛网，但已软化或轻质上漂且无硬心者，可判为符合规定。

凡规定检查溶出度、释放度或分散均匀性的片剂，不再进行崩解时限检查。

仪器装置采用升降式智能崩解仪（图4-5），主要结构为一能升降的金属支架与下端镶有筛网的吊篮，并附有挡板。

除另有规定外，取药片6片，分别置崩解仪吊篮的玻璃管中，启动崩解仪进行检查，各片均应在规定时间内全部崩解（表4-5）。如有1片崩解不完全，应另取6片复试，均应符合规定。

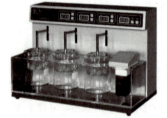

图 4-5　升降式智能崩解仪

表 4-5　不同类型片剂的崩解时限

类型	介质	崩解要求
普通片剂（素片）	水	化药片：应在15分钟内全部崩解 药材原粉片：应在30分钟内全部崩解 浸膏(半浸膏)片：应在1小时内全部崩解
薄膜衣片	盐酸溶液(9→1000)	化药片：应在30分钟内全部崩解 中药片：加挡板应在1小时内全部崩解
糖衣片	水	中药片：加挡板应在1小时内全部崩解 化药片：应在1小时内全部崩解
含片	水	不应在10分钟内全部崩解或溶化
舌下片	水	应在5分钟内全部崩解
肠溶衣片	先在盐酸溶液(9→1000)中检查2小时 再在磷酸盐缓冲液(pH 6.8)中进行检查	每片均不得有裂缝、崩解或软化现象 应在1小时内全部崩解
泡腾片	水	应在5分钟内全部崩解

3. 溶出度

片剂口服后，在胃肠道内需经过崩解、溶散、吸收等过程，才能发挥药效。崩解是药物溶出的前提，因此检查溶出度或释放度的制剂不再检查崩解时限。

溶出度是指药物从片剂或胶囊剂等固体制剂在规定条件下溶出的速率和程度。在缓释剂、控释剂、肠溶制剂及透皮贴剂等中也称释放度。难溶性的药物一般需做溶出度的检查。

《中国药典》（2020年版）收载的溶出度测定法有五种，即第一法（篮法）、第二法（桨法）、第三法（小杯法）、第四法（桨碟法）和第五法（转筒法），本章以片剂为例介绍第一法（篮法）。

（1）测定法 采用药物溶出仪（图4-6）。测定前，应对仪器装置进行必要的调试，使转篮底部距溶出杯的内底部（25±2）mm。除另有规定外，分别量取经脱气处理的溶出介质900ml，置各溶出杯内，实际量取的体积与规定体积的偏差应在±1%范围内，加温，待溶出介质温度恒定在（37±0.5）℃后，取供试品6片，分别投入6个转篮内，将转篮降入溶出杯中，启动仪器，立即计时，至规定的取样时间（实际取样时间与规定取样时间的差异不得超过±2%），在规定取样点吸取溶出液适量，立即用适当的微孔滤膜滤过，自取样至滤过应在30秒内完成。取澄清滤液，照各品种项下规定的方法测定，计算每片的溶出量。

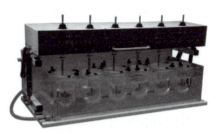

图4-6 药物溶出仪

$$溶出度 = \frac{溶出量}{标示量} \times 100\%$$

（2）结果判断 符合下述条件之一者，可判为符合规定。

① 6片中，每片的溶出量按标示含量计算，均应不低于规定限度（Q）。

② 6片中，如有1~2片低于Q，但不低于$Q-10\%$，且其平均溶出量不低于Q。

③ 6片中，有1~2片低于Q，其中仅有1片低于$Q-10\%$，但不低于$Q-20\%$，且其平均溶出度不低于Q时，应另取6片复试；初、复试的12片中有1~3片低于Q，其中仅有1片低于$Q-10\%$，但不低于$Q-20\%$，且其平均溶出量不低于Q。

以上结果判断中所示的10%、20%是指相对于标示量的百分率（%）。

（3）溶出条件和注意事项

① 溶出度仪的校正 除仪器的各项机械性能应符合规定外，还应用校正片校正仪器，按照校正片说明书操作，试验结果应符合校正片的规定。

② 溶出介质 应使用各品种项下规定的溶出介质，并应新鲜制备和经脱气处理[溶液中溶解的气体在试验中可能形成气泡，影响试验结果，因此溶解的气体应在试验之前除去。脱气方法：取溶出介质，一般煮沸15分钟（约5000ml）；或用超声、抽滤等其他有效的除气方法]。如果溶出介质为缓冲液，调节pH至规定pH±0.05之内。

③ 取样时间 应按照品种各论中规定的取样时间取样，自6杯中完成取样的时间应在1分钟内。

④ 胶囊壳的校正 如胶囊壳对分析有干扰，应取不少于6粒胶囊，尽可能完全地除尽内容物，置一个溶出杯内，用该品种项下规定体积的溶出介质溶解空胶囊壳，并按该品种项下的分析方法测定每个空胶囊的空白值，作必要的校正。如校正值大于标示量的25%，试验无效。如校正值不大于标示量的2%，可忽略不计。

⑤ 微孔滤膜的处理 测定时，微孔滤膜应预先浸泡。

4. 释放度

释放度是指口服药物从缓释制剂、控释制剂、肠溶制剂及透皮贴剂等在规定条件下释放的速率和程度。凡检查释放度的制剂，不再进行崩解时限的检查。

仪器装置除另有规定外，同溶出度测定法。

《中国药典》（2020 年版）中收载的释放度测定法有三种：第一法用于缓释制剂和控释制剂；第二法用于肠溶制剂；第三法用于透皮贴剂。现以片剂、第一法为例介绍。

(1) 测定法　照溶出度测定法进行，但至少采用三个时间点取样，在规定取样时间点，吸取溶液适量，立即用适当的微孔滤膜滤过，自取样至滤过应在 30 秒内完成，并及时补充相同体积的温度为（37±0.5）℃的溶出介质。取滤液，照各药品项下规定的方法测定，算出每片的释放度。

(2) 结果判断　缓释制剂或控释制剂，除另有规定外，符合下述条件之一者，可判为符合规定。

① 6 片中，每片在每个时间点测得的溶出量按标示量计算均未超出规定范围。

② 6 片中，在每个时间点测得的溶出量，如有 1～2 片超出规定范围，但未超出规定范围的 10%，且在每个时间点测得的平均溶出量未超出规定范围。

③ 6 片中，在每个时间点测得的溶出量，如有 1～2 片超出规定范围，其中仅有 1 片超出规定范围的 10%，但未超出规定范围的 20%，且其平均溶出量未超出规定范围，应另取 6 片复试；初、复试的 12 片中，在每个时间点测得的溶出量，如有 1～3 片超出规定范围，其中仅有 1 片超出规定范围的 10%，但未超出规定范围的 20%，且其平均溶出量未超出规定范围。

以上结果判断为所示规定范围的 10%、20% 是指相对于标示量的百分率（%），其中超出规定范围 10% 是指每个时间点测得的溶出量不低于低限的 10%，或不超过高限的 10%。

5. 含量均匀度

含量均匀度是指小剂量或单剂量固体制剂、半固体制剂和非均相液体制剂的每片（个）含量符合标示量的程度。

需检查含量均匀度的制剂：除另有规定外，片剂、硬胶囊剂或颗粒剂、散剂等，标示量不大于 25mg 或主药含量小于每一个单剂重量 25% 者；采用混粉工艺制成的注射用无菌粉末；内充非均相溶液的软胶囊；单剂量包装的口服混悬剂、透皮贴剂和栓剂等规定含量均匀度应符合要求的，均应检查含量均匀度。凡检查含量均匀度的制剂，一般不再检查重（装）量差异。

除另有规定外，取供试品 10 片（个），照各药品项下规定的方法，分别测定每片以标示量为 100 的相对含量 X，求其均值 $\overline{X}$ 和标准差 S 以及标示量与均值之差的绝对值 $A(A=|100-\overline{X}|)$。

若 $A+2.2S \leq L$，即供试品的含量均匀度符合规定；

若 $A+S>L$，则不符合规定；

若 $A+2.2S>L$，且 $A+S \leq L$，则应另取 20 片（个）复试。

根据初、复试结果，计算 30 片（个）的均值 $\overline{X}$、标准差 S 和标示量与均值之差的绝对值 A，再按下述公式计算判定。

当 $A \leq 0.25L$ 时，若 $A^2+S^2 \leq 0.25L^2$，则供试品的含量均匀度符合规定；若 $A^2+S^2 > 0.25L^2$ 则不符合规定。

当 $A > 0.25L$ 时，若 $A+1.7S \leq L$，则供试品的含量均匀度符合规定；若 $A+1.7S>L$，则不符合规定。

上述公式中 L 为规定值。除另有规定外，$L=15.0$；单剂量包装的口服混悬剂，内充非均相溶液的软胶囊，胶囊型或泡囊型粉雾剂，单剂量包装的眼用、耳用、鼻用混悬剂，固体或半固体制剂 $L=20.0$；透皮贴剂、栓剂 $L=25.0$。

如该品种项下规定含量均匀度的限度为 ±20% 或其他数值时，$L=20.0$ 或其他相应的数值。

当各品种正文项下含量限度规定的上下限的平均值（T）大于 100.0(%) 时，若 $\overline{X}<100.0$，则 $A=100-\overline{X}$；若 $100.0 \leq \overline{X} \leq T$，则 $A=0$；若 $\overline{X}>T$，则 $A=\overline{X}-T$。同上法计算，判定结果，即得。当 $T<100.0$(%) 时，应在各品种正文中规定 A 的计算方法。

▶ **考点提示**：重量差异限度、崩解时限检查仪器及结果判断，溶出度及含量均匀度检查操作及适用对象。

章节思维导图

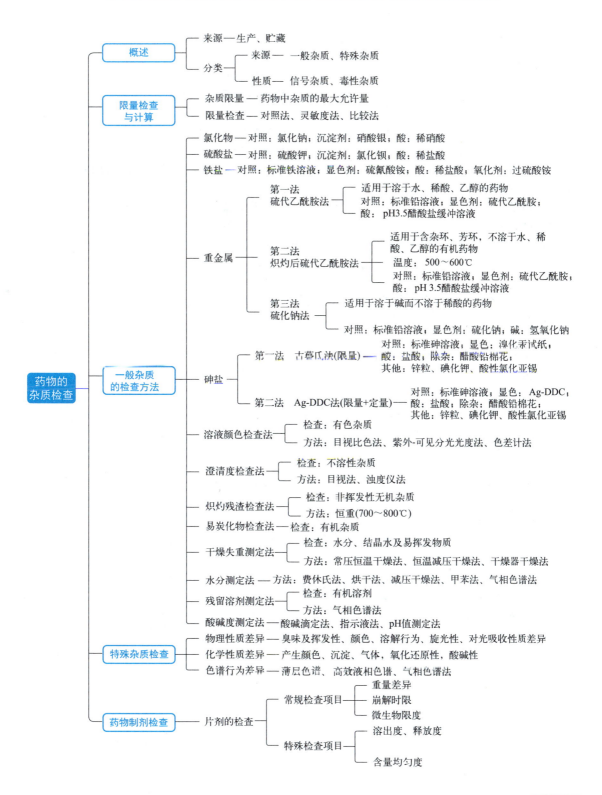

学习目标检测

一、选择题

【A型题】（最佳选择题）说明：每题的备选答案中只有一个最佳答案。

1. 药物中杂质的限量是指（　　）。
   A. 杂质是否存在　　　　　　　　　　B. 杂质的准确含量
   C. 杂质的最低量　　　　　　　　　　D. 杂质的最大允许量

2. 制剂的含量限度是以（　　）表示的。
   A. 百分含量　　　　　　　　　　　　B. 质量的百分比
   C. 标示量百分含量　　　　　　　　　D. 标示量

3. 《中国药典》（2020年版）中用硫氰酸盐法检查铁盐杂质时，将供试品中的 Fe^{2+} 氧化成 Fe^{3+}，使用的氧化剂是（　　）。
   A. 硫酸　　　　　　　　　　　　　　B. 过硫酸铵
   C. 过氧化氢　　　　　　　　　　　　D. 高锰酸钾

4. 检查重金属杂质，加入硫代乙酰胺试液，其作用是（　　）。
   A. 稳定剂　　　　　　　　　　　　　B. 显色剂
   C. 掩蔽剂　　　　　　　　　　　　　D. 配位剂

5. 用硫代乙酰胺法检查重金属，其pH值范围应控制在（　　）。
   A. 2.0～3.5　　　　　　　　　　　　B. 3.0～3.5
   C. 6.0～6.5　　　　　　　　　　　　D. 7.0～8.5

6. 检砷装置中塞入醋酸铅棉花，是为了吸收（　　）。
   A. 氢气　　　　　　　　　　　　　　B. 溴化氢
   C. 硫化氢　　　　　　　　　　　　　D. 砷化氢

7. 炽灼残渣检查法，《中国药典》（2020年版）规定的温度是（　　）。
   A. 900～1000℃　　　　　　　　　　B. 800～900℃
   C. 700～800℃　　　　　　　　　　　D. 600～700℃

8. 小剂量片剂应检查（　　）。
   A. 重量差异　　　　　　　　　　　　B. 含量均匀度
   C. 溶出度　　　　　　　　　　　　　D. 释放度

9. 片剂重量差异检查应取供试品（　　）。
   A. 6片　　　　B. 10片　　　　C. 20片　　　　D. 5片

10. 化药普通片崩解时限的要求为（　　）。
    A. 15分钟　　　B. 30分钟　　　C. 1小时　　　D. 5分钟

11. 片剂中的糖类附加剂可干扰（　　）。
    A. 酸碱滴定法　　　　　　　　　　　B. 氧化还原滴定法
    C. 配位滴定法　　　　　　　　　　　D. 紫外分光光度法

12. 盐酸氯丙嗪注射液中常添加维生素C作抗氧剂，为排除维生素C的干扰可采用（　　）。
    A. 加入掩蔽剂丙酮和甲醛
    B. 加酸分解法
    C. 加入弱氧化剂氧化
    D. 利用主药和抗氧剂紫外吸收光谱的差异进行测定

13. 维生素C注射液中抗氧剂亚硫酸氢钠对碘量法有干扰，排除干扰的掩蔽剂是（　　）。
    A. 硼酸　　　　B. 草酸　　　　C. 丙酮　　　　D. 甲醛

【X型题】(多项选择题) 说明:每题有2个或2个以上答案可以选择。

1. 药物中的"杂质"是指（   ）。
   A. 药物中的合成中间体   B. 药物中的异构体
   C. 药物中的吸附水分   D. 注射剂中的注射用水
   E. 片剂中的淀粉

2. 药物中杂质限量的表示方法有（   ）。
   A. %   B. ‰   C. 万分之几
   D. 百万分之几   E. 标示量%

3. 中国药典（2020年版）重金属检查法中，所使用的显色剂有（   ）。
   A. 硫化氢试液   B. 硫代乙酰胺试液   C. 硫化钠试液
   D. 氰化钾试液   E. 硫氰酸铵试液

4. Ag-DDC法检查砷盐时，加入碘化钾和酸性氯化亚锡的作用为（   ）。
   A. 将 As^{5+} 还原为 As^{3+}
   B. 有利于 AsH_3 生成反应
   C. 抑制 SbH_3 的生成
   D. 形成锌锡齐以利于均匀而连续地产生氢气
   E. 加速生成 AsH_3

5. 药物制剂的检查中（   ）。
   A. 杂质检查项目应与原料药检查项目相同
   B. 杂质检查项目应与辅料检查项目相同
   C. 杂质检查主要是检查制剂生产、贮存过程中引入或产生的杂质
   D. 杂质的检查不需要重复进行原料药的检查项目
   E. 除杂质检查外还应进行制剂的常规检查项目

6. 硬脂酸镁为片剂常用的润滑剂，可干扰（   ）。
   A. 酸碱滴定法   B. 氧化还原滴定法   C. 非水滴定法
   D. 紫外分光光度法   E. 配位滴定法

7. 当注射剂中含有 $NaHSO_3$、Na_2SO_3 等抗氧剂干扰含量测定时，可以采用（   ）。
   A. 加入掩蔽剂丙酮   B. 加酸分解法
   C. 加入弱氧化剂氧化   D. 加入掩蔽剂甲醛
   E. 利用主药和抗氧剂紫外吸收光谱的差异进行测定

二、填空题

1. 药物中存在的杂质，主要来源于两个方面，一是_____，二是_____。
2. 药物中的杂质按其来源分类，可分为一般杂质和_____。
3. 重金属是指_____。
4. 《中国药典》（2020年版）收载的砷盐检查法有_____和_____。
5. 干燥失重测定法检查对象为_____。
6. 凡检查含量均匀度的片剂，一般不再进行_____的检查；凡检查溶出度的制剂，一般不再检查_____。

三、简答题

1. 简述铁盐检查的原理。
2. 简述《中国药典》（2020年版）收载的重金属检查方法。
3. 简述古蔡氏法检砷所用试剂及其作用。

四、计算题

1. 取葡萄糖0.15g置100ml量瓶中，加水稀释至刻度，摇匀，取25ml置50ml纳氏比色管

中，加稀硝酸 10ml，再加入 0.1mol/L 硝酸银试液 1ml，用水稀释至刻度，摇匀，放置 5 分钟，与标准氯化钠溶液（每 1ml 相当于 10μg 的 Cl）1.5ml 制成的对照液比较，不得更浓，计算其氯化物限量。

2. 呋塞米中砷盐的检查：取本品适量，依法检查，取标准砷溶液（1μgAs/ml）2.0ml，含砷量不得过 0.0002%。问应取供试品多少克？

3. 取葡萄糖 2.0g，加水 23ml，溶解后加醋酸盐缓冲液（pH 为 3.5）2ml，依法检查其重金属，含重金属不得超过百万分之五。问应取标准铅溶液多少毫升（每毫升相当于 10μg 的 Pb）？

（李森浩）

第五章　药物的含量测定方法

◆ **知识目标：**
1. 掌握药物含量的表示方法及测定的常用方法。
2. 掌握滴定法、紫外-可见分光光度法中对照品比较法和吸收系数法、高效液相色谱法中外标法的含量计算，了解其他含量测定方法的计算。
3. 熟悉常见辅料的干扰及排除方法。

◆ **能力目标：**
1. 能规范检查药物的含量。
2. 能正确计算出药物的含量。

◆ **素质目标：**
1. 在含量计算中能够不畏惧计算，掌握方法，找到规律，勇于挑战自我、突破自我。
2. 培养学生具备强烈的药品质量全面控制的观念。

案例分析

药品含量不合格事件

2017年3月，国家食品药品监督管理总局网站公布：经河北省药品检验研究院检验，标示为××中药饮片有限公司等22家企业生产的23批次连翘不合格。不合格项目包括含量测定、浸出物、杂质等。其中大部分为连翘苷的含量不合格。对上述不合格中药饮片，相关省（自治区、直辖市）食品药品监督管理局已采取查封扣押等控制措施，要求企业暂停销售使用、召回产品，并进行整改。国家食品药品监督管理总局要求生产企业所在地省（自治区、直辖市）食品药品监督管理局对上述企业依据《中华人民共和国药品管理法》第七十三、七十四、七十五条等规定对生产销售不合格产品的违法行为进行立案调查，三个月内公开对生产销售不合格药品相关企业或单位的处理结果，相关情况及时报告总局。

药品的含量关系到药物的疗效和人民的健康，一旦药物含量不符合国家标准，此药物即认定为劣药。根据《中华人民共和国刑法》规定，违反国家药品管理法规，明知是劣药而进行生产、销售，对人体健康造成严重危害的行为，属于生产、销售、提供劣药罪，要受到法律的严惩。含量测定是药品质量标准中的重要项目之一。同学们要学会根据质量标准严谨认真地完成含量测定的任务，确保人民用药安全、有效。

情景导学

2022年6月20日国家药监局网站公布了对十个批次药品不符合规定的通告，其中药物玄麦甘桔颗粒的不合格项目为含量测定，根据《药品管理法》规定，生产该劣药企业，最终受到了没收违法药品和违法所得，并处罚款的处罚。我们知道药物的含量会对药效造成直接影响，那我们应该如何进行药物含量的测定呢？怎么判断药物的含量是否符合规定呢？

药物的含量是指药物中所含主成分或有效成分的量,是评价药物质量的重要指标,是药品质量标准的重要组成部分,含量测定是在鉴别、检查符合规定的基础上进行的。《中国药典》(2020年版)二部凡例中规定,含量测定项下规定的试验方法,用于测定原料药及制剂中有效成分的含量,一般可采用化学、仪器或生物测定方法。药物的含量测定一般可分为两大类,即采用化学、仪器方法的"含量测定"和采用生物方法的"效价测定"。本章将主要探讨基于化学、仪器方法的"含量测定"。

含量测定所采用的方法主要包括容量法、光谱法和色谱法。由于化学原料药纯度较高,其含量测定通常要求方法具有更高的准确度和精密度,因而首选容量法。药物制剂由于组成复杂、干扰物质多,且含量限度一般较宽,其含量测定多采用具有分离功能的色谱法;辅料不干扰测定时,也可采用光谱法。一般临床使用广泛、安全范围小、用于特殊人群的药物,药品质量标准要求较高,首选高效液相色谱法测定含量。而对于药物制剂的定量检查,如溶出度、含量均匀度、释放度检查中药物的溶出量或单剂含量的测定,由于分析样本量较大,限度也较宽,在辅料不干扰测定时可采用光谱法。个别有手性中心,以单一旋光异构体上市的药物用旋光法测定含量,如葡萄糖注射液、谷氨酸钠注射液等。

含量的表示方法通常有两种:原料药以百分含量表示;制剂以相对标示量的百分含量表示。根据药典规定,原料药的含量(%),除另有注明者外,均按重量计。如规定上限为100%以上时,系指用本药典规定的分析方法测定时可能达到的数值,它为药典规定的限度或允许偏差,并非真实含量;如未规定上限时,系指不超过101.0%。《中国药典》(2020年版)二部中原料药的含量限度的表示方法一般为"按干燥品计算,含×××不得少于98.5%"。药物不同,含量上限也有所不同。

制剂的含量限度范围,系根据主药含量的多少、测定方法误差、生产过程不可避免偏差和贮存期间可能产生降解的可接受程度而制定的,生产中应按标示量100%投料。如已知某一成分在生产或贮存期间含量会降低,生产时可适当增加投料量,以保证在有效期内含量能符合规定。《中国药典》(2020年版)二部中制剂的含量限度的表示方法一般为"本品含×××应为标示量的90.0%～110.0%"。药物及剂型不同,具体范围也有所变化。

第一节 容量分析法

容量分析法又称滴定法,系指将一种已知准确浓度的标准溶液(滴定液),滴加到被测物质的溶液中,或者是将被测物质的溶液滴加到标准溶液中,直到所加的标准溶液与被测物质按化学计量定量反应完为止,然后根据标准溶液的浓度和用量,计算被测物质含量的方法。

容量分析法的优点包括:所用仪器价格便宜,操作简便、快速;测定结果准确度、重复性高,相对误差一般在0.2%以下。缺点是专属性差,对结构相近的有关物质或其他干扰测定的杂质缺乏选择性。因此,容量分析法常用于原料药的含量测定,少数制剂也采用容量法进行含量测定。

容量法一般可分为氧化还原滴定法、非水溶液滴定法、酸碱滴定法、配位滴定法及沉淀滴定法五类,终点判断方法一般有3种:指示剂法、电位滴定法和永停滴定法。一般常用指示剂法判断终点。电位滴定法或永停滴定法是容量分析中用以确定终点或选择核对指示剂变色域的方法,《中国药典》(2020年版)中亚硝酸钠法和水分测定的费休氏法选用永停法判断终点。

由于附着力和内聚力的作用,滴定管内的液面呈弯月形。无色滴定液的弯月面比较清晰,而有色滴定液的弯月面清晰度较差。因此,读数时无色或浅色滴定液读弯月面下缘实线的最低点,有色滴定液如高锰酸钾、碘滴定液等视线应与液面两侧的最高点相切。

配制滴定液时,所用天平的感量应≤0.1mg;滴定管应附有校正曲线或校正值;量瓶应为A级或附有校正值。滴定液的浓度应为其名义值的0.95~1.05。滴定液的标定应由初标者(一般为配制者)和复标者在相同条件下各做平行试验3份;3份平行试验的相对平均偏差,除另有规定外,不得大于0.1%;初标平均值和复标平均值的相对偏差也不得大于0.1%;标定结果按初标、复标的平均值计算,取4位有效数字。滴定液除另有规定外,可在3个月内使用。

下面重点介绍常用的酸碱滴定法、碘量法、亚硝酸钠滴定法和非水溶液滴定法及含量计算方法。

一、酸碱滴定法

酸碱滴定法在原料药含量测定中应用非常广泛,当药物的 $cK_a>10^{-8}$ 或 $cK_b>10^{-8}$ 时,即可选用酸碱滴定法测定含量。其中酸性药物应用广泛,碱性药物和含酯药物应用较少。

(一) 酸性药物的含量测定

含游离羧基、磺酰胺或其衍生物的原料药一般采用酸碱滴定法测定含量。除另有规定外,滴定液为氢氧化钠滴定液(0.1mol/L);溶剂选择中性乙醇或丙酮(对酚酞指示液显中性);终点一般用指示剂判断,指示剂选择碱性条件下变色的酚酞(滴定产物为强碱弱酸盐,显弱碱性),酸性较弱的药物用电位法判断,同时需做空白试验校正误差。

1. 含游离羧基的药物

结构中含游离羧基的原料药和部分制剂,一般选用酸碱滴定法测定含量。如《中国药典》(2020年版)中阿司匹林、布洛芬、甲芬那酸、烟酸片等药物的含量测定。

阿司匹林　　　　　布洛芬　　　　　甲芬那酸

> **药典在线**
>
> **甲芬那酸**
>
> 【含量测定】取本品约0.5g,精密称定,加微温的无水中性乙醇(对酚磺酞指示液显中性)100ml,振摇使溶解,加酚磺酞指示液3滴,用氢氧化钠滴定液(0.1mol/L)滴定。每1ml氢氧化钠滴定液(0.1mol/L)相当于24.13mg的 $C_{15}H_{15}NO_2$。
>
> **烟酸片**
>
> 【含量测定】取本品10片,精密称定,研细,精密称取适量(约相当于烟酸0.2g),加新沸过的冷水50ml,置水浴上加热,并时时振摇使烟酸溶解后,放冷,加酚酞指示液3滴,用氢氧化钠滴定液(0.1mol/L)滴定。每1ml氢氧化钠滴定液(0.1mol/L)相当于12.31mg的 $C_6H_5NO_2$。

2. 含有磺酰胺或其衍生物的原料药

某些含有磺酰胺或其衍生物的药物也用酸碱滴定法测定含量。如《中国药典》(2020年版)中甲苯磺丁脲、尼美舒利等。

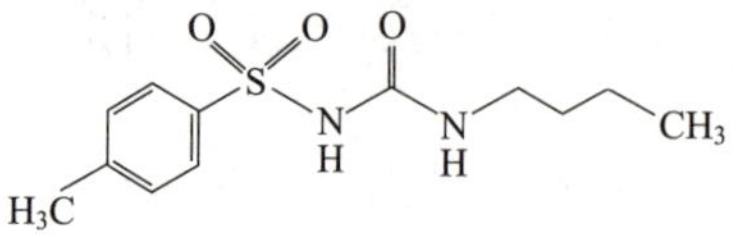

甲苯磺丁脲 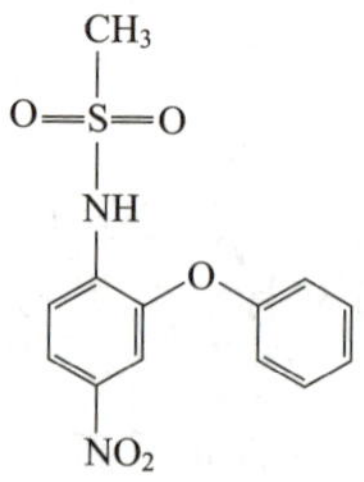　　　　　　　　尼美舒利

> 📚 **药典在线**
>
> **甲苯磺丁脲**
>
> 【含量测定】取本品约 0.5g，精密称定，加中性乙醇（对酚酞指示液显中性）20ml 溶解后，加酚酞指示液 3 滴，用氢氧化钠滴定液（0.1mol/L）滴定。每 1ml 氢氧化钠滴定液（0.1mol/L）相当于 27.04mg 的 $C_{12}H_{18}N_2O_3S$。

（二）碱性原料药的含量测定

个别碱性强的含有机酸碱金属盐、有机碱及碳酸盐的原料药用酸碱滴定法测定含量。除另有规定外，滴定液一般选用盐酸滴定液（0.1mol/L）或硫酸滴定液（0.05mol/L）；用指示剂判断终点，指示剂选择酸性条件下变色的甲基橙、甲基红或溴甲酚绿（滴定产物为强酸弱碱盐，显弱酸性），碱性较弱的药物用电位法判断，同时需做空白试验校正误差。如《中国药典》（2020年版）中葡甲胺、五氟利多等药物的含量测定等。

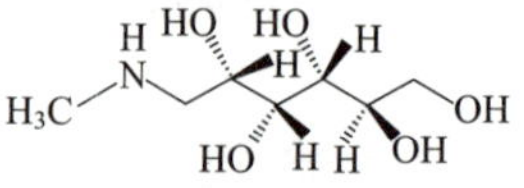

葡甲胺 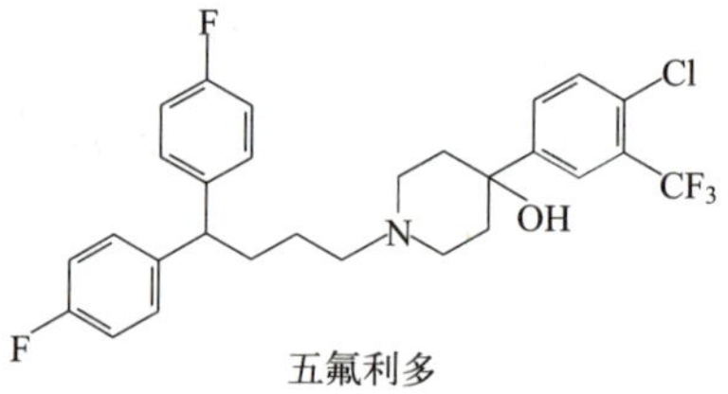　　　　　　　　五氟利多

> 📚 **药典在线**
>
> **五氟利多**
>
> 【含量测定】取本品约 0.1g，精密称定，加乙醇 30ml 溶解后，照电位滴定法（通则 0701），用盐酸滴定液（0.025mol/L）滴定至 pH 为 5.1，并将滴定的结果用空白试验校正。每 1ml 盐酸滴定液（0.025mol/L）相当于 13.10mg 的 $C_{28}H_{27}ClF_5NO$。

（三）含酯基或酸性较弱原料药的含量测定

酯基不能直接用于含量测定，结构中含酯基的原料药，可利用碱性条件下酯基水解完全，采用加碱剩余碱量法测定含量，并将测定结果用空白试验校正。个别制剂也用本法测定含量，如《中国药典》（2020年版）中氯贝丁酯及其胶囊的含量测定。某些酸性较弱的药物，可采用加碱剩余碱量法测定含量，如《中国药典》（2020年版）中美洛昔康。

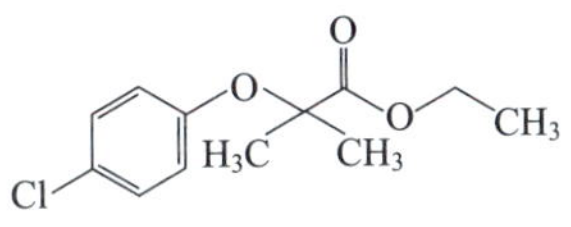

氯贝丁酯 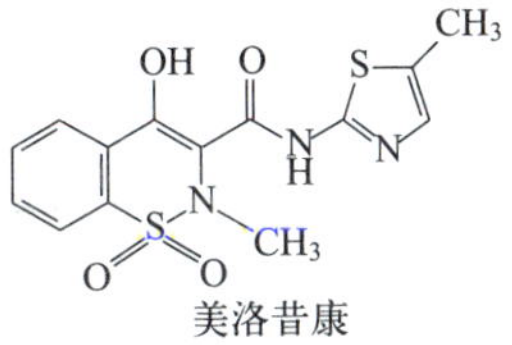　　　　　　　　　　　美洛昔康

药典在线

美洛昔康

【含量测定】取本品约 0.4g，精密称定，精密加氢氧化钠滴定液（0.1mol/L）25ml，微温溶解，放冷，加中性乙醇（对溴麝香草酚蓝指示液显中性）100ml，加溴麝香草酚蓝指示液 10 滴，用盐酸滴定液（0.1mol/L）滴定，并将滴定的结果用空白试验校正。每 1ml 氢氧化钠滴定液（0.1mol/L）相当于 35.14mg 的 $C_{14}H_{13}N_3O_4S_2$。

（四）碱性较弱药物的含量测定

碱性较弱的药物可加酸后采用剩余酸量法测定含量，并将滴定的结果用空白试验校正。如《中国药典》（2020 年版）中消旋山莨菪碱、塞替派等。

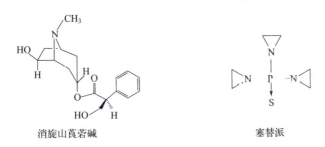

消旋山莨菪碱　　　　　　　　　塞替派

药典在线

消旋山莨菪碱

【含量测定】取本品约 0.25g，精密称定，加乙醇（对甲基红指示液显中性）5ml 使溶解，精密加盐酸滴定液（0.1mol/L）20ml，加甲基红指示液 1 滴，用氢氧化钠滴定液（0.1mol/L）滴定，并将滴定的结果用空白试验校正。每 1ml 盐酸滴定液（0.1mol/L）相当于 30.54mg 的 $C_{17}H_{23}NO_4$。

二、碘量法

根据滴定方式的不同，碘量法分为直接碘量法和间接碘量法，间接碘量法又分为置换碘量法和剩余碘量法。

（一）直接碘量法

直接碘量法用于强还原性原料药的含量测定。除另有规定外，该法在弱碱性或弱酸性溶液中进行，滴定液为碘滴定液（0.05mol/L），指示剂选择淀粉，终点颜色显蓝色。此外，还可利用碘自身的颜色指示终点。如《中国药典》（2020 年版）中维生素 C、二巯丙醇等。

维生素C　　　　　二巯丙醇

维生素 C 具有烯二醇基（连二烯醇基），二巯丙醇具有巯基，均具有强还原性，因此，可用直接碘量法测定其含量。

药典在线

维生素 C 注射液

【含量测定】精密量取本品适量（约相当于维生素 C 0.2g），加水 15ml 与丙酮 2ml，摇匀，放置 5 分钟，加稀醋酸 4ml 与淀粉指示液 1ml，用碘滴定液（0.05mol/L）滴定至溶液显蓝色并持续 30 秒不褪。每 1ml 碘滴定液（0.05mol/L）相当于 8.806mg 的 $C_6H_8O_6$。

（二）剩余碘量法

剩余碘量法适用于还原性较弱原料药的含量测定。如《中国药典》（2020 年版）中盐酸半胱氨酸、右旋糖酐 20 葡萄糖注射液中葡萄糖的含量测定。除另有规定外，该法在中性或弱酸性条件下进行；滴定时，供试品中先加入定量过量的碘滴定液（0.05mol/L），暗处放置至碘与测定组分反应完全后，再用硫代硫酸钠滴定液（0.1mol/L）滴定剩余的碘，根据与药物反应碘的量来计算含量；近终点时加入淀粉指示液，滴定至蓝色消失；在碘瓶中操作，并将滴定结果用空白试验校正。

盐酸半胱氨酸

药典在线

右旋糖酐 20 葡萄糖注射液

【含量测定】葡萄糖　精密量取本品 2ml，置碘瓶中，精密加碘滴定液（0.05mol/L）25ml，边振摇边滴加氢氧化钠滴定液（0.1mol/L）50ml，在暗处放置 30 分钟，加稀硫酸 5ml。用硫代硫酸钠滴定液（0.1mol/L）滴定，近终点时加淀粉指示液 2ml，继续滴定至蓝色消失，并将滴定结果用 0.12g（6% 规格）或 0.20g（10% 规格）的右旋糖酐 20 做空白试验校正。每 1ml 碘滴定液（0.05mol/L）相当于 9.909mg 的 $C_6H_{12}O_6 \cdot H_2O$。

（三）置换碘量法

置换碘量法主要用于强氧化性原料药的含量测定。如《中国药典》（2020 年版）中葡萄糖酸锑钠（五价锑）、$K_2Cr_2O_7$、H_2O_2、碘酸钾、过氧苯甲酰等的含量测定。除另有规定外，该法在中性或弱酸性条件下进行；滴定时，在供试品溶液中加入过量碘化钾，氧化剂将碘化钾氧化为碘，再用硫代硫酸钠滴定碘的量；终点时加入淀粉指示液，滴定至蓝色消失，并将滴定结果用空白试验校正。

> **药典在线**
>
> **葡萄糖酸锑钠**
>
> 【含量测定】取本品约 0.3g，精密称定，置具塞锥形瓶中，加水 100ml、盐酸 15ml 与碘化钾试液 10ml，密塞，振摇后，在暗处静置 10 分钟，用硫代硫酸钠滴定液（0.1mol/L）滴定，至近终点时，加淀粉指示液，继续滴定至蓝色消失，并将滴定结果用空白试验校正。每 1ml 硫代硫酸钠滴定液（0.1mol/L）相当于 6.088mg 的锑（Sb）。

三、亚硝酸钠法

亚硝酸钠法属于氧化还原滴定法，适用于具有游离或潜在芳伯氨基（芳香第一胺）药物的含量测定。除另有规定外，亚硝酸钠法的滴定液为亚硝酸钠滴定液（0.1mol/L）；终点用永停滴定法判断，电极采用铂-铂（Pt-Pt）电极；滴定前加适量催化剂溴化钾。由于永停法判断终点不受溶液颜色及浑浊的干扰，因此，亚硝酸钠法也适用于含芳伯氨基制剂的含量测定。《中国药典》（2020 年版）中大多数含有游离芳伯氨基的原料药及其制剂均采用本法测定含量。如大多数磺胺类药物（磺胺甲噁唑及其片剂、磺胺嘧啶及其膏剂、磺胺醋酰钠及其滴眼液、磺胺嘧啶钠及其注射剂），盐酸克仑特罗，盐酸普鲁卡因及其粉针剂，盐酸普鲁卡因胺及其片剂、注射液，氨力农、硫酸双肼屈嗪及其片剂，醋氨苯砜及其注射液等的含量测定。

> **药典在线**
>
> **盐酸普鲁卡因**
>
> 【含量测定】取本品约 0.6g，精密称定，照永停滴定法（通则 0701），在 15～25℃，用亚硝酸钠滴定液（0.1mol/L）滴定。每 1ml 亚硝酸钠滴定液（0.1mol/L）相当于 27.28mg 的 $C_{13}H_{20}N_2O_2 \cdot HCl$。

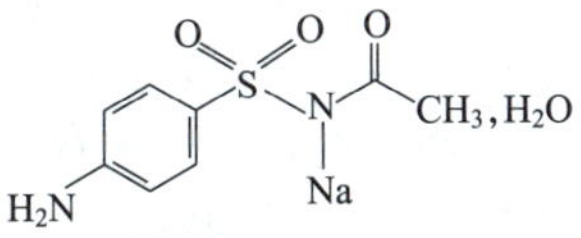

磺胺醋酰钠

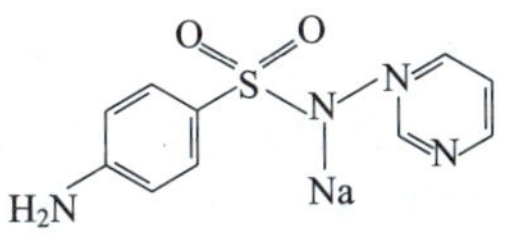

磺胺嘧啶钠

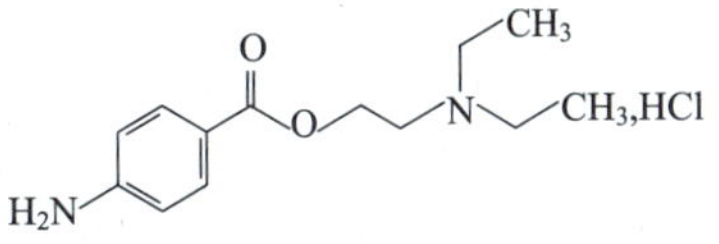

盐酸普鲁卡因

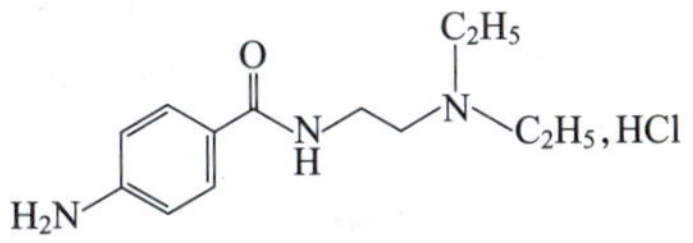

盐酸普鲁卡因胺

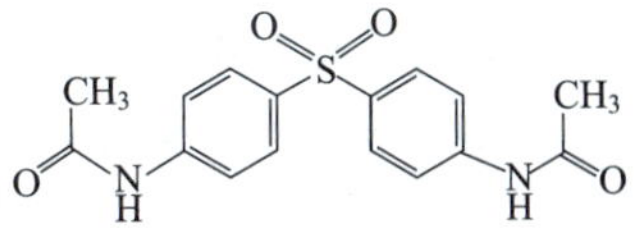

醋氨苯砜

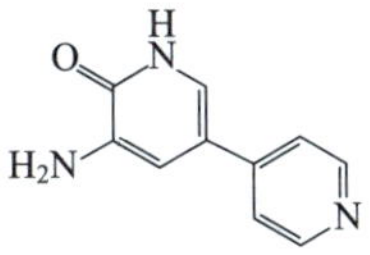

氨力农

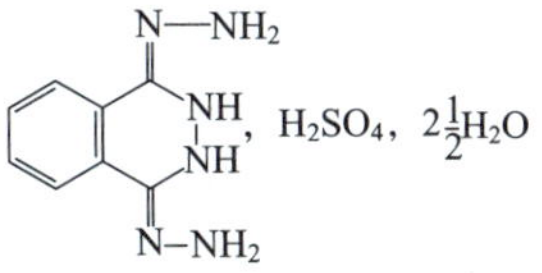

硫酸双肼屈嗪

亚硝酸钠法测定含量时需注意以下方面。

① 酸性条件下滴定　酸度控制在1mol/L为宜。除另有规定外，加入过量盐酸，可加快反应速率，同时防止重氮盐与芳伯氨基生成偶氮化合物。

② 加入催化剂　由于重氮化反应速率较慢，除另有规定外，加入2g催化剂溴化钾。

③ 控制温度　温度过高，可使亚硝酸逸失，重氮盐分解；温度过低，反应又太慢。因此，一般室温（10～30℃）下滴定。

④ 采用"快速滴定法"　为了避免滴定过程中亚硝酸挥发和分解，滴定时，将滴定管尖端插入液面下约2/3处，一次将大部分亚硝酸钠滴定液在搅拌下迅速加入，使其尽快反应。临近终点时，将滴定管尖端提出液面，用少量水淋洗尖端，洗液并入溶液中，再缓缓滴定至电流计的指针突然偏转并不复位即为终点。

⑤ 亚硝酸钠滴定液需置具有玻璃塞的棕色玻瓶中，密闭保存。

⑥ Pt电极处理方法　电极的清洁状态是滴定成功的关键。污染的电极需插入10ml浓硝酸和1滴三氯化铁的溶液内（或洗液内），浸泡数分钟，取出后用水冲洗干净。

⑦ 终点的判断　永停滴定在滴定过程中有时原点会渐渐漂移，而滴定终点是突跃的。一般在终点前1滴突跃可达满量程的一半以上。可根据指针回零速率判断终点，若回零速率越来越慢，就表示已接近终点。

⑧ 搅拌速率　搅拌速率也影响测定结果。

> **课堂活动**
>
> 硫酸双肼屈嗪分子式为$C_8H_{10}N_6 \cdot H_2SO_4 \cdot 2.5H_2O$，分子量为333.32，根据药物结构，如何计算硫酸双肼屈嗪含量测定中的滴定度呢？每1ml亚硝酸钠滴定液（0.1mol/L）相当于多少$C_8H_{10}N_6 \cdot H_2SO_4$呢？

四、非水溶液滴定法

非水溶液滴定法是在非水溶剂中进行滴定的方法。一般常用的为非水溶液酸碱滴定法。非水溶液酸碱滴定法又分为非水碱量法和非水酸量法。非水碱量法主要用于测定有机碱及其氢卤酸盐、磷酸盐、硫酸盐或有机酸盐，以及有机酸碱金属盐类等弱碱性药物原料药的含量，也用于测定某些有机弱酸的含量。由于辅料的干扰，本法一般不用于制剂的含量测定。但《中国药典》（2020年版）中仍有少数制剂选用非水碱量法测定含量，如硫酸奎尼丁片，盐酸左旋咪唑的片剂、肠溶片、颗粒剂及糖浆剂，盐酸金刚烷胺的片剂、胶囊剂、糖浆剂，氢溴酸烯丙吗啡注射液等。非水酸量法主要用于测定酸性极弱的药物，如酚类、酰亚胺类的含量测定。

非水溶剂的种类包括以下几种。①酸性溶剂：有机弱碱在酸性溶剂中可显著地增强其相对碱度，最常用的酸性溶剂为冰醋酸。②碱性溶剂：有机弱酸在碱性溶剂中可显著地增强其相对酸度，最常用的碱性溶剂为二甲基甲酰胺。③两性溶剂：兼有酸、碱两种性能，最常用的为甲醇。④惰性溶剂：这一类溶剂没有酸、碱性，如三氯甲烷等。

《中国药品检验标准操作规范》（2019年版）规定，非水溶液滴定法测定含量时，供试品每次测定应不少于2份。原料药用高氯酸滴定液直接滴定者，相对偏差不得过0.2%；用碱滴定液直接滴定者，相对偏差不得过0.3%；制剂需提取或蒸干后用高氯酸滴定液滴定者，相对偏差不得过0.5%；如提取洗涤等操作步骤频琐者，相对偏差不得过1.0%。

（一）非水碱量法

非水碱量法常用溶剂为冰醋酸、冰醋酸-醋酐或醋酐，溶剂的选择见表5-1。除另有规定外，非水碱量法的滴定液为高氯酸滴定液（0.1mol/L）；终点时消耗滴定液的体积约为8ml，滴定时建议选用分度值为 0.05ml 的 10ml 棕色滴定管；滴定终点用指示剂法或电位法判断，并将滴定结果用空白试验校正。终点判断常用的指示剂为结晶紫，终点颜色根据药物碱性大小变化，碱性较强时显蓝色，碱性次之的显蓝绿色或绿色，碱性较弱时显黄绿色或黄色。药物碱性太弱、滴定突跃范围较小时选用电位法判断终点，要求玻璃电极为指示电极，饱和甘汞电极或银-氯化银电极为参比电极或复合电极，饱和甘汞电极盐桥内不能放饱和氯化钾水溶液，而应放饱和氯化钾的无水乙醇溶液或硝酸钾的无水乙醇溶液。在滴定药物氢卤酸盐含量时，氯化物干扰滴定，可用硝酸钾盐桥将甘汞电极与滴定液分开。

表 5-1　非水碱量法常用溶剂表

药物 pK_b	溶剂
8～10	冰醋酸
10～12	冰醋酸-醋酐
>12	醋酐

1. 游离有机碱、有机碱的磷酸盐或有机酸盐原料药的含量测定

当药物为游离有机碱、有机碱的磷酸盐或有机酸盐时，选用非水碱量法直接测定原料药的含量。如《中国药典》（2020 年版）中酮康唑、氯氮平、格列齐特等（电位法判断终点）；桂利嗪、咖啡因、奋乃静等（结晶紫判断终点）；甲硝唑（萘酚苯甲醇判断终点）。

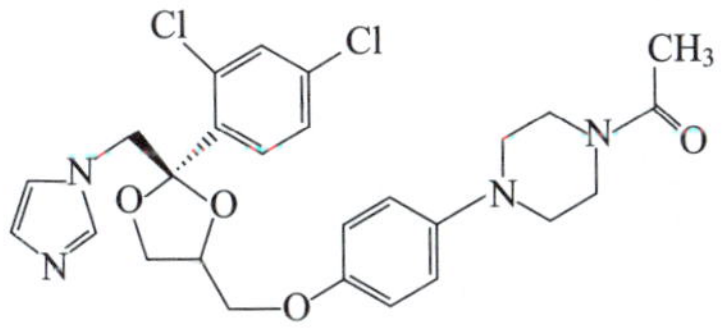

酮康唑 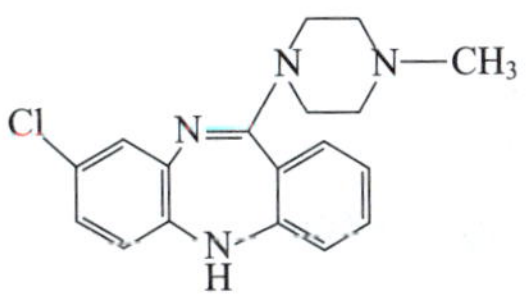　　　　　　　　　　　氯氮平

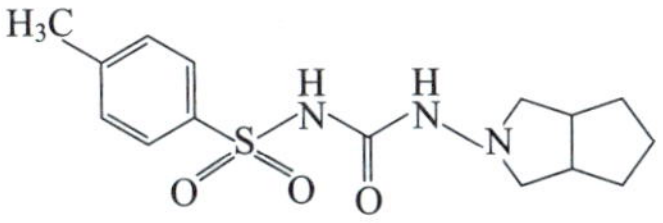

格列齐特 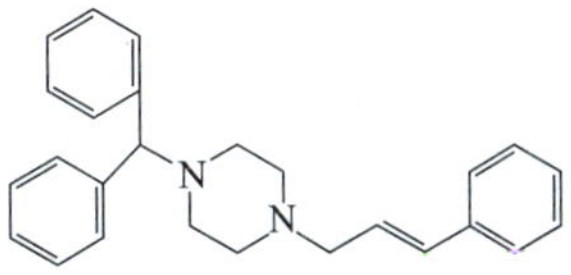　　　　　　　　　　桂利嗪

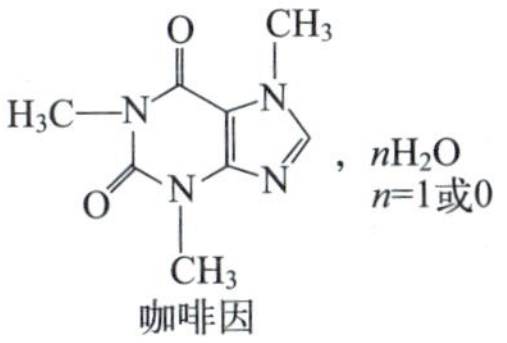

咖啡因 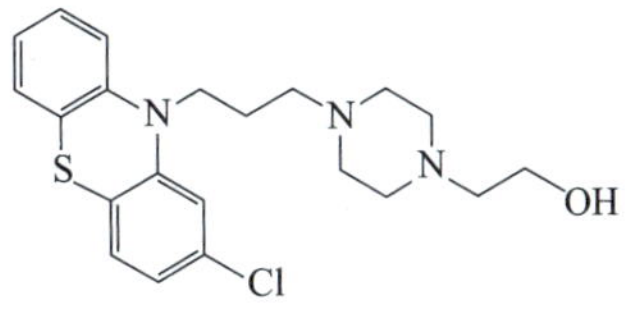　　　　　　　　　　　奋乃静

> **药典在线**
>
> **格列齐特**
>
> 【含量测定】取本品约 0.2g，精密称定，加冰醋酸 50ml 溶解后，照电位滴定法（通则 0701），用高氯酸滴定液（0.1mol/L）滴定，并将滴定结果用空白试验校正。每 1ml 高氯酸滴定液（0.1mol/L）相当于 32.34mg 的 $C_{15}H_{21}N_3O_3S$。

咖啡因

【含量测定】取本品约0.15g，精密称定，加醋酐-冰醋酸（5:1）的混合液25ml，微温使溶解，放冷，加结晶紫指示液1滴，用高氯酸滴定液（0.1mol/L）滴定至溶液显黄色，并将滴定结果用空白试验校正。每1ml高氯酸滴定液（0.1mol/L）相当于19.42mg的 $C_8H_{10}N_4O_2$。

甲硝唑

【含量测定】取本品约0.13g，精密称定，加冰醋酸10ml溶解后，加萘酚苯甲醇指示液2滴，用高氯酸滴定液（0.1mol/L）滴定至溶液显绿色，并将滴定结果用空白试验校正。每1ml高氯酸滴定液（0.1mol/L）相当于17.12mg的 $C_6H_9N_3O_3$。

2. 有机酸碱金属盐原料药的含量测定

部分有机酸碱金属盐的原料药用非水碱量法测定含量，如《中国药典》（2020年版）中阿魏酸钠、枸橼酸钠、萘普生钠、羟丁酸钠等的含量测定。个别制剂也用本法测定含量，如羟丁酸钠注射液的含量测定。含有机酸碱金属盐的原料药也可用双相滴定法测定含量。

> **药典在线**
>
> ### 羟丁酸钠
>
> 【含量测定】取本品约0.1g，精密称定，加冰醋酸10ml溶解后，加醋酐2ml与结晶紫指示液1滴，用高氯酸滴定液（0.1mol/L）滴定至溶液显蓝绿色，并将滴定结果用空白试验校正。每1ml高氯酸滴定液（0.1mol/L）相当于12.61mg的 $C_4H_7NaO_3$。

3. 有机碱氢卤酸盐原料药的含量测定

氢卤酸在冰醋酸中有一定的酸性，氢卤酸盐对非水碱量法有干扰，需排除干扰后再测定含量。排除干扰的方法有：加醋酸汞的高氯酸滴定法、加醋酐的高氯酸电位滴定法、以醇类为溶剂的氢氧化钠电位滴定法、加无水甲酸的高氯酸电位滴定法。

（1）加醋酸汞的高氯酸滴定法 加入醋酸汞可使HX形成不解离的 HgX_2，排除氢卤酸的干扰，同时药物变为醋酸盐。醋酸汞的加入量按醋酸汞:HX(1:2)计算，其加入量可稍过量，一般加3～5ml。如《中国药典》（2020年版）中盐酸马普替林、盐酸可乐定、盐酸西替利嗪、盐酸吗啡、盐酸多巴胺、氢溴酸山莨菪碱等品种采用本法排除氢卤酸的干扰。

由于醋酸汞为剧毒品，《中国药典》自2010年版开始减少了醋酸汞的使用。《中国药典》（2020年版）中也逐步采用其他方法代替醋酸汞的使用，解决环境污染问题。

醋酸汞试液需置棕色瓶内，密闭保存。

> **药典在线**
>
> ### 盐酸吗啡
>
> 【含量测定】取本品约0.2g，精密称定，加冰醋酸10ml与醋酸汞试液4ml溶解后，加结晶紫指示液1滴，用高氯酸滴定液（0.1mol/L）滴定至溶液显绿色，并将滴定结果用空白试验校正。每1ml高氯酸滴定液（0.1mol/L）相当于32.18mg的 $C_{17}H_{19}NO_3 \cdot HCl$。

(2) 加醋酐的高氯酸电位滴定法　加入醋酐增大滴定的突跃范围。本法重要的是溶剂的选择，通过冰醋酸、醋酐不同比例的组合，达到终点易观察的目的。如《中国药典》(2020年版)中盐酸普萘洛尔、盐酸文拉法辛、氢溴酸西酞普兰、氢溴酸后马托品等品种采用本法排除氢卤酸的干扰。

> **药典在线**
>
> **盐酸普萘洛尔**
>
> 【含量测定】取本品约0.25g，精密称定，加醋酐-冰醋酸（7∶3）混合液40ml使溶解，照电位滴定法（通则0701），用高氯酸滴定液（0.1mol/L）滴定，并将滴定结果用空白试验校正。每1ml高氯酸滴定液（0.1mol/L）相当于29.58mg的 $C_{16}H_{21}NO_2 \cdot HCl$。

(3) 以醇类为溶剂的氢氧化钠电位滴定法　本法适用于在醇类中溶解的药物，醇类溶剂一般为乙醇，少数用甲醇。通常加入30～70ml的醇类溶剂及5ml左右的盐酸。药物含2分子盐酸或第一个突跃范围足够大时可不加盐酸。该法通常有2个突跃点，第一个为游离酸根的，第二个为键合酸根的。在标准中说明以第几个突跃点消耗的体积计算含量。如《中国药典》(2020年版)中盐酸左旋咪唑、盐酸金刚烷胺、盐酸氟桂利嗪等品种采用本法排除氢卤酸的干扰。

酸性较弱的药物也可用本法测定含量，如奥美拉唑、舒林酸等。

> **药典在线**
>
> **盐酸金刚烷胺**
>
> 【含量测定】取本品约0.15g，精密称定，加0.01mol/L盐酸溶液5ml与乙醇50ml使溶解。照电位滴定法（通则0701），用氢氧化钠滴定液（0.1mol/L）滴定，两个突跃点体积之差作为滴定体积。每1ml的氢氧化钠滴定液（0.1mol/L）相当于18.77mg的 $C_{10}H_{17}N \cdot HCl$。

(4) 加无水甲酸的高氯酸电位滴定法　甲酸酸性大于冰醋酸，也可增大滴定的突跃范围。如《中国药典》(2020年版)中盐酸二甲双胍、氢溴酸加兰他敏、盐酸普罗帕酮、盐酸苯海索等品种采用本法排除氢卤酸的干扰。

碱性较弱的药物也可用本法测定含量，如醋酸赖氨酸、精氨酸、酪氨酸等。

> **药典在线**
>
> **盐酸二甲双胍**
>
> 【含量测定】取本品约60mg，精密称定，加无水甲酸4ml使溶解，加醋酐50ml，充分混匀，照电位滴定法（通则0701），用高氯酸滴定液（0.1mol/L）滴定，并将滴定结果用空白试验校正。每1ml高氯酸滴定液（0.1mol/L）相当于8.282mg的 $C_4H_{11}N_5 \cdot HCl$。

4. 有机碱硫酸盐的含量测定

有机碱硫酸盐的含量可直接测定。但计算含量时需考虑反应物的摩尔比。因为硫酸在冰醋酸中只能发生一级电离，电离成 HSO_4^-，因此，生物碱的硫酸盐，在冰醋酸的介质中只能被滴定至生物碱的硫酸氢盐。如1分子硫酸沙丁胺醇中含有2个碱性中心，终点时其中1个碱性中心与高氯酸成盐，另1个碱性中心与硫酸氢盐成盐，因此，摩尔比为1∶1；1分子硫酸奎宁中有4个碱性中心，终点时其中3个碱性中心与高氯酸成盐，另1个碱性中心与硫酸氢盐成盐，因此，摩尔比为1∶3；而硫酸奎宁片是加碱变成奎宁后，再用非水碱量法测定含量，因此，摩尔比为1∶4。

硫酸沙丁胺醇　　　　硫酸奎宁

个别药物例外，如《中国药典》（2020年版）中硫酸氢氯吡格雷采用了以醇类为溶剂的氢氧化钠电位滴定法测定含量。

药典在线

硫酸沙丁胺醇

【含量测定】取本品约0.4g，精密称定，加冰醋酸10ml，微温使溶解，放冷，加醋酐15ml与结晶紫指示液1滴，用高氯酸滴定液（0.1mol/L）滴定至溶液显蓝绿色，并将滴定结果用空白试验校正。每1ml高氯酸滴定液（0.1mol/L）相当于57.67mg的$(C_{13}H_{21}NO_3)_2·H_2SO_4$。

硫酸奎宁片

【含量测定】取本品20片，除去包衣后，精密称定，研细，精密称取适量（约相当于硫酸奎宁0.3g），置分液漏斗中，加氯化钠0.5g与0.1mol/L氢氧化钠溶液10ml，混匀，精密加三氯甲烷50ml，振摇10分钟，静置，分取三氯甲烷液，用干燥滤纸滤过，精密量取续滤液25ml，加醋酐5ml与二甲基黄指示液2滴，用高氯酸滴定液（0.1mol/L）滴定至溶液显玫瑰红色，并将滴定结果用空白试验校正。每1ml高氯酸滴定液（0.1mol/L）相当于19.57mg的$(C_{20}H_{24}N_2O_2)_2·H_2SO_4·2H_2O$。

5. 有机碱硝酸盐的含量测定

测定有机碱硝酸盐含量时，因硝酸具有氧化性，可使指示剂褪色，因此，选用电位法判断终点。如《中国药典》（2020年版）中硝酸益康唑、硝酸毛果芸香碱、硝酸咪康唑的含量测定。个别药物例外，如《中国药典》（2020年版）中硝酸硫胺采用了加无水甲酸的高氯酸电位滴定法测定含量。

药典在线

硝酸毛果芸香碱

【含量测定】取本品约0.2g，精密称定，加冰醋酸30ml，微热使溶解，放冷，照电位滴定法（通则0701），用高氯酸滴定液（0.1mol/L）滴定，并将滴定结果用空白试验校正。每1ml高氯酸滴定液（0.1mol/L）相当于27.13mg的$C_{11}H_{16}N_2O_2·HNO_3$。

（二）非水酸量法

非水酸量法主要用于极弱的酸如酚类、酰亚胺类药物原料药的含量测定。个别制剂也用本法测定含量。常用溶剂为乙二胺或 N,N-二甲基甲酰胺（DMF）；滴定液为甲醇钠滴定液或氢氧化四丁基铵滴定液（0.1mol/L）；终点判断方法为电位法，并将滴定结果用空白试验校正，排除空气中的二氧化碳干扰。如《中国药典》（2020年版）中氯硝柳胺、乙琥胺、卡莫氟、异维A酸等。

> **药典在线**
>
> **氯硝柳胺**
>
> 【含量测定】取本品约0.3g，精密称定，加 N,N-二甲基甲酰胺60ml溶解后，照电位滴定法（通则0701），用甲醇钠滴定液（0.1mol/L）滴定，并将滴定结果用空白试验校正。每1ml甲醇钠滴定液（0.1mol/L）相当于32.71mg的 $C_{13}H_8Cl_2N_2O_4$。

五、含量计算

容量分析法引入滴定度，根据消耗的滴定液体积来进行药物含量的计算。

1. 滴定度

滴定度系指每1ml规定浓度的滴定液所相当的被测药物的质量。质量单位在《中国药典》（2020年版）中以"毫克（mg）"表示。如以氢氧化钠滴定液滴定阿司匹林时，其滴定度为"每1ml的氢氧化钠滴定液（0.1mol/L）相当于18.02mg的 $C_9H_8O_4$"。

2. 浓度校正因子

滴定液的实际浓度与规定浓度的比值称为浓度校正因子，用 F 表示，见式（5-1）。在《中国药典》（2020年版）中给出的滴定度是按滴定液规定浓度计算出的值，而在实际工作中，配制的滴定液浓度会和规定浓度有一定差异，这时不能直接应用药典给出的滴定度，而要乘以浓度校正因子后再进行计算。

$$F = \frac{c_{实际浓度}}{c_{规定浓度}} \tag{5-1}$$

3. 含量的计算

（1）直接滴定法　本法是以滴定液直接滴定供试品，据消耗滴定液体积计算结果。

① 原料药　原料药含量以百分含量表示，其含量计算公式为：

$$原料药含量 = \frac{实测含量}{取样量} \times 100\% = \frac{VTF}{m} \times 100\% \tag{5-2}$$

式中，V 为供试品消耗滴定液体积，ml；T 为滴定度，mg/ml 或 g/ml；F 为滴定液的浓度校正因子；m 为供试品取样量，mg 或 g。

> **实例解析5-1**
>
> **阿司匹林的含量测定**
>
> 取本品约0.4g，精密称定，加中性乙醇20ml溶解后，加酚酞指示液3滴，用氢氧化钠滴定液（0.1mol/L）滴定。每1ml氢氧化钠滴定液（0.1mol/L）相当于18.02mg的 $C_9H_8O_4$。
>
> 实验数据：阿司匹林的质量 $m=0.3974$g，$V_{NaOH}=21.55$ml，$C_{NaOH}=0.1021$mol/L。

计算：$C_9H_8O_4$ 含量 $= \dfrac{VTF}{m} \times 100\%$

$= \dfrac{21.55 \times 18.02 \times 10^{-3} \times \dfrac{0.1021}{0.1}}{0.3974} \times 100\%$

$= 99.77\%$

② 固体制剂（以片剂为例） 制剂的含量以标示量百分含量表示，以片剂为例，片剂的含量计算公式为：

$$\text{标示量百分含量} = \dfrac{\text{单位制剂实测含量}}{\text{标示量}} \times 100\% = \dfrac{VTF \times \text{平均片重}}{m \times \text{标示量}} \times 100\% \quad (5\text{-}3)$$

式中，各符号意义同式（5-2）。

实例解析5-2

硫酸锌片含量测定

取本品20片，除去包衣后，精密称定，研细，精密称取适量（约相当于硫酸锌0.2g），加水30ml溶解后，加氨-氯化铵缓冲液（pH 10.0）10ml与铬黑T指示剂少许，用乙二胺四乙酸二钠滴定液（0.05mol/L）滴定。每1ml乙二胺四乙酸二钠滴定液（0.05mol/L）相当于14.38mg的$ZnSO_4 \cdot 7H_2O$。

实验数据：标示量为50mg/片；20片总重为1.0100g；取样量为0.2080g；消耗滴定液为14.22ml，滴定液浓度：0.05010mol/L。

结果计算：$ZnSO_4 \cdot 7H_2O$ 含量 $= \dfrac{VTF \times \text{平均片重}}{m \times \text{标示量}} \times 100\%$

$= \dfrac{14.22 \times 14.38 \times \dfrac{0.05010}{0.05} \times \dfrac{1.0100}{20}}{0.2080 \times 50} \times 100\%$

$= 99.49\%$

③ 液体制剂（以注射剂为例） 液体制剂的含量同样以标示量百分含量表示，以注射剂为例，其含量计算公式为：

$$\text{标示量百分含量} = \dfrac{\text{单位制剂实测含量}}{\text{标示量}} \times 100\% = \dfrac{VTF \times \text{每支容量}}{V_s \times \text{标示量}} \times 100\% \quad (5\text{-}4)$$

式中，V_s 为取样量体积，ml；其他符号意义同式（5-2）。

实例解析5-3

氯化钠注射液含量测定

精密量取本品10ml，加水40ml、2%糊精溶液5ml、2.5%硼砂溶液2ml与荧光黄指示液5~8滴，用硝酸银滴定液（0.1mol/L）滴定，每1ml硝酸银滴定液（0.1mol/L）相当于5.844mg的NaCl。

实验数据：取样量 10.00ml，消耗滴定液体积为 15.35ml，硝酸银滴定液浓度为 0.1012mol/L；规格为 100ml：0.9g。

结果计算：NaCl 含量 $=\dfrac{VTF \times 每支容量}{V_S \times 标示量} \times 100\%$

$$=\dfrac{15.35 \times 5.844 \times 10^{-3} \times \dfrac{0.1012}{0.1} \times 100}{10 \times 0.9} \times 100\%$$

$=100.87\%$

课堂活动

精密量取磺胺嘧啶钠注射液（5ml：1g）3ml，照永停滴定法，用亚硝酸钠滴定液（0.1076mol/L）滴定，消耗 20.55ml。每 1ml 亚硝酸钠滴定液（0.1mol/L）相当于 27.23mg 的磺胺嘧啶钠（$C_{10}H_9N_4NaO_2S$）。《中国药典》（2020 年版）规定，本品含磺胺嘧啶钠（$C_{10}H_9N_4NaO_2S$）应为其标示量的 95.0%～105.0%。通过计算判断本品含量是否符合规定的含量限度。

（2）剩余滴定法　此法是先加入定量过量的滴定液 A，使其与被测药物反应，待反应进行完全后，再用另一滴定液来回滴反应中剩余的滴定液 A，一般情况下，需用空白试验校正。

$$原料药含量 = \dfrac{(V_0-V)TF}{m} \times 100\% \tag{5-5}$$

式中，V_0 为空白试验消耗滴定液体积，ml；V 为样品测定试验消耗滴定液体积，ml；T 为滴定度，g/ml 或 mg/ml；F 为滴定液浓度校正因子；m 为供试品取样量，g。

实例解析5-4

盐酸半胱氨酸的含量测定

取本品约 0.25g，精密称定，置碘瓶中，加水 20ml 和碘化钾 4g，加稀盐酸 10ml，精密加入碘滴定液（0.05mol/L）25ml，于暗处放置 15 分钟，再置冰浴中冷却 5 分钟，用硫代硫酸钠滴定液（0.1mol/L）滴定，至近终点时，加淀粉指示液 2ml，继续滴定至蓝色消失，并将滴定结果用空白试验校正。每 1ml 碘滴定液（0.05mol/L）相当于 15.76mg 的 $C_3H_7NO_2S \cdot HCl$。

实验数据：盐酸半胱氨酸质量 $m=0.2561g$，$V=9.56ml$，$V_0=25.26ml$，$C_{碘}=0.05099mol/L$。

结果计算：$C_3H_7NO_2S \cdot HCl$ 含量 $=\dfrac{(V_0-V)TF}{m} \times 100\%$

$$=\dfrac{(25.26-9.56) \times 15.76 \times 10^{-3} \times \dfrac{0.05099}{0.05}}{0.2561} \times 100\%$$

$=98.53\%$

应用剩余滴定法测定制剂中药物含量，其结果计算公式类似直接测定法，只要将式中 V 换为 (V_0-V) 即可。

▶ **考点提示**：容量法进行含量测定的滴定液、指示剂、注意事项和计算。

第二节 紫外-可见分光光度法

紫外-可见分光光度（UV-Vis）法是在 190～800nm 波长范围内测定物质的吸光度，用于鉴别、杂质检查和定量测定的方法，常用于结构中含有共轭体系药物制剂及不能用容量法且质量标准要求不高原料药的含量测定。有些药物在可见区本身没有吸收，但在一定条件下加入显色试剂或经过处理显色后，能对可见光产生吸收，也可用本法测定含量。如酸性染料比色法、四氮唑比色法等。定量测定时通常选择最大吸收波长处测定吸光度，然后与一定浓度的对照品溶液的吸光度比较或采用吸收系数法计算被测物质的含量。

紫外-可见分光光度法的特点包括以下方面。
① 简便易行，使用的仪器设备均不复杂，操作简单，易于普及。
② 灵敏度高，被测组分的最低浓度可达 10^{-4}～10^{-7} g/ml，适用于低浓度试样的分析。
③ 有一定的准确度，相对误差为 2%～5%，能满足微量组分的测定要求。
④ 专属性较差，专属性优于容量法，但比色谱法差。

由于紫外-可见分光光度法具有以上特点，故较少用于原料药的含量测定，可用于质量标准要求不高的药物制剂的含量测定，以及药物制剂的定量检查，如片剂溶出度或含量均匀度的检查。

紫外-可见分光光度法定量的依据是朗伯-比尔定律，见式(5-6)。化学因素或仪器变化可引起数据偏离朗伯-比尔定律。如溶质间或溶质与溶剂的缔合及溶质解离等引起溶质浓度变化；非单色入射光、狭缝宽度效应和杂散光等仪器因素，影响吸光度的测定。

$$A = E_{1cm}^{1\%} cl \tag{5-6}$$

式中，A 为吸光度；$E_{1cm}^{1\%}$ 为一定波长处物质的百分吸收系数；c 为供试品的浓度，g/100ml；l 为吸收池的厚度，通常为 1cm。

使用紫外-可见分光光度法进行定量测定时需注意事项包括以下方面。
① 吸光度范围测定含量时供试品溶液的吸光度一般要求在 0.3～0.7 之间，否则误差增大。
② 称量要求配制溶液时稀释转移次数应尽可能少，转移稀释时所取容积一般应不少于 5ml。

《中国药典》（2020 年版）中紫外-可见分光光度法用于含量测定的方法包括对照品比较法、吸收系数法、计算分光光度法和比色法四种，其中前两种最常用。紫外-可见分光光度法测定含量时供试品应称取 2 份，如为对照品比较法，对照品一般也应称取 2 份。

一、对照品比较法

按各品种项下的方法，分别配制供试品溶液和对照品溶液。对照品溶液中所含被测成分的量应为供试品溶液中被测成分规定量的 100%±10%，所用溶剂也应完全一致，在规定的波长处测定供试品溶液和对照品溶液的吸光度，根据式(5-7) 计算出供试品溶液中被测溶液的浓度。测定时要求狭缝宽度的调整、吸收池的位置和校正及透光率水平应一致。该法比吸收系数法准确，但检测成本高。如奋乃静片剂、盐酸去氯羟嗪片剂等的含量测定。

$$c_{供} = \frac{A_{供}}{A_{对}} c_{对} \tag{5-7}$$

式中，$A_{供}$、$A_{对}$ 分别为供试品和对照品溶液的吸光度；$c_{供}$、$c_{对}$ 分别为供试品和对照品溶液的浓度，要求单位统一。

① 原料药百分含量计算公式如下：

$$原料药百分含量 = \frac{c_{供}Vn}{m} \times 100\% = \frac{c_{对}\dfrac{A_{供}}{A_{对}}Vn}{m} \times 100\% \tag{5-8}$$

式中，V 为供试品溶解的体积，ml；n 为供试品测定溶液稀释倍数；m 为供试品的称取量；其他各符号意义同式(5-7)。

② 固体制剂（以片剂为例）标示量百分含量计算公式如下：

$$标示量百分含量 = \frac{c_{供}Vn \times 平均片重}{m \times 标示量} \times 100\% = \frac{c_{对}\dfrac{A_{供}}{A_{对}}Vn \times 平均片重}{m \times 标示量} \times 100\% \tag{5-9}$$

式中，各符号意义同式(5-8)。

③ 液体制剂（以注射剂为例）标示量百分含量计算，公式如下：

$$标示量百分含量 = \frac{c_{供}Vn \times 每支容量}{V_s \times 标示量} \times 100\% = \frac{c_{对}\dfrac{A_{供}}{A_{对}}Vn \times 每支容量}{V_s \times 标示量} \times 100\% \tag{5-10}$$

式中，V_s 为量取的待测注射剂体积，ml；其他各符号意义同式(5-8)。

> **药典在线**
>
> **盐酸去氯羟嗪片**
>
> 【含量测定】照紫外-可见分光光度法（通则 0401）测定。
>
> 供试品溶液　取本品 20 片，精密称定，研细，精密称取适量（约相当于盐酸去氯羟嗪 0.1g），置 100ml 量瓶中，加 0.1mol/L 盐酸溶液适量，振摇使盐酸去氯羟嗪溶解并用 0.1mol/L 盐酸溶液稀释至刻度，摇匀，滤过，精密量取续滤液 2ml，置 100ml 量瓶中，用 0.1mol/L 盐酸溶液稀释至刻度，摇匀。
>
> 对照品溶液　取盐酸去氯羟嗪对照品适量，精密称定，加 0.1mol/L 盐酸溶液溶解并定量稀释制成每 1ml 约含 20μg 的溶液。
>
> 测定法　取供试品溶液与对照品溶液，在 224nm 的波长处分别测定吸光度，计算。
>
> **奋乃静片**
>
> 【含量测定】照紫外-可见分光光度法（通则 0401）测定。避光操作。
>
> 溶剂　取乙醇 500ml，加盐酸 10ml，加水至 1000ml，摇匀。
>
> 供试品溶液　取本品 20 片，除去包衣后，精密称定，研细，精密称取适量（约相当于奋乃静 10mg），置 100ml 量瓶中，加溶剂约 70ml，充分振摇使奋乃静溶解，用溶剂稀释至刻度，摇匀，滤过，精密量取续滤液 5ml，置 100ml 量瓶中，用溶剂稀释至刻度，摇匀。
>
> 对照品溶液　取奋乃静对照品适量，精密称定，加溶剂溶解并定量稀释制成每 1ml 中约含 5μg 的溶液。
>
> 测定法　取供试品溶液与对照品溶液，在 255nm 的波长处分别测定吸光度，计算。

> **实例解析5-5**
>
> **格列喹酮片的含量测定**
>
> 取本品（规格：30mg）10 片，精密称定，研细，精密称取适量（约相当于格列喹酮 50mg），置 100ml 量瓶中，加甲醇约 70ml，置水浴中超声使格列喹酮溶解，放冷，加甲

醇稀释至刻度，摇匀，滤过，精密量取续滤液10ml，置50ml量瓶中，加甲醇稀释至刻度，摇匀，照紫外-可见分光光度法（通则0401），在310nm的波长处测定吸光度；另取格列喹酮对照品适量，精密称定，加甲醇溶解并定量稀释制成每1ml中约含0.1mg的溶液，同法测定，计算，即得。本品含格列喹酮（$C_{27}H_{33}N_3O_6S$）应为标示量的95.0%～105.0%。

测定数据为：$m_{10}=3.801$g；2份供试品重量$m_{供1}=0.6512$g，$m_{供2}=0.6623$g；$A_{供1}=0.554$，$A_{供2}=0.567$；$c_{对}=0.1$mg/ml；2份对照品$A_{对}$的平均值$=0.562$。

分析
解题思路：

$$m_{10} \rightarrow m_{供} \rightarrow 100\text{ml} \rightarrow 10\text{ml} \rightarrow 50\text{ml} \xrightarrow{UV-Vis} A_{供}$$

标示量 30mg

$$A_{对}=0.562$$
$$c_{对}=0.1\text{mg/ml}$$

稀释倍数 $n=\dfrac{50\text{ml}}{10\text{ml}}=5$

计算公式：

第1份的含量：$C_{27}H_{33}N_3O_6S$含量 $=\dfrac{\dfrac{c_{对}\dfrac{A_{供}}{A_{对}}\cdot vn}{m_{供}}\times m_{均}}{m_{标}}\times 100\%$

$$=\dfrac{0.1\times 0.554\times 500\times \dfrac{3.801}{10}}{0.6512\times 30\times 0.562}\times 100\%$$

$$=95.9\%$$

第2份的含量为96.5%。
2份的平均含量为96.2%，符合95.0%～105.0%范围。
结论：符合规定。

二、吸收系数法

按各品种项下的方法配制供试品溶液，在规定的波长处测定其吸光度，根据朗伯-比尔定律公式，再以该品种在规定条件下的吸收系数计算含量。用本法测定时，吸收系数通常应大于100，并注意仪器的校正和检定。《中国药典》（2020年版）中该法所占比重大于对照品比较法，如对乙酰氨基酚及其部分制剂、维生素B_1片、醋酸泼尼松龙片及乳膏、乙胺嘧啶片、炔孕酮等的含量测定。

① 原料药百分含量计算公式如下：

$$\text{原料药百分含量}=\dfrac{c_{供}Vn}{m}\times 100\% = \dfrac{AVn}{E_{1cm}^{1\%}\times 100\times m}\times 100\% \qquad (5-11)$$

式中，A 为供试品溶液的吸光度；V 为供试品溶解体积，ml；$E_{1cm}^{1\%}$ 为百分吸收系数；n 为供试品测定溶液稀释倍数；m 为供试品的称取量，g。

> **实例解析5-6**
>
> **对乙酰氨基酚的含量测定**
>
> 取本品约40mg,精密称定,置250ml量瓶中,加0.4%氢氧化钠溶液50ml溶解后,加水至刻度,摇匀,精密量取5ml,置100ml量瓶中,加0.4%氢氧化钠溶液10ml,加水至刻度,摇匀。取供试品溶液,在257nm的波长处测定吸光度,按$C_8H_9NO_2$的吸收系数($E_{1cm}^{1\%}$)为715计算。
>
> 实验数据:对乙酰氨基酚的取样量$m=0.0399g$,$A=0.570$。
>
> 计算:$C_8H_9NO_2$含量 $= \dfrac{AVn}{E_{1cm}^{1\%} \times 100 \times m} \times 100\%$
>
> $= \dfrac{0.570 \times 250 \times \dfrac{100}{5}}{715 \times 100 \times 0.0399} \times 100\%$
>
> $= 99.9\%$

② 固体制剂(以片剂为例)标示量百分含量计算公式如下:

$$\text{标示量百分含量} = \frac{AVn \times \text{平均片重}}{E_{1cm}^{1\%} \times 100 \times m \times \text{标示量}} \times 100\% \tag{5-12}$$

式中,各符号意义同式(5-11)。

> **实例解析5-7**
>
> **对乙酰氨基酚片的含量测定**
>
> 取本品20片,精密称定,研细,精密称取适量(约相当于对乙酰氨基酚40mg),置250ml量瓶中,加0.4%氢氧化钠溶液50ml与水50ml,振摇15分钟,加水至刻度,摇匀,滤过,精密量取续滤液5ml,置100ml量瓶中,加0.4%氢氧化钠溶液10ml,加水至刻度,摇匀,照分光光度法,在257nm的波长处测定吸光度,按$C_8H_9NO_2$的吸收系数($E_{1cm}^{1\%}$)为715计算,即得。
>
> 实验数据:对乙酰氨基酚20片总质量为2.0475g,标示量为0.1g,对乙酰氨基酚细粉的取样量$m=0.0409g$,$A=0.565$。
>
> 计算:$C_8H_9NO_2$标示量百分含量 $= \dfrac{AVn \times \text{平均片重}}{E_{1cm}^{1\%} \times 100 \times m \times \text{标示量}} \times 100\%$
>
> $= \dfrac{0.565 \times 250 \times \dfrac{100}{5} \times \dfrac{2.0475}{20}}{715 \times 100 \times 0.0409 \times 0.1} \times 100\%$
>
> $= 98.9\%$

③ 液体制剂(以注射剂为例)标示量百分含量计算,公式如下:

$$\text{标示量百分含量} = \frac{AVn \times \text{每支容量}}{E_{1cm}^{1\%} \times 100 \times V_s \times \text{标示量}} \times 100\% \tag{5-13}$$

式中,V_s为测定时注射剂的取样量;其他各符号意义同式(5-11)。

> ## 药典在线
>
> ### 盐酸氯丙嗪注射液
>
> 【含量测定】照紫外-可见分光光度法（通则 0401）测定。避光操作。
>
> 供试品溶液　精密量取本品适量（约相当于盐酸氯丙嗪 50mg），置 200ml 量瓶中，用盐酸溶液（9→1000）稀释至刻度，摇匀；精密量取 2ml，置 100ml 量瓶中，用盐酸溶液（9→1000）稀释至刻度，摇匀。
>
> 测定法　取供试品溶液，在 254nm 的波长处测定吸光度，按 $C_{17}H_{19}ClN_2S \cdot HCl$ 的吸收系数（$E_{1cm}^{1\%}$）为 915 计算。

实例解析 5-8

盐酸氯丙嗪注射液的含量测定

测定盐酸氯丙嗪注射液（规格为 1ml∶10mg）的含量，已知：精密量取 5ml（约相当于盐酸氯丙嗪 50mg）照质量标准含量测定项下方法测定盐酸氯丙嗪注射液的含量，平行测定两次，在 254nm 的波长处两份供试品溶液的吸光度分别为 0.456 和 0.460，按 $C_{17}H_{19}ClN_2S \cdot HCl$ 的吸收系数（$E_{1cm}^{1\%}$）为 915，计算盐酸氯丙嗪注射液的含量，并判断是否符合规定。本品含盐酸氯丙嗪（$C_{17}H_{19}ClN_2S \cdot HCl$）应为标示量的 95.0%～105.0%。

分析
解题思路：

$$5ml \to 200ml \to 2ml \to 100ml \xrightarrow{UV\text{-}Vis} A$$

1ml∶10mg
计算：

第 1 份供试品标示量百分含量 $= \dfrac{AVn \times 每支容量}{E_{1cm}^{1\%} \times 100 \times V_s \times 标示量} \times 100\%$

$$= \dfrac{0.456 \times 200 \times \dfrac{100}{2} \times 1}{915 \times 100 \times 5 \times 10 \times 10^{-3}} \times 100\%$$
$$= 99.7\%$$

第 2 份供试品标示量百分含量为 100.5%。
2 份的平均含量为 100.1%，符合 95.0%～105.0% 范围。
结论：符合规定。

课堂活动

维生素 B_{12} 注射液（1ml∶0.1mg）的含量测定，精密量取本品 7.5ml，置 25ml 量瓶中，加蒸馏水稀释至刻度，摇匀，置 1cm 的石英池中，在 361nm 处测得吸光度为 0.593，按维生素 B_{12} 吸收系数为 207 计算，本品标示量的百分含量是多少？

三、比色法

供试品本身在紫外-可见区没有强吸收,或在紫外区虽有吸收,但为了避免干扰或提高灵敏度,可加入适当的显色剂显色后,使反应产物的最大吸收移至可见光区,这种测定方法称为比色法。用比色法测定时,由于显色时影响显色深浅的因素较多,应取供试品与对照品或标准品同时操作。除另有规定外,比色法所用的空白系指用同体积的溶剂代替对照品或供试品溶液,然后依次加入等量的相应试剂,并用同样方法处理。当吸光度与浓度的线性关系不好时,应取数份梯度量对照品溶液,用溶剂补充至同一体积,显色后测定各份溶液的吸光度,然后以吸光度与相应的浓度绘制标准曲线,再根据供试品的吸光度在标准曲线上查相应的浓度,求出含量。比色法在食品及中药检测中应用较多,化学药品很少应用。本书仅介绍酸性染料比色法和四氮唑比色法。

1. 酸性染料比色法

酸性染料比色法是利用在适当的 pH 介质中,生物碱类药物(B)可与氢离子结合成阳离子(BH^+),一些酸性染料在此介质中能解离为阴离子(In^-),上述阳离子和阴离子可定量地结合成有色配位化合物($BH^+ \cdot In^-$),该离子对可被某些有机溶剂定量地提取,形成有色溶液。在一定波长处测定该有机相中有色离子对的吸光度,即可计算出生物碱的含量。此法取样量少,灵敏度高,具有一定的专属性和准确度,适用于小剂量的有机碱性药物及制剂或体内有机碱性药物的监测。如《中国药典》(2020年版)中硫酸阿托品片、氢溴酸山莨菪碱片剂及注射液等的含量测定。

酸性染料比色法影响因素包括:水相的 pH、酸性染料的种类与浓度、有机溶剂的种类与性质、有机相中的水分及酸性染料中的有色杂质等。

(1) 水相的 pH   只有在合适的 pH 下,生物碱类药物才能与氢离子结合生成 BH^+,酸性染料才能电离成阴离子(In^-)。pH 变小,抑制酸性染料的电离;pH 变大,生物碱类药物呈游离状态。因此 pH 不当时,二者不会反应。

(2) 酸性染料的种类与浓度   选用的酸性染料应能与生物碱类药物定量结合,而且生成的离子对在有机溶剂中的溶解度要大,同时在最大吸收波长处有较强吸收;酸性染料在有机溶剂中不溶或微溶。常用的酸性染料有溴麝香草酚蓝、溴甲酚绿、甲基橙等,托烷类生物碱常用溴甲酚绿。酸性染料的浓度对测定结果影响不大,但浓度过高,易产生乳化,且不易除去。

(3) 有机溶剂的种类与性质   常用的有机溶剂有三氯甲烷(二类溶剂,具肝毒性)、二氯甲烷等,其中三氯甲烷最常用。

(4) 有机相中的水分   水分能使有机相浑浊,而且水相中有过量的有色酸性染料,因此,萃取时应防止水分的混入。一般采用加脱水剂或经干燥滤纸、脱脂棉滤过的方法除水。

(5) 酸性染料中的有色杂质   酸性染料中的有色杂质,会增大测定结果。可在加入供试品前,将缓冲液与酸性染料的混合液用选用的有机溶剂萃取弃去,以除去有色杂质的干扰。

药典在线

硫酸阿托品片

【含量测定】照紫外-可见分光光度法(通则 0401)测定。避光操作。

供试品溶液   取本品 20 片,精密称定,研细,精密称取适量(约相当于硫酸阿托品 2.5mg),置 50ml 量瓶中,加水振摇使硫酸阿托品溶解并稀释至刻度,滤过,取续滤液。

对照品溶液   取硫酸阿托品对照品约 25mg,精密称定,置 25ml 量瓶中,加水溶解并稀释至刻度,摇匀,精密量取 5ml,置 100ml 量瓶中,用水稀释至刻度,摇匀。

测定法   精密量取供试品溶液与对照品溶液各 2ml,分别置预先精密加入三氯甲烷 10ml 的分液漏斗中,各加溴甲酚绿溶液 2.0ml,振摇提取 2 分钟后,静置使分层,分取澄清的三氯甲烷液,在 420nm 的波长处分别测定吸光度,计算,并将结果乘以 1.027。

课堂活动

硫酸阿托品片的测定中为什么要将结果乘以 1.027 呢？[硫酸阿托品片中的有效成分为 $(C_{17}H_{23}NO_3)_2 \cdot H_2SO_4 \cdot H_2O$，硫酸阿托品对照品为 $(C_{17}H_{23}NO_3)_2 \cdot H_2SO_4$。]

实例解析5-9

硫酸阿托品片的含量测定

测定硫酸阿托品片（规格0.3mg）的含量，测定结果如下：20片的总重为1.5192g，2份片粉重量分别为0.632g及0.635g，测定吸光度分别为0.446和0.452，对照品溶液吸光度的平均值为0.466。计算该片的含量是否符合规定。本品含硫酸阿托品 $[(C_{17}H_{23}NO_3)_2 \cdot H_2SO_4 \cdot H_2O]$ 应为标示量的 90.0%～110.0%。

分析
解题思路：

$$\left. \begin{array}{l} m_{\text{总}} \to m_{\text{供}} \to 50\text{ml} \\ m_{\text{对}} \\ 25\text{mg} \to 25\text{ml} \to 5\text{ml} \to 100\text{ml} \end{array} \right\} 2\text{ml} \xrightarrow{UV-Vis} A$$

计算公式：

$$\text{供试品标示量百分含量} = \frac{A_{\text{供}} \, c_{\text{对}} \times 50\text{ml} \times m_{\text{总}} \times 1.027}{A_{\text{对}} \, m_{\text{供}} \times 20 \times \text{标示量}} \times 100\%$$

其中：$c_{\text{对}} = \dfrac{25\text{mg} \times 5\text{ml}}{25\text{ml} \times 100\text{ml}} = 0.05 \text{mg/ml}$

解：第1份供试品标示量百分含量 $= \dfrac{A_{\text{供}} \, c_{\text{对}} \times 50\text{ml} \times m_{\text{总}} \times 1.027}{A_{\text{对}} \, m_{\text{供}} \times 20 \times \text{标示量}} \times 100\%$

$= \dfrac{0.446 \times 0.05 \times 50 \times 1.5192\text{g} \times 1.027}{0.466 \times 0.632\text{g} \times 20 \times 0.3} \times 100\%$

$= 98.45\%$

第2份供试品标示量百分含量为 99.30%。
2份的平均含量为98.9%，在90.0%～110.0%范围。
结论：符合规定。

2. 四氮唑比色法

四氮唑比色法一般用于肾上腺皮质激素类药物的含量测定。肾上腺皮质激素类药物17位上的羟甲基酮（α-醇酮基）有还原性，可与四氮唑盐反应显色，用于含量测定。常用的四氮唑盐有氯化三苯四氮唑、蓝四氮唑。本法易受溶剂、反应温度和时间、水分、碱浓度、空气中氧气的干扰，但具有一定的专属性，能选择性测定17位未被氧化或降解药物的含量。检验时应采用无醛无水乙醇，因为含水时显色速度慢，含醛时吸光度增加；碱常用氢氧化四甲基铵，要求反应液的pH>13.75；反应产物对光线及氧气敏感，要求采用避光容器并置于暗处，达到显色时间后立即测定吸光度。《中国药典》（2020年版）中规定反应条件为：25℃暗处放置40～45分钟。如氢化可的松乳膏、醋酸氢化可的松片等的含量测定。

> **课堂活动**
>
> 制定药品质量标准时,如何确定供试品溶液显色的时间?

> **药典在线**
>
> **氢化可的松乳膏**
>
> 【含量测定】 照紫外-可见分光光度法(通则 0401)测定。避光操作。
>
> 供试品溶液 取本品适量(约相当于氢化可的松 20mg),精密称定,置烧杯中,加无水乙醇约 30ml,在水浴中加热使溶解,再置冰浴中冷却后,滤过,滤液置 100ml 量瓶中,同法提取 3 次,滤液并入量瓶中,放至室温,用无水乙醇稀释至刻度,摇匀。
>
> 对照品溶液 取氢化可的松对照品约 20mg,精密称定,置 100ml 量瓶中,加无水乙醇溶解并稀释至刻度,摇匀。
>
> 测定法 精密量取供试品溶液与对照品溶液各 1ml,分别置干燥具塞试管中,各精密加无水乙醇 9ml 与氯化三苯四氮唑试液 1ml,摇匀,各再精密加入氢氧化四甲基铵试液 1ml,摇匀,在 25℃的暗处放置 40~45 分钟,在 485nm 的波长处分别测定吸光度,计算。

▶ 考点提示:紫外-可见分光光度法进行含量测定的方法和计算。

第三节 高效液相色谱法

高效液相色谱(HPLC)法具有分离、分析的功能,专属性强,适用于纯度较低及成分复杂药物的含量测定,是药品检验中应用最广的分析方法,而且所占比重越来越大。

《中国药典》(2020 年版)中收载的 HPLC 法一般为反相 HPLC 法。反相 HPLC 法一般以十八烷基硅烷键合硅胶(ODS)、辛基硅烷键合硅胶、苯基键合硅胶为固定相;以色谱级甲醇-水、乙腈-水系统为流动相,用紫外末端波长检测时,选用乙腈-水系统;检测器多为紫外检测器,包括二极管阵列检测器(大多氨基糖苷类药物用蒸发光散射检测器,个别品种用离子色谱法,如氯膦酸二钠)。个别品种用正相色谱法,如维生素 K_1 的含量测定。正反相系统互换时,首先确认仪器本身的密封圈是否适用正相色谱(一般仪器的密封圈只适用于反相色谱),然后用色谱级异丙醇过渡。

HPLC 法定量时的色谱条件,除填充剂种类、流动相组分、检测器类型不得改变外,其余如色谱柱内径与长度、填充剂粒径、流动相流速、流动相比例、柱温、进样量、检测器灵敏度等均可适当改变,以达到系统适用性试验(理论板数、分离度、灵敏度、拖尾因子、重复性)的要求。

一、方法特点与适用范围

HPLC 法的特点包括以下方面。

(1) 灵敏度高 HPLC 法的灵敏度高于 TLC 法及 UV-Vis 法,其最低检出浓度可达 $10^{-15} \sim 10^{-12}$ g/ml。

(2) 专属性强 可有效分离样品中与待测组分结构相近的物质,检测信号具有较高的专属性，可实现对待测组分的选择性检测。

(3) 分离效能高　通常可在 10 分钟或 20 分钟内完成药物的定量分析，或在 30 分钟内完成复方制剂中多组分的同时定量分析。

基于以上特点，HPLC 法在药物检验中广泛使用，是复方制剂含量测定的首选方法。临床使用广泛、安全性小、特殊人群使用的药物，一般均选用 HPLC 法测定含量。如果用 HPLC 法测定含量，则其鉴别项中一般含有 HPLC 法。如《中国药典》（2020 年版）中抗生素类、甾体激素类、强心苷类、生物碱类、抗肿瘤类药物的原料药及制剂、复方制剂大多采用 HPLC 法测定含量及鉴别真伪。

二、含量测定方法

HPLC 法用于含量测定时，一般采用峰面积 A 或峰高 h 作为定量参数，用内标法和外标法定量，其中外标法最常用，膏剂、栓剂由于辅料干扰大，多用内标法。

1. 内标法

采用内标法，可避免因样品前处理及进样体积误差对测定结果的影响。可造成样品损失的样品前处理步骤包括反应（如衍生化反应）、滤过、提取、移液等过程。在样品前处理之前加入合适的内标物质，可以校正这些前处理过程中样品的损失对测定结果准确度的影响。同时也可消除色谱分析时进样量的变化和色谱条件的微小变化对定量结果的影响。如《中国药典》（2020 年版）中丁酸氢化可的松及其乳膏，丙酸倍氯米松及其乳膏、粉雾剂，丙酸氯倍他索乳膏，炔诺孕酮炔雌醚片等的含量测定。

> **📁 药典在线**
>
> **丁酸氢化可的松**
>
> 【含量测定】照高效液相色谱法（通则 0512）测定。
>
> 内标溶液　取甲睾酮，加甲醇溶解并制成每 1ml 中约含 0.18mg 的溶液。
>
> 供试品溶液　取本品适量，精密称定，加甲醇溶解并定量稀释制成每 1ml 中约含 0.26mg 的溶液，精密量取该溶液与内标溶液各 5ml，置 50ml 量瓶中，用甲醇稀释至刻度，摇匀。
>
> 对照品溶液　取丁酸氢化可的松对照品适量，精密称定，加甲醇溶解并定量稀释制成每 1ml 中约含 0.26mg 的溶液，精密量取该溶液与内标溶液各 5ml，置 50ml 量瓶中，用甲醇稀释至刻度，摇匀。
>
> 系统适用性溶液　取甲睾酮和丁酸氢化可的松各适量，加甲醇溶解并稀释制成每 1ml 中约含甲睾酮 18μg 和丁酸氢化可的松 26μg 的溶液。
>
> 色谱条件　用十八烷基硅烷键合硅胶为填充剂；以水-乙腈-冰醋酸（55∶45∶0.5）为流动相；检测波长为 240nm；进样体积 20μl。
>
> 系统适用性要求　系统适用性溶液色谱图中，理论板数按丁酸氢化可的松峰计算不低于 1500，丁酸氢化可的松峰与内标物质峰的分离度应符合要求。
>
> 测定法　精密量取供试品溶液与对照品溶液，分别注入液相色谱仪，记录色谱图。按内标法以峰面积计算。

> **👥 课堂活动**
>
> HPLC 法测定丁酸氢化可的松含量时，流动相中的冰醋酸的作用是什么？标准品的取用量最少为多少 mg？

2. 外标法

由于仪器自动进样器的普及，除膏剂、栓剂外的药物一般用外标法定量。如苯妥英钠及其制剂、炔雌醇及其制剂、苯唑西林钠及其粉针、甲硝唑片剂及注射液等的含量测定。计算公式为：

$$c_{供} = \frac{A_{供}}{A_{对}} c_{对} \tag{5-14}$$

式中，$A_{供}$、$A_{对}$ 分别为供试品和对照品溶液的峰面积；$c_{供}$、$c_{对}$ 分别为供试品和对照品溶液的浓度，要求单位统一。

药典在线

苯妥英钠

【含量测定】照高效液相色谱法（通则0512）测定。

供试品溶液　取本品，精密称定，加流动相溶解并定量稀释制成每1ml中约含50μg的溶液。

对照品溶液　取苯妥英钠对照品，精密称定，加流动相溶解并定量稀释成每1ml中约含50μg的溶液。

系统适用性溶液　取杂质Ⅰ与苯妥英钠对照品各适量，加少量甲醇溶解，用流动相稀释制成每1ml中约含杂质Ⅰ0.15mg与苯妥英钠0.1mg的混合溶液。

色谱条件　用十八烷基硅烷键合硅胶为填充剂；以0.05mol/L磷酸二氢铵溶液（用磷酸调节pH值至2.5）-乙腈-甲醇（45∶35∶20）为流动相；流速为每分钟1.5ml；检测波长为220nm；进样体积20μl。

系统适用性要求　系统适用性溶液色谱图中，出峰顺序为苯妥英钠与杂质Ⅰ，两峰之间的分离度应符合要求，理论板数按苯妥英钠峰计算不低于5000。

测定法　精密量取供试品溶液与对照品溶液，分别注入液相色谱仪，记录色谱图。按外标法以峰面积计算。

杂质Ⅰ为2-羟基-1,2-二苯基乙酮。

课堂活动

流动相中含有缓冲盐，操作时应注意什么？

药典在线

甲硝唑注射液

【含量测定】照高效液相色谱法（通则0512）测定。

供试品溶液　精密量取本品适量，用流动相定量稀释制成每1ml中约含甲硝唑0.25mg的溶液，摇匀。

对照品溶液　取甲硝唑对照品适量，精密称定，加流动相溶解并定量稀释制成每1ml中约含0.25mg的溶液。

色谱条件　用十八烷基硅烷键合硅胶为填充剂；以甲醇-水（20∶80）为流动相；检测波长为320nm；进样体积10μl。

第五章　药物的含量测定方法

系统适用性要求　理论板数按甲硝唑峰计算不低于2000。

测定法　精密量取供试品溶液与对照品溶液，分别注入液相色谱仪，记录色谱图。按外标法以峰面积计算。

三、注意事项

1. 固定相

以硅胶为载体的键合相填充剂的使用，温度通常不超过40℃，为改善分离效果可适当提高色谱柱的使用温度，但应不超过60℃。流动相的pH应控制在2～8之间。当pH大于8时，可使载体硅胶溶解；当pH小于2时，与硅胶相连的化学键合相易水解脱落。当色谱系统中需要使用pH大于8的流动相时，应选用耐碱的填充剂，如采用高纯硅胶为载体并具有高表面覆盖度的键合硅胶填充剂、包覆聚合物填充剂、有机-无机杂化填充剂或非硅胶基键合填充剂等；当需使用pH小于2的流动相时，应选用耐酸的填充剂，如具有大体积侧链能产生空间位阻保护作用的二异丙基或二异丁基取代十八烷基硅烷键合硅胶填充剂、有机-无机杂化填充剂等。

2. 流动相

反相色谱系统的流动相首选甲醇-水系统（采用紫外末端波长检测时，首选乙腈-水系统），如经试用不适合时，再选用其他溶剂系统。应尽可能少用含有缓冲液的流动相，必须使用时，应尽可能选用含较低浓度缓冲液的流动相。由于C_{18}链在水相环境中不宜保持伸展状态，故对以十八烷基硅烷键合硅胶为填充剂的反相色谱系统，流动相中有机相的比例通常应不低于5％，否则C_{18}链的随机卷曲将导致组分保留值变化，造成色谱系统不稳定。

3. 参数设置

（1）泵的最低压力　泵的最低压力一般默认为0MPa。建议设为0.4MPa（或3～5Bar），可以保证流动相量减少时仪器自动停泵，防止泵空转，减少柱塞的杆磨损。

注：1MPa=10bar（大气压）；1bar=14.5psi。

（2）取样针吸液速度　取样针吸液速度一般选用默认参数即可。但进样体积较小时，需设置取样针吸液速度，要求针在样品瓶中停留时间≥5s。

（3）数据采集频率　数据采集频率的设置影响分辨率、磁盘空间，要求一个峰至少由20个采样点组成，一般设置为0.2～100Hz。如果出现共淋洗或低信噪比时要40个采样点。峰宽时用低频率，峰窄时用高频率。数据采集频率太小时，峰起点、终点不精确；太大时，后处理时间长，数据贮存量加大，浪费时间。

（4）响应时间　响应时间是将检测器的响应值转化成输出信号的快慢，影响分辨率、灵敏度和基线噪声。一般响应时间设为半高峰宽的1/4，延长响应时间会降低基线噪声，降低峰高且造成峰不对称。

（5）测定波长　波长影响灵敏度和线性。一般氘灯用于190～380nm，钨灯用于380～800nm。

（6）样品带宽　样品带宽是谱图测量色谱图的范围，影响灵敏度和基线噪声。带宽增加会减小基线噪声、峰高。

（7）束宽　采集3D数据时，默认为1nm。束宽>1nm时会减少数据的储存。化合物出峰良好时，不选择束宽，否则降低光谱的分辨率。

（8）步长　数据采集频率的倒数。

（9）峰开头、结尾灵敏因子　峰开头、结尾灵敏度因子一般设为2，该值越小越靠近峰。

（10）样品盘　配有自动进样器的样品盘为圆盘状时禁止用手转动；为抽屉状时注意放样品盘时速度要慢，防止反弹，仪器感应不到样品盘，不会进样分析。

▶ **考点提示**：高效液相色谱法进行含量测定的方法和计算。

知识链接

高效液相色谱法在体内药物分析中的应用

体内药物浓度，尤其是血浆（或血清）药物浓度直接与药效和不良反应相关，随着科技的发展，我们现在可以通过检测患者在给药后的血液或其他体液中的药物浓度，指导个体化用药方案的制订和调整，以达到提高疗效和减少不良反应的目的。那么如何进行体内药物浓度的监测呢？高效液相色谱法具有很高的选择性和较高的检测灵敏度，能够对组分进行分离和分析，能排除与药物结构相近的代谢产物和某些内源性杂质的干扰，非常适合进行体内药物浓度检测。目前很多医院都开发了高效液相色谱-质谱联用的方法检测体内药物浓度，如北京天坛医院药学部可以对十多种药物进行血药浓度监测，以提高药物的疗效，避免或减少毒副反应；同时也为药物过量中毒的诊断和处理提供有价值的实验室依据。

第四节 辅料的干扰和排除

片剂系指药物与适宜的辅料混匀压制而成的圆片状或异形片状的固体制剂。片剂以口服普通片为主，另有含片、舌下片、口腔贴片、咀嚼片、分散片、可溶片、泡腾片、阴道片、阴道泡腾片、缓释片、控释片与肠溶片等。片剂中的稀释剂、润湿剂与黏合剂、崩解剂、润滑剂等辅料常干扰片剂的含量测定，需排除干扰或采用专属性强的方法测定含量。

注射剂系指原料药物与适宜的辅料制成的供注入体内的无菌制剂。注射剂包括注射液（溶液型、乳状液型或混悬型）、注射用无菌粉末与注射用浓溶液。注射剂一般由药物、溶剂和附加剂（抗氧剂、抑菌剂、pH 调节剂、等渗调节剂等）组成。注射剂中的溶剂与附加剂等辅料常干扰注射剂的含量测定。注射剂中的溶剂包括注射用水、注射用油、其他注射用非水溶剂；附加剂包括渗透压调节剂、pH 调节剂、增溶剂、乳化剂、助悬剂、抗氧剂、抑菌剂及止痛剂等。测定注射剂含量时，如加入的溶剂和附加剂无干扰，则采用原料药的方法直接测定。否则，需排除干扰或采用专属性强的方法测定含量。

下面主要讨论片剂和注射液中常用辅料如糖类、硬脂酸镁、抗氧剂、溶剂油及溶剂水的干扰及排除方法。

一、糖类

淀粉、糊精、乳糖、蔗糖等都是片剂常用的稀释剂，其中乳糖本身具有还原性，淀粉、糊精、蔗糖本身虽无还原性，但它们经水解后最终可生成具有还原性的葡萄糖，因此糖类可能干扰氧化还原滴定，测定含量时要避免采用强氧化性的滴定液，并同时做空白对照试验（以空白辅料进行的试验）。若空白对照试验消耗滴定液，需排除干扰或改用其他方法。如高锰酸钾法、溴酸钾法等。

1. 改用氧化性较弱的滴定液

糖类辅料还原性弱，不与氧化性较弱的滴定液（如硫酸铈）反应。改用氧化性较弱的滴定液可排除干扰。如《中国药典》（2020年版）中硫酸亚铁原料药采用高锰酸钾滴定液，而硫酸亚铁片则采用硫酸铈做滴定液。

2. 过滤去除法

《中国药典》（2020年版）中维生素C片的含量测定采用碘量法，加新沸过的冷水与稀醋酸的混合液溶解样品，则主药溶出，迅速滤过除去辅料的干扰。糖类辅料虽然可能溶出，但我国一般使用非还原性的蔗糖及预胶化淀粉，几乎对含量测定没有影响。

3. 改用其他方法

改用非氧化还原测定方法，如紫外-可见分光光度法或高效液相色谱法测定含量则无干扰。如乙酰半胱氨酸（含有—SH）用直接碘量法测定含量，其颗粒剂用高效液相色谱法。

二、硬脂酸镁

硬脂酸镁是一种常用的润滑剂，具弱碱性，在水及常用有机溶剂（如乙醇或乙醚）中均不溶解，可干扰配位滴定法和非水碱量法。

1. 配位滴定法

在碱性溶液（pH 9.7～12）中用配位滴定法测定含量时，Mg^{2+} 能与 EDTA-2Na 发生配位反应，使测定结果偏高。若被测离子与EDTA形成的配位化合物更稳定，则 Mg^{2+} 的干扰可忽略不计，否则需加入掩蔽剂、改变pH值或选择合适的指示剂排除干扰。

（1）加入掩蔽剂　可加入掩蔽剂草酸、硼酸或酒石酸排除干扰，其中酒石酸效果最佳。如《中国药典》（2020年版）中碳酸钙咀嚼片的含量测定中加酒石酸排除硬脂酸镁的干扰。

（2）改变pH和选择合适的指示剂　pH<9时，Mg^{2+} 与EDTA不反应；pH>12时，Mg^{2+} 生成 $Mg(OH)_2$ 沉淀。如《中国药典》（2020年版）中氢氧化铝片、二甲硅油片中氧化铝的含量测定，要求控制pH值6.0，选择二甲酚橙指示剂；枸橼酸铋钾片的含量测定，要求加入5ml硝酸溶液（1→5），控制pH值2～3，选择二甲酚橙指示剂。

2. 非水碱量法

采用非水碱量法测定主药含量时，当主药的含量较少，而硬脂酸镁的含量较大时，硬脂酸根离子在酸性溶液中碱性增强，也会消耗 $HClO_4$ 滴定液，使测定结果偏高。若片剂中硬脂酸镁的含量低，其干扰可忽略不计，否则需排除干扰后或选用其他方法测定含量。

（1）忽略不计的　如《中国药典》（2020年版）中枸橼酸哌嗪片、硫酸奎尼丁片，其干扰可忽略不计，均直接采用非水碱量法直接测定含量。

（2）排除干扰后测定含量　①掩蔽法：加入掩蔽剂如草酸或酒石酸。由于强酸可以制备弱酸，所以加入草酸或酒石酸可以使硬脂酸根离子生成硬脂酸，硬脂酸不消耗高氯酸滴定液。如《中国药典》（2020年版）中枸橼酸乙胺嗪片，采用加掩蔽剂酒石酸的方法，排除硬脂酸镁的干扰后，再用非水碱量法测定含量。②提取法：对于游离生物碱类药物，可用适当的有机溶剂提取药物后再测定。常用的有机溶剂有三氯甲烷、丙酮、乙醚、乙醇等；对于生物碱盐类药物，可用水提取，加碱碱化后，生物碱盐变为游离生物碱，用三氯甲烷提取后再测定。对于脂溶性药物，可用合适的有机溶剂提取药物，排除干扰后再测定含量。如《中国药典》（2020年版）中硫酸奎宁片采用先加氯化钠与0.1mol/L的氢氧化钠溶液，使其生成奎宁，再用三氯甲烷提取，排除硬脂酸镁的干扰后，再用非水碱量法测定含量；盐酸哌甲酯片采用加甲醇溶解，滤过，蒸干甲醇，再用非水碱量法测定含量。

（3）改用其他方法　可改用紫外-可见分光光度法或高效液相色谱法。《中国药典》（2020年版）中盐酸氯丙嗪采用非水碱量法测定含量，而其片剂及注射液采用了紫外-可见分光光度法测定含量；盐酸哌替啶采用非水碱量法测定含量，而其片剂及注射液采用了高效液相色谱法测定含量。

三、抗氧剂

含有还原性药物的注射剂中常需加入强还原性的亚硫酸钠、焦亚硫酸钠、亚硫酸氢钠、硫代硫酸钠和维生素 C 等作为抗氧剂。但这些物质的存在，对氧化还原滴定法有干扰，会导致测定结果偏高。需排除干扰或改用其他方法测定。

1. 加掩蔽剂丙酮或甲醛

可加入掩蔽剂丙酮或甲醛排除抗氧剂的干扰。氧化性较强的滴定液不宜采用甲醛。如药物中含有亚硫酸钠、亚硫酸氢钠时，可加入丙酮排除对碘量法、银量法、铈量法或亚硝酸钠法的干扰；含有焦亚硫酸钠时，可加入甲醛排除对碘量法或溴量法的干扰。如《中国药典》（2020年版）中维生素 C 注射液、硫代硫酸钠注射液，先加入丙酮排除干扰，再用直接碘量法测定含量。

2. 加酸、加热分解法

亚硫酸钠、亚硫酸氢钠和焦亚硫酸钠均可被强酸分解，产生二氧化硫气体，经加热可全部逸出。如《中国药典》（2020年版）中磺胺嘧啶钠注射液采用亚硝酸钠滴定法测定含量，因其中添加了亚硫酸氢钠抗氧剂，可消耗亚硝酸钠滴定液，但由于在滴定前，已加入一定量的盐酸（这也是亚硝酸钠滴定法所要求的条件）使亚硫酸氢钠分解，从而排除了它们的干扰，不需另行处理。盐酸去氧肾上腺素注射液加稀盐酸煮沸至近干，再用原料药的方法（加溴剩余溴量法）测定含量。

四、溶剂油

许多脂溶性的药物，如维生素 E、黄体酮等，其注射液须以植物油为溶剂。植物油主要为供注射用的大豆油，干扰以水为溶剂的分析方法。可采用有机溶剂稀释法、萃取法排除干扰。

1. 有机溶剂稀释法

对于药物含量高的注射液，可用有机溶剂稀释供试品，降低油的干扰。如《中国药典》（2020年版）中二硫丙醇注射液采用无水乙醇-三氯甲烷（3∶1）稀释后，用碘量法测定含量；苯甲酸雌二醇注射液采用无水乙醇稀释后，用 HPLC 法测定含量；复方己酸羟孕酮注射液、己酸羟孕酮注射液采用甲醇稀释后，用 HPLC 法测定含量。

2. 萃取法

采用适当的溶剂如甲醇、乙醇等提取药物，也可排除油的干扰。如《中国药典》（2020年版）中十一酸睾酮注射液、己烯雌酚注射液、黄体酮注射液等采用乙醚提取药物，排除油的干扰，再挥散乙醚，然后测定含量。

五、溶剂水

注射剂一般用水作为溶剂，溶剂水干扰非水碱量法，可采用蒸干水、有机溶剂提取法排除干扰，或采用其他方法（如 UV-Vis 法或 HPLC 法）测定含量。

1. 蒸干水

热稳定性好的药物可采用蒸干水排除干扰后，再用非水碱量法测定含量。如《中国药典》（2020年版）中羟丁酸钠注射液、磷酸可待因注射液、磷酸丙吡胺注射液均采用水浴蒸干，105℃干燥，放冷后，再用非水碱量法测定含量。

2. 有机溶剂提取法

采用适当有机溶剂提取药物，蒸干有机溶剂，再用非水碱量法测定含量。如《中国药典》（2020年版）中二盐酸奎宁注射液采用加氨试液使成碱性，使二盐酸奎宁生成奎宁，用三氯甲烷提取奎宁，蒸干三氯甲烷，再用非水碱量法测定其含量；奋乃静注射液采用加氢氧化钠试液使成碱性，用三氯甲烷提取，蒸干三氯甲烷，再用非水碱量法测定含量。

▶ **考点提示**：制剂中辅料的干扰和排除干扰的方法。

章节思维导图

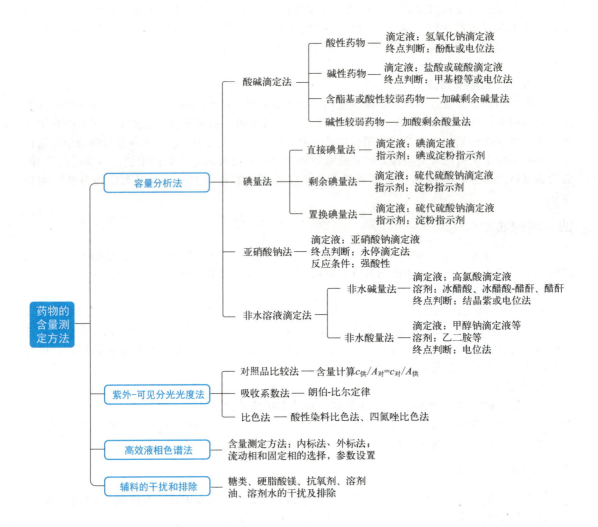

含量计算

一、表示方法

（1）原料药（百分含量）：含量 $= \dfrac{\text{实测含量}}{\text{取样量}} \times 100\%$

（2）制剂（标示量百分含量）：标示量百分含量 $= \dfrac{\text{单位制剂实测含量}}{\text{标示量}} \times 100\%$

二、计算方法

1. 滴定法

原料药：含量 $= \dfrac{VTF}{m} \times 100\%$

片剂：标示量百分含量 $=\dfrac{VTF\times 平均片重}{m\times 标示量}\times 100\%$

注射剂：标示量百分含量 $=\dfrac{VTF\times 每支容量}{V_s\times 标示量}\times 100\%$

2. 紫外-可见分光光度法

（1）对照品比较法 $c_供=\dfrac{A_供}{A_对}c_对$

原料药：含量 $=\dfrac{c_供 Vn}{m}\times 100\%=\dfrac{c_对\dfrac{A_供}{A_对}Vn}{m}\times 100\%$

片剂：标示量百分含量 $=\dfrac{c_供 Vn\times 平均片重}{m\times 标示量}\times 100\%=\dfrac{c_对\dfrac{A_供}{A_对}Vn\times 平均片重}{m\times 标示量}\times 100\%$

注射剂：标示量百分含量 $=\dfrac{c_供 Vn\times 每支容量}{V_s\times 标示量}\times 100\%=\dfrac{c_对\dfrac{A_供}{A_对}Vn\times 每支容量}{V_s\times 标示量}\times 100\%$

（2）吸收系数法量 $c_供=\dfrac{A}{E_{1cm}^{1\%}\times 100}$

原料药：含量 $=\dfrac{c_供 Vn}{m}\times 100\%=\dfrac{AVn}{E_{1cm}^{1\%}\times 100\times m}\times 100\%$

片剂：标示量百分含量 $=\dfrac{AVn\times 平均片重}{E_{1cm}^{1\%}\times 100\times m\times 标示量}\times 100\%$

注射剂：标示量百分含量 $=\dfrac{AVn\times 每支容量}{E_{1cm}^{1\%}\times 100\times V_s\times 标示量}\times 100\%$

3. 高效液相色谱法——外标法

$$c_供=\dfrac{A_供}{A_对}c_对$$

原料药：含量 $=\dfrac{c_供 Vn}{m}\times 100\%=\dfrac{c_对\dfrac{A_供}{A_对}Vn}{m}\times 100\%$

片剂：标示量百分含量 $=\dfrac{c_供 Vn\times 平均片重}{m\times 标示量}\times 100\%=\dfrac{c_对\dfrac{A_供}{A_对}Vn\times 平均片重}{m\times 标示量}\times 100\%$

注射剂：标示量百分含量 $=\dfrac{c_供 Vn\times 每支容量}{V_s\times 标示量}\times 100\%=\dfrac{c_对\dfrac{A_供}{A_对}Vn\times 每支容量}{V_s\times 标示量}\times 100\%$

学习目标检测

一、选择题

【A 型题】（最佳选择题）说明：每题的备选答案中只有一个最佳答案。

1. 测定甲硝唑注射液的含量时选用的方法为（　　　）。
   A. 酸碱滴定法　　　　　　　　　　　　B. 高效液相色谱法
   C. 非水溶液滴定法　　　　　　　　　　D. 紫外-可见分光光度法
2. 测定甲硝唑的含量时选用的方法为（　　　）。
   A. 非水溶液滴定法　　　　　　　　　　B. 高效液相色谱法

C. 亚硝酸钠滴定法　　　　　　　　D. 紫外-可见分光光度法

3. 硫酸阿托品的含量测定所用滴定液是（　　）。
   A. 氢氧化四丁基铵滴定液　　　　　B. 冰醋酸
   C. 甲醇钠滴定液　　　　　　　　　D. 高氯酸滴定液

4. 硫酸阿托品片的含量测定所用方法是（　　）。
   A. 紫外-可见分光光度法　　　　　　B. 高效液相色谱法
   C. 碘量法　　　　　　　　　　　　D. 非水酸量法

5. 维生素C进行含量测定时，终点的现象是（　　）。
   A. 蓝色消失　　　　　　　　　　　B. 溶液显蓝色并30秒内不褪
   C. 溶液显持续的微黄色　　　　　　D. 溶液显粉红色并30秒内不褪

6. 高效液相色谱法的流动相pH一般为（　　）。
   A. 1～3　　　　B. 7～9　　　　C. 2～8　　　　D. 1～10

7. 紫外-可见分光光度法用于含量测定时，下列超出了一般要求范围的A值为（　　）。
   A. 0.4　　　　B. 0.5　　　　C. 0.6　　　　D. 0.9

8. 高效液相色谱法中用于定量的参数是（　　）。
   A. 峰面积　　　B. 保留时间　　　C. 峰宽　　　D. 检测波长

【X型题】（多项选择题）说明：每题有2个或2个以上答案可以选择。

1. 药物的含量测定常用方法有（　　）。
   A. 容量法　　　B. 光谱法　　　C. 色谱法　　　D. 比色法　　　E. 比浊法

2. 以下属于容量法的有（　　）。
   A. 非水溶液滴定法　　　B. 高效液相色谱法　　　C. 紫外-可见分光光度法
   D. 酸碱滴定法　　　　　E. 亚硝酸钠法

3. 紫外-可见分光光度法的定量方法有（　　）。
   A. 比色法　　　B. 对照品比较法　　　C. 色谱法　　　D. 比浊法　　　E. 吸收系数法

4. 下列属于非水碱量法所用试剂的有（　　）。
   A. 高氯酸滴定液　　　B. 结晶紫　　　C. 乙二胺
   D. 冰醋酸　　　　　　E. 甲醇钠滴定液

5. 《中国药典》规定，采用HPLC法分析时，必须对仪器进行系统适用性试验，应包括的内容有（　　）。
   A. 理论板数　　　B. 调整保留时间　　　C. 分离度　　　D. 重复性　　　E. 拖尾因子

二、填空题

1. 制剂与原料药含量测定结果的表示方法及限度要求不同，制剂一般以_____表示，当制剂中主药含量与标示量相等时，其标示量百分含量为_____；原料药的含量限度以_____表示。
2. 非水溶液滴定法可分为_____和_____。
3. 滴定度是指_____。
4. 注射剂中抗氧剂干扰排除可以加入掩蔽剂_____或_____。
5. 反相色谱系统的流动相首选_____系统。

三、简答题

1. 简述高效液相色谱法相关术语及应用。
2. 简述注射剂中抗氧剂有哪些，干扰哪种含量测定方法，应如何排除干扰。

四、计算题

1. 盐酸普鲁卡因的含量测定：取本品约0.6g，精密称定，照永停滴定法（通则0701），在15～25℃，用亚硝酸钠滴定液（0.1mol/L）滴定。每1ml亚硝酸钠滴定液（0.1mol/L）相当于27.28mg的$C_{13}H_{20}N_2O_2 \cdot HCl$。若称量的盐酸普鲁卡因药粉量为0.6035g，消耗滴定液22.02ml，亚硝酸钠滴定液浓度为 0.1007mol/L，则盐酸普鲁卡因的含量为多少？

2. 烟酸片的含量测定：取本品 10 片，精密称定，研细，精密称取适量（约相当于烟酸 0.2g），加新沸过的冷水 50ml，置水浴上加热，并时时振摇使烟酸溶解后，放冷，加酚酞指示液 3 滴，用氢氧化钠滴定液（0.1mol/L）滴定。每 1ml 氢氧化钠滴定液（0.1mol/L）相当于 12.31mg 的 $C_6H_5NO_2$。若烟酸片的规格为 50mg，10 片烟酸片的总重量为 5.7851g，称量的烟酸片药粉量为 2.3115g，消耗滴定液 16.00ml，氢氧化钠滴定液浓度为 0.1011mol/L，则本品含烟酸应为标示量的多少？

3. 维生素 B_{12} 注射液（2ml：0.5mg）的含量测定：避光操作。精密量取本品适量，用水定量稀释成每 1ml 中约含维生素 B_{12} 25μg 的溶液，照紫外-可见分光光度法，在 361nm 的波长处测定吸光度为 0.509，按 $C_{63}H_{88}CoN_{14}O_{14}P$ 的吸收系数（$E_{1cm}^{1\%}$）为 207 计算。那么维生素 B_{12} 注射液（$C_{63}H_{88}CoN_{14}O_{14}P$）应为标示量的百分比？药典规定本品含维生素 B_{12}（$C_{63}H_{88}CoN_{14}O_{14}P$）应为标示量的 90.0%～110.0%。根据计算结果，判定含量是否符合药典规定。

（李　伟）

第六章　典型药物质量分析

❖ **知识目标：**
1. 掌握各类常见典型药物的鉴别方法、特殊杂质检查方法、含量测定方法。
2. 熟悉芳酸及其酯类药物、酯类和酰胺类药物含量计算方法。
3. 熟悉各类典型药物的结构特点、性质与分析方法之间的关系。

❖ **能力目标：**
1. 能够正确查阅和使用《中国药典》、其他国家标准及行业标准，按照法定的方法进行各类典型药物的质量检验。
2. 会分析药物结构，根据常见的化学结构，选择对应的鉴别、杂质检查及含量测定方法。
3. 能够正确记录检验的数据，并给出质量分析结论，完整准确地书写检验记录和报告。

❖ **素质目标：**
1. 在质量分析中能够规范操作，依法检验，并养成实事求是的科学作风和强烈的质量意识。
2. 培养学生具备强烈的药品质量全面控制的观念。

🌱 案例分析

2006年7月24日，青海省西宁市部分患者使用安徽××生物药业有限公司（以下简称"安徽××"）生产的克林霉素磷酸酯葡萄糖注射液（即"欣弗"注射液）后，出现胸闷、心悸、心慌、寒战、肾区疼痛、腹痛、腹泻、恶心、呕吐、过敏性休克、肝肾功能损害等临床症状。随后，黑龙江、广西、浙江、山东等省（区）也分别报告发现类似病例。

7月28日，国家食品药品监管局组织专家赶赴青海，开展药品检验、病例报告分析和关联性评价等工作；同时，派员赶赴安徽对"安徽××"的生产过程进行现场核查。8月3日，国家食品药品监管局通报了这一严重药品不良事件，并采取紧急控制措施。同日，卫生部连夜叫停"欣弗"注射液的使用。8月4日，国家食品药品监管局公布全国"欣弗"病例数已达38例，涉及药品9个批号。也在这一天，首次公开因使用"欣弗"注射液导致死亡的病例（哈尔滨一名6岁女孩）。各级食药监局一面加紧事件调查，一面组织"召回"问题药品。

8月15日，国家食品药品监管局通报了"欣弗"事件的调查结果。导致这起不良事件的主要原因是"安徽××"2006年6月至7月生产的"欣弗"注射液未按批准的工艺参数灭菌，降低灭菌温度、缩短灭菌时间、增加灭菌柜装载量，影响了灭菌效果。该药品按规定应经过105℃、30分钟的灭菌过程。但"安徽××"却擅自将灭菌温度降低到100℃至104℃不等，将灭菌时间缩短到1到4分钟不等。经中国药品生物制品检定所对相关样品进行检验，结果表明无菌检查和热原检查不符合规定。

该事件在全国16个省区共报告"欣弗"病例93例，死亡11人，造成了严重后果，通过这个药害事件，我们看到药品的质量安全问题直接关系到广大人民身体健康，乃至生命安全，容不得一丝马虎或者弄虚作假。

> **情景导学**
>
> 对乙酰氨基酚作为一款经典的老药,自1887年首次在临床使用以来,距今已有一百多年的历史。由于它在推荐剂量下使用安全且有效,所以它是世界范围内广泛使用的非处方药物之一,也是儿童最常用的退烧药。试分析对乙酰氨基酚的结构和性质,推断如何对其进行质量分析。

《中国药典》(2020年版)由一部、二部、三部和四部构成,收载品种共计5911种。二部化学药收载2712种。品种收载以临床应用为导向,不断满足国家基本药物目录和基本医疗保险用药目录收录品种的需求,进一步保障临床用药质量,及时收载新上市药品标准,健全国家药品标准体系。本章内容依据工作实际,选取《中国药典》(2020年版)中收载的芳酸及其酯类药物、酯类和酰胺类药物、甾体激素类药物、生物碱类药物、维生素类药物、抗生素类药物、杂环类药物、巴比妥类药物等的质量检测方法。研究化学结构已经明确的合成药物及其制剂的质量控制,研究药物的质量规律,对药物进行全面检验和控制。

在学习药物鉴别、检查及含量测定的基础上,根据各类药物的化学结构、理化性质及制剂特点,学会选择相应的鉴别、检查和含量测定方法和技术,为今后步入药检岗位奠定良好的理论基础和技术基础。本章通过对比典型药物原料药及常见剂型的性状,鉴别、检查及含量测定,掌握原料药与制剂、不同官能团药物质量检验的区别。

第一节 芳酸及其酯类药物的分析

芳酸及其酯类药物系指分子结构中含取代苯基的一类羧酸化合物及其酯类化合物。羧基直接与芳香环相连的化合物称为芳香酸。芳香酸及其酯类药物的结构中具有羧基、酯键和苯环,有些药物还有酚羟基、芳伯氨基等官能团。这些官能团是药物理化性质和相应的质量检验方法的基础。《中国药典》(2020年版)收载的本类药物包括苯甲酸、阿司匹林、对氨基水杨酸钠、布洛芬、吲哚美辛、丙磺舒、贝诺酯、甲芬那酸等。

一、苯甲酸类药物的分析

(一)结构及性质

1. 结构

《中国药典》(2020年版)收载的本类药物主要有苯甲酸及其钠盐、丙磺舒等。

苯甲酸   苯甲酸钠   丙磺舒

2. 性质

(1)溶解性 本类药物含游离羧基,如苯甲酸、丙磺酸,在水中溶解度较差,易溶于有机溶剂;其钠盐溶解度较好,如苯甲酸钠易溶于水。

(2)酸性 苯甲酸、丙磺酸均具有游离羧基,显酸性,用于含量测定。

（3）呈色反应　本类药物具有芳酸结构，可与三氯化铁反应呈色。
（4）紫外吸收　具有苯环，在紫外光区有吸收。

（二）苯甲酸的质量分析

1. 性状

本品为白色有丝光的鳞片或针状结晶或结晶性粉末；质轻；无臭或微臭；在热空气中微有挥发性；水溶液显酸性反应。

本品在乙醇、三氯甲烷或乙醚中易溶，在沸水中溶解，在水中微溶。

本品的熔点（通则0612）为121～124.5℃。

2. 鉴别

（1）三氯化铁反应　苯甲酸的碱性溶液和苯甲酸钠的中性溶液，与三氯化铁试液生成赭色沉淀。

> **药典在线**
>
> **苯甲酸**
>
> 【鉴别】取本品约0.2g，加0.4%氢氧化钠溶液15ml，振摇，滤过，滤液中加三氯化铁试液2滴，即生成赭色沉淀。

（2）红外分光光度法　本品的红外光吸收图谱应与对照的图谱（光谱集233图）一致。

3. 检查

（1）乙醇溶液的澄清度与颜色　方法：取本品5.0g，加乙醇溶解并稀释至100ml，溶液应澄清无色。

（2）卤化物和卤素　照紫外-可见分光光度法（通则0401）测定。本实验所用的玻璃仪器使用前必须用500g/L硝酸溶液浸泡过夜，用水清洗后装满水，以保证无氯元素。

溶液A：取本品6.7g置100ml量瓶中，加1mol/L氢氧化钠溶液40ml与乙醇50ml使溶解，用水稀释至刻度，摇匀。取上述溶液10ml，加2mol/L氢氧化钠溶液7.5ml与镍铝合金0.125g，置水浴上加热10分钟，放冷，滤过，滤液置25ml量瓶中，滤渣用乙醇洗涤3次，每次2ml，洗液并入滤液中，用水稀释至刻度。

溶液B：空白溶液，制备方法同溶液A。

测定法：取溶液A、溶液B、标准氯化物溶液与水各10ml，分别置25ml量瓶中，各加硫酸铁铵溶液5ml，摇匀，滴加硝酸2ml（边加边振摇），再各加硫氰酸汞溶液5ml，振摇，用水稀释至刻度，在20℃水浴中放置15分钟。在460nm的波长处分别测定溶液A（以溶液B为空白）与标准氯化物溶液（以水为空白）的吸光度。

限度：溶液A的吸光度不得大于标准氯化物溶液的吸光度（0.03%）。

（3）易氧化物　方法：取水100ml，加硫酸1.5ml，煮沸后，滴加高锰酸钾滴定液（0.02mol/L）适量，至显出的粉红色持续30秒不消失，趁热加本品1.0g，溶解后，加高锰酸钾滴定液（0.02mol/L）0.25ml，应显粉红色，并在15秒内不消失。

其他如易炭化物、炽灼残渣、重金属等杂质检查方法同第四章一般杂质检查法。

4. 含量测定

直接酸碱滴定法：苯甲酸酸性较强，可用氢氧化钠滴定液直接滴定，但因其在水中溶解度小，形成的钠盐在水中溶解度大，故以中性乙醇为溶剂。滴定终点产物为苯甲酸钠，偏碱性，应用酚酞为指示剂。

药典在线

苯甲酸

【含量测定】取本品约 0.25g，精密称定，加中性稀乙醇（对酚酞指示液显中性）25ml 溶解后，加酚酞指示液 3 滴，用氢氧化钠滴定液（0.1mol/L）滴定。每 1ml 氢氧化钠滴定液（0.1mol/L）相当于 12.21mg 的 $C_7H_6O_2$。

知识链接

苯甲酸钠的含量测定

【含量测定】照高效液相色谱法（通则 0512）测定。

色谱条件与系统适用性试验　用十八烷基硅烷键合硅胶为填充剂；以乙腈-0.02％甲酸（用氨水调至 pH 4.0）（30∶70）为流动相；检测波长为 230nm。理论板数按苯甲酸钠峰计算不低于 2000。

测定法　取本品适量，精密称定，用流动相溶解并定量稀释制成每 1ml 中含苯甲酸钠 0.1mg 的溶液，精密量取 20μl，注入液相色谱仪，记录色谱图；另取苯甲酸钠对照品，同法测定。按外标法以峰面积计算，即得。

二、水杨酸类药物的分析

（一）结构及性质

1. 结构

水杨酸类的典型药物常见的有水杨酸、阿司匹林、对氨基水杨酸钠、贝诺酯等。

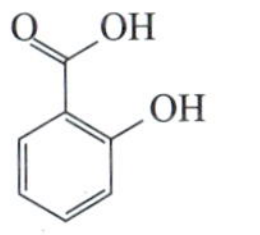

水杨酸 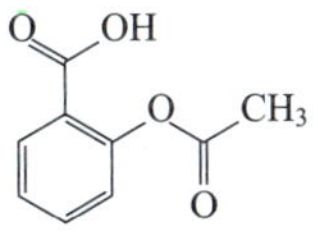　　　　阿司匹林 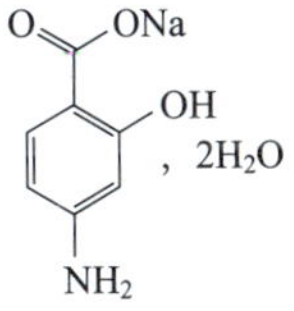　　　　对氨基水杨酸钠

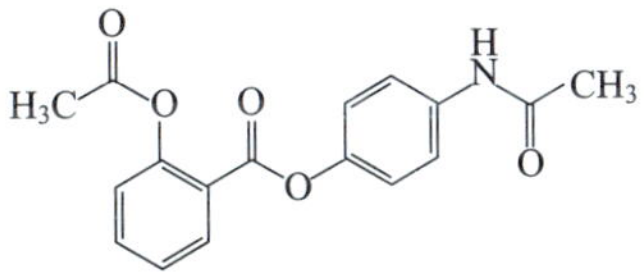

贝诺酯

2. 性质

（1）溶解性　水杨酸和阿司匹林在乙醇中易溶，在水中溶解度小，故水杨酸和阿司匹林的分析多以乙醇为溶剂。

（2）酸性　水杨酸和阿司匹林具有游离羧基，呈弱酸性，利用此性质可进行定性、定量分析。

（3）水解反应　贝诺酯和阿司匹林均含有酯键，可以发生水解反应，可利用此性质鉴别、测定药物含量；其中贝诺酯是阿司匹林和对乙酰氨基酚酯化的产物，完全水解后，兼具阿司匹林和对氨基酚的性质。

(4) 三氯化铁反应　本类药物含有酚羟基或者潜在的酚羟基，可与三氯化铁发生呈色反应。

(5) 芳香第一胺反应　对氨基水杨酸钠含有芳伯氨基，贝诺酯含有潜在的芳伯氨基，可以发生重氮化-偶合反应。

(6) 紫外吸收　此类药物结构具有苯环，在紫外光区有吸收。

(二) 阿司匹林及其肠溶片的质量分析

下面以阿司匹林及其肠溶片为例，介绍其性状、鉴别、检查和含量测定方法。《中华人民共和国药典》(2020年版) 收载了阿司匹林原料药和片剂、肠溶片、肠溶胶囊、泡腾片、栓剂的质量标准。通过阿司匹林及其片剂的学习，掌握该类药物原料药及肠溶片的质量检测。

1. 性状

(1) 阿司匹林　本品为白色结晶或结晶性粉末；无臭或微带醋酸臭；遇湿气即缓缓水解。在乙醇中易溶，在三氯甲烷或乙醚中溶解，在水或无水乙醚中微溶；在氢氧化钠溶液或碳酸钠溶液中溶解，但同时分解。

(2) 阿司匹林肠溶片　本品为肠溶包衣片，除去包衣后显白色。

> **课堂活动**
>
> 阿司匹林的三氯化铁反应煮沸目的是什么？水杨酸、阿司匹林、对氨基水杨酸钠、贝诺酯哪些可以直接和三氯化铁反应？

2. 鉴别

(1) 阿司匹林的鉴别

① 酚羟基的三氯化铁反应　取阿司匹林约 0.1g，加水 10ml，煮沸，放冷，加三氯化铁试液 1 滴，即显紫堇色。

解析：水杨酸结构中含有酚羟基，酚羟基在中性或弱酸性条件下，与三氯化铁试液发生配位反应呈紫堇色。阿司匹林不能直接和三氯化铁试液发生反应，因为阿司匹林结构中酚羟基被酯化。阿司匹林结构中具有酯基，在中性条件下水解产生水杨酸。阿司匹林在水中微溶，温度增高溶解度增大，温度增高也加速酯基水解，产生水杨酸，因此，阿司匹林的鉴别反应要求加水煮沸。

水杨酸与三氯化铁的反应极为灵敏，只需取稀溶液进行试验，同时必须保证试剂的纯度和仪器的洁净。因为阿司匹林遇湿气即缓缓水解产生水杨酸。如取样量大，颜色过深，可加水稀释后再观察。

② 酯键的水解反应　取阿司匹林约 0.5g，加碳酸钠试液 10ml，煮沸 2 分钟后，放冷，加过量的稀硫酸，析出白色沉淀，产生醋酸的臭气。

解析：阿司匹林在碳酸钠碱性条件下加热酯基发生水解，产生水杨酸钠和醋酸钠，两者在水中均可溶解。加入稀硫酸发生酸碱反应，水杨酸钠生成水杨酸白色沉淀和有臭气的醋酸。

$$\underset{\text{OCOCH}_3}{\overset{\text{COOH}}{\bigcirc}} + Na_2CO_3 \xrightarrow{\triangle} \underset{\text{OH}}{\overset{\text{COONa}}{\bigcirc}} + CH_3COONa$$

$$2\underset{\text{OH}}{\overset{\text{COONa}}{\bigcirc}} + H_2SO_4 \longrightarrow 2\underset{\text{OH}}{\overset{\text{COOH}}{\bigcirc}}\downarrow + Na_2SO_4$$
白色沉淀

③ 阿司匹林的红外光吸收图谱应与对照的图谱一致，如图 6-1。

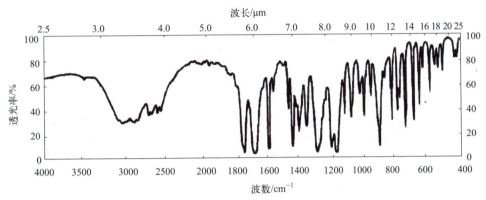

图 6-1　阿司匹林的红外光吸收图谱

（2）阿司匹林肠溶片的鉴别
① 取本品的细粉适量（约相当于阿司匹林 0.1g），加水 10ml，煮沸，放冷，加三氯化铁试液 1 滴，即显紫堇色。
② 在含量测定项下记录的色谱图中，供试品溶液主峰的保留时间应与对照品溶液主峰的保留时间一致。

> **课堂活动**
> 结构中具有什么特点的化合物在紫外光波长范围有吸收？

▶ **考点提示**：阿司匹林和阿司匹林肠溶片的化学鉴别法。

3. 检查
（1）阿司匹林的检查
① 溶液的澄清度　取本品 0.50g，加温热至约 45℃ 的碳酸钠试液 10ml 溶解后，溶液应澄清。
解析：本项检查对象为阿司匹林合成过程中由于反应不完全引入的苯酚，以及其与醋酐、水杨酸、乙酰水杨酸发生反应生成的酯类杂质醋酸苯酯、水杨酸苯酯和乙酰水杨酸苯酯等。阿司匹林具有酸性的羧基在碳酸钠试液中可溶，而酯类杂质及苯酚在碳酸钠溶液中不溶，可利用两者溶解度不同，控制阿司匹林中的不溶性杂质。

醋酸苯酯　　水杨酸苯酯　　乙酰水杨酸苯酯

第六章　典型药物质量分析

试验中"温热"系指温度"40～50℃";"澄清"系指供试品溶液的澄清度与溶剂相同或不高于0.5号浊度标准液的浊度。

② 游离水杨酸　照高效液相色谱法（通则0512）测定。临用新制。以1%冰醋酸的甲醇溶液作为溶剂。取阿司匹林约0.1g，精密称定，置10ml量瓶中，加溶剂适量，振摇使溶解并稀释至刻度，摇匀作为供试品溶液。取水杨酸对照品约10mg，精密称定，置100ml量瓶中，加溶剂适量使溶解并稀释至刻度，摇匀，精密量取5ml，置50ml量瓶中，用溶剂稀释至刻度，摇匀作为对照品溶液。

色谱条件：用十八烷基硅烷键合硅胶为填充剂，以乙腈-四氢呋喃-冰醋酸-水（20∶5∶5∶70）为流动相，检测波长为303nm，进样体积10μl。

系统适用性要求：理论板数按水杨酸峰计算不低于5000。阿司匹林峰与水杨酸峰之间的分离度应符合要求。

精密量取供试品溶液与对照品溶液，分别注入液相色谱仪，记录色谱图。供试品溶液色谱图中如有与水杨酸峰保留时间一致的色谱峰，按外标法以峰面积计算，不得过0.1%。

③ 易炭化物　取本品0.50g，依法检查（通则0842），与对照液（取比色用氯化钴液0.25ml、比色用重铬酸钾液0.25ml、比色用硫酸铜液0.40ml，加水使成5ml）比较，不得更深。

解析：取内径一致的比色管（如图6-2）两支，甲管中加阿司匹林项下规定的对照溶液5ml，乙管中加硫酸［含H_2SO_4 94.5%～95.5%（g/g）］5ml后，分次缓缓加入0.50g研成细粉的阿司匹林，振摇使溶解。静置15分钟后，将甲、乙两管同置白色背景前，平视观察，乙管中所显颜色不得较甲管更深。

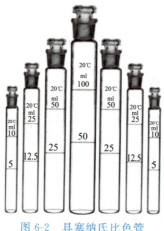

图6-2　具塞纳氏比色管

④ 有关物质　照高效液相色谱法（通则0512）测定。以1%冰醋酸的甲醇溶液为溶剂。取阿司匹林约0.1g，置10ml量瓶中，加溶剂适量，振摇使溶解并稀释至刻度，摇匀，作为供试品溶液。精密量取供试品溶液1ml，置200ml量瓶中，用溶剂稀释至刻度，摇匀作为对照溶液。水杨酸对照品溶液见游离水杨酸项下对照品溶液。灵敏度溶液即精密量取对照溶液1ml，置10ml量瓶中，用溶剂稀释至刻度，摇匀。

色谱条件：用十八烷基硅烷键合硅胶为填充剂；以乙腈-四氢呋喃-冰醋酸-水（20∶5∶5∶70）为流动相A，乙腈为流动相B，按表6-1进行梯度洗脱；检测波长为276nm；进样体积10μl。

表6-1　阿司匹林有关物质检查的梯度洗脱程序

时间/min	流动相A/%	流动相B/%
0	100	0
60	20	80

系统适用性要求：阿司匹林峰的保留时间约为8分钟，阿司匹林峰与水杨酸峰之间的分离度应符合要求。灵敏度溶液色谱图中主成分峰高的信噪比应大于10。

精密量取供试品溶液、对照溶液、灵敏度溶液与水杨酸对照品溶液，分别注入液相色谱仪，记录色谱图。供试品溶液色谱图中如有杂质峰，除水杨酸峰外，其他各杂质峰面积的和不得大于对照溶液主峰面积（0.5%），小于灵敏度溶液主峰面积的色谱峰忽略不计。

⑤ 干燥失重　取本品，置五氧化二磷为干燥剂的干燥器中，在60℃减压干燥至恒重，减失重量不得过0.5%（通则0831）。

解析：取阿司匹林约1g，置与供试品相同条件下干燥至恒重的扁形称量瓶中，精密称定，在105℃干燥至恒重。由减失的重量和取样量，计算供试品的干燥失重。

阿司匹林干燥时，应平铺在扁形称量瓶中，厚度不可超过5mm。放入烘箱或干燥器进行干燥时，应将瓶盖取下，置称量瓶旁，或将瓶盖半开进行干燥；取出时，须将称量瓶盖好。置烘箱内干燥的供试品，应在干燥后取出置干燥器中放冷，然后称定重量。压力应在2.67kPa（20mmHg）以下。恒温减压干燥器中常用的干燥剂为五氧化二磷。应及时更换干燥剂，使其保持在有效状态。

⑥ 炽灼残渣　不得过0.1%（通则0841）。

解析：取供试品1.0～2.0g，置已炽灼至恒重的坩埚（如图6-3）中，精密称定，缓缓炽灼至完全炭化，放冷；加硫酸0.5～1ml使湿润，低温加热至硫酸蒸气除尽后，在700～800℃炽灼使完全灰化，移置干燥器内，放冷，精密称定后，再在700～800℃炽灼至恒重，即得。

⑦ 重金属　取本品1.0g，加乙醇23ml溶解后，加醋酸盐缓冲液（pH 3.5）2ml，依法检查（通则0821第一法），含重金属不得过百万分之十。

解析：标准铅溶液的制备即称取硝酸铅0.1599g，置1000ml量瓶中，加硝酸5ml与水50ml溶解后，用水稀释至刻度，摇匀，作为贮备液。精密量取贮备液10ml，置100ml量瓶中，加水稀释至刻度，摇匀，即得（每1ml相当于10μg的Pb）。本液仅供当日使用。配制与贮存用的玻璃容器均不得含铅。

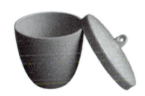

图6-3　坩埚

取25ml纳氏比色管三支，甲管中加标准铅溶液一定量与醋酸盐缓冲液（pH 3.5）2ml后，加水或各品种项下规定的溶剂稀释成25ml，乙管中加入按各品种项下规定的方法制成的供试品溶液25ml，丙管中加入与乙管相同重量的供试品，加配制供试品溶液的溶剂适量使溶解，再加与甲管相同量的标准铅溶液与醋酸盐缓冲液（pH 3.5）2ml后，用溶剂稀释成25ml；若供试品溶液带颜色，可在甲管中滴加少量的稀焦糖溶液或其他无干扰的有色溶液，使之与乙管、丙管一致；再在甲、乙、丙三管中分别加硫代乙酰胺试液各2ml，摇匀，放置2分钟，同置白纸上，自上向下透视，当丙管中显出的颜色不浅于甲管时，乙管中显示的颜色与甲管比较，不得更深。

> ### 药典在线
>
> #### 阿司匹林泡腾片
>
> 游离水杨酸　照高效液相色谱法（通则0512）测定。临用新制。
>
> 供试品溶液　取本品细粉适量（约相当于阿司匹林0.1g），精密称定，置100ml量瓶中，加溶剂振摇使阿司匹林溶解并稀释至刻度，摇匀，滤膜滤过，取续滤液。
>
> 对照品溶液　取水杨酸对照品约15mg，精密称定，置50ml量瓶中，加溶剂溶解并稀释至刻度，摇匀，精密量取1ml，置10ml量瓶中，用溶剂稀释至刻度，摇匀。

溶剂、色谱条件、系统适用性要求与测定法　见阿司匹林游离水杨酸项下。

限度　供试品溶液色谱图中如有与水杨酸峰保留时间一致的色谱峰,按外标法以峰面积计算,不得过阿司匹林标示量的3.0%。

其他　除脆碎度外,应符合片剂项下有关的各项规定(通则0101)。

(2) 阿司匹林肠溶片的检查

① 游离水杨酸　照高效液相色谱法(通则0512)测定。临用新制。取阿司匹林肠溶片细粉适量(约相当于阿司匹林0.1g),精密称定,置100ml量瓶中,加溶剂振摇使阿司匹林溶解并稀释至刻度,摇匀,滤膜滤过,取续滤液作为供试品溶液。取水杨酸对照品约15mg,精密称定,置50ml量瓶中,加溶剂溶解并稀释至刻度,摇匀,精密量取5ml,置100ml量瓶中,用溶剂稀释至刻度,摇匀作为对照品溶液。溶剂、色谱条件、系统适用性要求与测定法见阿司匹林游离水杨酸项下。

供试品溶液色谱图中如有与水杨酸峰保留时间一致的色谱峰,按外标法以峰面积计算,不得过阿司匹林标示量的1.5%。

解析:通常原料药检查过的杂质,制剂中不再重复检查。但游离水杨酸作为阿司匹林制剂生产和贮藏过程中极易引入的特殊杂质,在肠溶片的检查项下仍需加以控制。肠溶片的杂质限量高于原料药。

② 溶出度　照溶出度与释放度测定法(通则0931第一法方法1)测定。

解析:酸中溶出量,溶出条件以0.1mol/L的盐酸溶液600ml(25mg、40mg、50mg规格)或750ml(100mg、300mg规格)为溶出介质,转速为每分钟100转,依法操作,经2小时时取样。取溶出液10ml,滤过,取续滤液作为供试品溶液。取阿司匹林对照品适量,精密称定,加溶剂溶解并定量稀释制成每1ml中约含4.25μg(25mg规格)、7μg(40mg规格)、8.25μg(50mg规格)、13μg(100mg规格)、40μg(300mg规格)的溶液作为对照品溶液。溶剂、色谱条件与系统适用性要求见含量测定项下。测定法见含量测定项下。计算每片中阿司匹林的溶出量。限度为小于阿司匹林标示量的10%,应符合规定。

缓冲液中溶出量:溶出条件酸中溶出量项下2小时取样后,在溶出杯中,立即加入37℃的0.2mol/L磷酸钠溶液200ml(25mg、40mg、50mg规格)或250ml(100mg、300mg规格),混匀,用2mol/L盐酸溶液或2mol/L氢氧化钠溶液调节溶液的pH值至6.8±0.05,继续溶出,经45分钟时取样。取溶出液10ml,滤过,取续滤液作为供试品溶液。取阿司匹林对照品适量,精密称定,加溶剂溶解并定量稀释制成每1ml中约含22μg(25mg规格)、35μg(40mg规格)、44μg(50mg规格)、72μg(100mg规格)、0.2mg(300mg规格)的溶液作为阿司匹林对照品溶液。

取水杨酸对照品适量,精密称定,加溶剂溶解并定量稀释制成每1ml中约含1.7μg(25mg规格)、2.6μg(40mg规格)、3.4μg(50mg规格)、5.5μg(100mg规格)、16μg(300mg规格)的溶液作为水杨酸对照品溶液。

精密量取供试品溶液、阿司匹林对照品溶液与水杨酸对照品溶液,分别注入液相色谱仪,记录色谱图。按外标法以峰面积分别计算每片中阿司匹林和水杨酸的含量,将水杨酸含量乘以1.304后,与阿司匹林含量相加即得每片溶出量。限度为标示量的70%,应符合规定。

1.304的来源:根据水杨酸与水解阿司匹林物质的量相等的原理。

$$m_{阿司匹林}=\frac{180.16 m_{水杨酸}}{138.12}=1.304 m_{水杨酸}$$

式中，138.12 为水杨酸的分子量；180.16 为阿司匹林的分子量；$m_{水杨酸}$ 为水杨酸质量，g；$m_{阿司匹林}$ 为阿司匹林质量，g。

③ 其他　应符合片剂项下有关的各项规定。应符合迟释制剂有关要求，并进行释放度检查。

> **课堂活动**
>
> 阿司匹林和阿司匹林肠溶片的检查方法为什么不同？

4. 含量测定

（1）阿司匹林的含量测定　取本品约 0.4g，精密称定，加中性乙醇（对酚酞指示液显中性）20ml 溶解后，加酚酞指示液 3 滴，用氢氧化钠滴定液（0.1mol/L）滴定。每 1ml 氢氧化钠滴定液（0.1mol/L）相当于 18.02mg 的 $C_9H_8O_4$。

> **实例解析6-1**
>
> **直接酸碱滴定法测定阿司匹林的含量**
>
> 取本品约 0.4g，精密称定，得 0.4092g，加中性乙醇（对酚酞指示液显中性）20ml 溶解后，加酚酞指示液 3 滴，用氢氧化钠滴定液（0.1036mol/L）滴定，终点时消耗 22.83ml。求阿司匹林的含量。已知 1ml 氢氧化钠滴定液（0.1mol/L）相当于 18.02mg $C_9H_8O_4$。（计算结果保留四位有效数字）
>
> $$w = \frac{VTF}{m} \times 100\%$$
>
> $$= \frac{22.83 \times 18.02 \times 10^{-3} \times \frac{0.1036}{0.1}}{0.4092} \times 100\%$$
>
> $$= 104.1\%$$
>
> 式中，V 为氢氧化钠滴定液消耗的体积，ml；T 为每 1ml 氢氧化钠滴定液（0.1mol/L）相当于 18.02mg $C_9H_8O_4$，$T=18.02$mg/ml；F 为滴定液浓度校正因子，m 为供试品取样量，g。

（2）阿司匹林肠溶片的含量测定　照高效液相色谱法（通则 0512）测定。

色谱条件：十八烷基硅烷键合硅胶为填充剂；以乙腈-四氢呋喃-冰醋酸-水（20∶5∶5∶70）为流动相，检测波长为 276nm。

系统适用性要求：理论板数按阿司匹林峰计算不低于 3000。阿司匹林峰与水杨酸峰之间的分离度应符合要求。

测定法：取本品 20 片，精密称定，充分研细，精密称取适量（约相当于阿司匹林 10mg），置 100ml 量瓶中，加溶剂强烈振摇使阿司匹林溶解并稀释至刻度，摇匀，滤膜滤过，取续滤液作为供试品溶液。取阿司匹林对照品适量，精密称定，加溶剂溶解并定量稀释制成每 1ml 中约含 0.1mg 的溶液作为对照品溶液。精密量取供试品溶液与对照品溶液，分别注入液相色谱仪，记录色谱图。按外标法以峰面积计算。本品含阿司匹林（$C_9H_8O_4$）应为标示量的 93.0%～107.0%。

章节思维导图

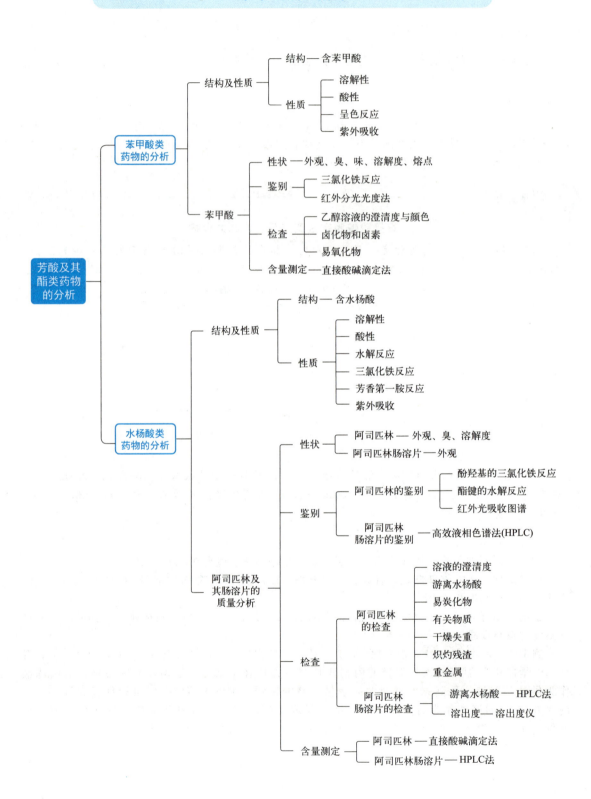

学习目标检测

一、选择题

【A型题】(最佳选择题)说明:每题的备选答案中只有一个最佳答案。

1. 取某药物0.1g,加水10ml使溶解,煮沸,放冷,加三氯化铁试液,即显紫堇色。该药物应为( )。
   A. 乌洛托品　　B. 对乙酰氨基酚　　C. 甘油　　D. 阿司匹林

2. 水杨酸与三氯化铁的呈色反应,所要求溶液的pH值应为( )。
   A. 2　　B. 3　　C. 4　　D. 4~6

3. 直接酸碱滴定法测定阿司匹林含量时,当滴定进行完全后,1mol氢氧化钠相当于阿司匹林的物质的量为( )。
   A. 0.5mol　　B. 1mol　　C. 1.5mol　　D. 2mol

4. 直接酸碱滴定法测定阿司匹林含量时,指示剂应选用( )。
   A. 甲基橙　　B. 甲基红　　C. 荧光黄　　D. 酚酞

5. 直接酸碱滴定法测定阿司匹林原料药含量时,若滴定过程中阿司匹林发生水解反应,会使测定结果( )。
   A. 偏高　　B. 低　　C. 偏低　　D. 准确

6. 直接酸碱滴定法测定阿司匹林含量时,适用酚酞指示液指示终点的根据是( )。
   A. 酚酞指示液是酸碱指示液　　B. 酚酞指示液可改变颜色
   C. 本滴定的化学计量点在碱性区　　D. 本滴定的化学计量点在酸性区

7. 取某药物适量,加碳酸钠试液,加热煮沸2min,放冷,加过量的稀硫酸,即析出白色沉淀,并发出醋酸的臭气,该药物应为( )。
   A. 对氨基水杨酸　　B. 水杨酸二乙胺　　C. 阿司匹林　　D. 苯甲酸

8. 水杨酸在中性或弱酸性(pH 4~6)介质中和三氯化铁发生呈色反应的原理是( )。
   A. 所含羧基和Fe^{3+}成盐　　B. Fe^{3+}氧化其所含酚羟基成醌
   C. 所含酚羟基与Fe^{3+}生成有色配位化合物　　D. 所含酚羟基将Fe^{3+}还原成Fe^{2+}

【X型题】(多项选择题)说明:每题有2个或2个以上答案可以选择。

1. 阿司匹林原料药溶液澄清度检查的主要是( )。
   A. 游离水杨酸　　B. 酚类　　C. 水杨酸苯酯
   D. 游离醋酸　　E. 醋酸苯酯

2. 能与$FeCl_3$反应生成有色物质的药物是( )。
   A. 盐酸普鲁卡因　　B. 阿司匹林　　C. 水杨酸
   D. 苯甲酸钠　　E. 对氨基水杨酸钠

3. 直接能与三氯化铁产生颜色反应的药物有( )。
   A. 水杨酸　　B. 盐酸普鲁卡因　　C. 对氨基水杨酸
   D. 对氨基酚　　E. 阿司匹林

4. 阿司匹林原料药检查项下包括有( )。
   A. 间氨基酚　　B. 游离水杨酸　　C. 游离苯甲酸
   D. 溶液的澄清度　　E. 有关物质

5. 下列药物属于芳香酸类药物的是( )。
   A. 阿司匹林　　B. 水杨酸钠　　C. 苯甲酸钠
   D. 对氨基水杨酸钠　　E. 酚磺乙胺

二、填空题

1. 具有的_____芳酸类药物在中性或弱酸性条件下,与_____反应,生成紫堇色的_____，可供鉴别。

2. 阿司匹林的特殊杂质检查主要包括_____、_____等检查。

3. 《中国药典》（2020年版）规定阿司匹林及制剂的含量测定方法分别为_____和_____。

三、简单题

1. 简述阿司匹林中的主要特殊杂质是什么。简述检查此杂质的原理是什么。
2. 简述为何水杨酸的酸性大于苯甲酸的酸性。（根据其结构特点简述）
3. 简述芳酸及其酯类药物包括哪几类药物。并举例说明几个典型的药物。

四、计算题

1. 称取对氨基水杨酸钠 0.4132g，按药典规定加水和盐酸后，按永停滴定法用亚硝酸钠滴定液（0.1023mol/L）滴定到终点，消耗亚硝酸钠滴定液 22.91ml，求对氨基水杨酸钠（$C_7H_6NNaO_3 \cdot 2H_2O$）的百分含量。每1ml亚硝酸钠滴定液（0.1mol/L）相当于17.52mg的 $C_7H_6NNaO_3 \cdot 2H_2O$。

2. 取标示量为 0.5g 阿司匹林 10 片，称出总重为 5.7680g，研细后，精密称取 0.3576g，按药典规定用两次加碱剩余碱量法测定。消耗硫酸滴定液（0.05020mol/L）22.92ml，空白试验消耗该硫酸滴定液 39.84ml，求阿司匹林的标示量百分含量。每1ml氢氧化钠滴定液（0.1mol/L）相当于 18.02mg 的 $C_9H_8O_4$。

（高姗姗）

第二节　胺类药物的分析

胺类药物泛指所有分子结构中含氨基取代基的化合物。本类药物种类繁多。按取代基类型和位置不同，分为脂肪胺类、芳胺类、芳烃胺类以及磺胺类等。《中国药典》（2020年版）收载的胺类药物包括对乙酰氨基酚、盐酸普鲁卡因、盐酸利多卡因、苯佐卡因、盐酸丁卡因、盐酸布比卡因、醋氨苯砜、肾上腺素、硫酸沙丁胺醇、盐酸克仑特罗等。本节以盐酸普鲁卡因及对乙酰氨基酚为例介绍对氨基苯甲酸酯类及芳酰胺类药物的质量分析。

一、对氨基苯甲酸酯类药物的分析

（一）结构与性质

1. 结构

本类药物分子结构中均具有对氨基苯甲酸酯母核，基本结构如下：

R_1、R_2 上的不同取代基构成了本类药物的不同衍生物，常见的典型药物有：

盐酸普鲁卡因　　　苯佐卡因

盐酸丁卡因

2. 性质
（1）水解性　分子结构中含酯键，可用酯键的水解反应来鉴别本类药物。
（2）芳香第一胺反应　可用于鉴别和含量测定。其中盐酸丁卡因和亚硝酸钠可以反应但不是重氮化反应，反应后生成乳白色的 N-亚硝基化合物沉淀，用于区分本类其他药物。
（3）弱碱性　除苯佐卡因外，脂烃胺侧链为叔胺氮原子，具有弱碱性，可用于鉴别（生物碱沉淀剂反应）和含量测定（非水溶液滴定法）。
（4）紫外吸收　本类药物分子结构中含有苯环，在紫外区有吸收，可用于鉴别和含量测定。

（二）盐酸普鲁卡因及其注射剂的质量分析

盐酸普鲁卡因是常用的短效局部麻醉药，临床常用于浸润麻醉、阻滞麻醉、蛛网膜下隙麻醉和封闭疗法。《中国药典》（2020 年版）收载了盐酸普鲁卡因原料药和制剂（注射液和注射用无菌粉末）的质量标准。通过盐酸普鲁卡因及其注射剂的学习掌握结构中含芳伯胺、酯基、脂肪胺的药物原料药及其注射剂的质量分析。

1. 性状
盐酸普鲁卡因为白色结晶或结晶性粉末；无臭。
本品在水中易溶，在乙醇中略溶，在三氯甲烷中微溶，在乙醚中几乎不溶。
熔点：本品的熔点（通则 0612 第一法）为 154～157℃。

2. 鉴别
（1）水解反应　盐酸普鲁卡因分子中具有酯键，可在碱性条件下水解产生二乙氨基乙醇和对氨基苯甲酸，利用水解产物可对其鉴别。

> **药典在线**
>
> **盐酸普鲁卡因**
>
> 【鉴别】取本品约 0.1g，加水 2ml 溶解后，加 10％氢氧化钠溶液 1ml，即生成白色沉淀；加热，变为油状物；继续加热，发生的蒸汽能使湿润的红色石蕊试纸变为蓝色；热至油状物消失后，放冷，加盐酸酸化，即析出白色沉淀。

反应方程式如下：

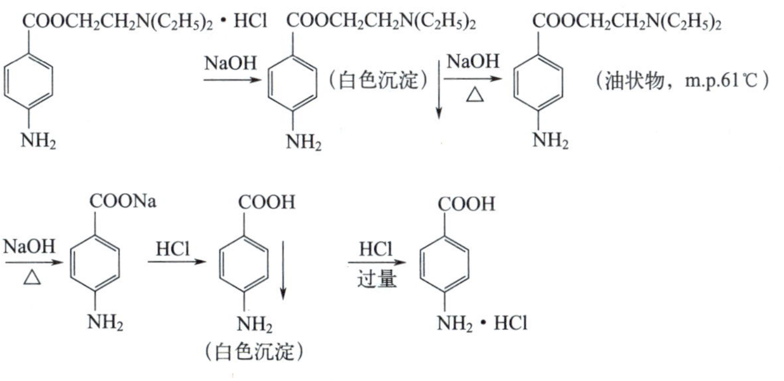

$$\underset{\underset{NH_2}{}}{\text{COOCH}_2\text{CH}_2\text{N(C}_2\text{H}_5)_2 \cdot \text{HCl}} \xrightarrow{\text{NaOH}} \underset{\underset{NH_2}{}}{\text{COOCH}_2\text{CH}_2\text{N(C}_2\text{H}_5)_2}\text{（白色沉淀）} \xrightarrow[\Delta]{\text{NaOH}} \underset{\underset{NH_2}{}}{\text{COOCH}_2\text{CH}_2\text{N(C}_2\text{H}_5)_2}\text{（油状物，m.p.61℃）}$$

$$\xrightarrow[\Delta]{\text{NaOH}} \underset{\underset{NH_2}{}}{\text{COONa}} \xrightarrow{\text{HCl}} \underset{\underset{NH_2}{}}{\text{COOH}}\text{（白色沉淀）} \xrightarrow{\text{HCl 过量}} \underset{\underset{NH_2 \cdot \text{HCl}}{}}{\text{COOH}}$$

反应原理：盐酸普鲁卡因遇 10％NaOH 溶液析出普鲁卡因白色沉淀，普鲁卡因熔点较低，为 61℃，受热熔化呈油状物，继续加热，酯键水解成二乙氨基乙醇和对氨基苯甲酸钠，二乙氨基乙醇为碱性气体，遇湿润的红色石蕊试纸变为蓝色。加盐酸后，对氨基苯甲酸钠生成对氨基苯甲酸白色沉淀，加过量的盐酸后，生成其盐酸盐而溶解。

（2）红外光谱法　《中国药典》（2020 年版）规定：本品的红外光吸收图谱应与对照品的图谱一致，如图 6-4。

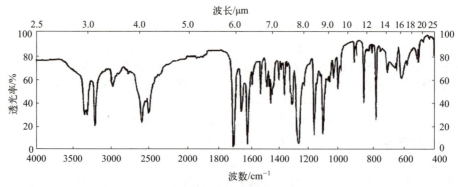

图 6-4 盐酸普鲁卡因红外光谱

（3）氯化物反应　盐酸普鲁卡因分子中有 Cl，按照《中国药典》（2020 年版）"一般鉴别试验"中"氯化物"项下（1）的反应。

> **药典在线**
>
> **一般鉴别试验——氯化物**
>
> 取供试品溶液，加稀硝酸使成酸性后，滴加硝酸银试液，即生成白色凝乳状沉淀；分离，沉淀加氨试液即溶解，再加稀硝酸酸化后，沉淀复生成。如供试品为生物碱或其他有机碱的盐酸盐，须先加氨试液使成碱性，将析出的沉淀滤过除去，取滤液进行试验。

（4）芳香第一胺反应　该反应又称为重氮化-偶合反应，用于鉴别芳香第一胺类（芳伯氨基），分子中含有芳伯氨基的药物，均可在酸性条件下与亚硝酸钠试液作用，发生重氮化反应，生成的重氮盐再与 β-萘酚偶合生成有色的重氮偶合化合物，此反应收载于《中国药典》（2020 年版）"一般鉴别试验"中。

盐酸普鲁卡因在盐酸溶液中，可直接与亚硝酸钠发生重氮化-偶合反应。

> **药典在线**
>
> **一般鉴别试验——芳香第一胺类**
>
> 取供试品约 50mg，加稀盐酸 1ml，必要时缓缓煮沸使溶解，加 0.1mol/L 亚硝酸钠溶液数滴，加与 0.1mol/L 亚硝酸钠溶液等体积的 1mol/L 脲溶液，振摇 1 分钟，滴加碱性 β-萘酚试液数滴，视供试品不同，生成由粉红到猩红色沉淀。

▶ **考点提示**：对氨基苯甲酸酯类药物的鉴别试验。

3. 杂质检查

《中国药典》（2020 年版）规定盐酸普鲁卡因需要检查的项目有：酸度、溶液澄清度、对氨基苯甲酸、干燥失重、炽灼残渣、铁盐、重金属。

在盐酸普鲁卡因的生产和贮藏中都有可能引入对氨基苯甲酸。对氨基苯甲酸经长期贮藏或高温加热，可进一步脱羧成苯胺，苯胺又可被氧化为有色物质，使注射液变黄，导致药物的疗效降低，甚至会增加药物的毒性。

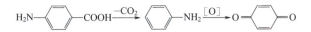

> **药典在线**
>
> **盐酸普鲁卡因**
>
> 【检查】**酸度** 取本品0.40g,加水10ml溶解后,加甲基红指示液1滴,如显红色,加氢氧化钠滴定液(0.02mol/L)0.20ml,应变为橙色。
>
> **溶液的澄清度** 取本品2.0g,加水10ml溶解后,溶液应澄清。
>
> **对氨基苯甲酸** 照高效液相色谱法(通则0512)测定。
>
> **供试品溶液** 取本品,精密称定,加水溶解并定量稀释制成每1ml中含0.2mg的溶液。
>
> **对照品溶液** 取对氨基苯甲酸对照品适量,精密称定,加水溶解并定量稀释制成每1ml中约含1μg的溶液。
>
> **系统适用性溶液** 取供试品溶液1ml与对照品溶液9ml,混匀。
>
> **色谱条件** 用十八烷基硅烷键合硅胶为填充剂;以含0.1%庚烷磺酸钠的0.05mol/L磷酸二氢钾溶液(用磷酸调节pH值至3.0)-甲醇(68:32)为流动相;检测波长为279nm;进样体积10μl。
>
> **系统适用性要求** 系统适用性溶液色谱图中,理论板数按对氨基苯甲酸峰计算不低于2000,普鲁卡因峰与对氨基苯甲酸峰的分离度应大于2.0。
>
> **测定法** 精密量取供试品溶液与对照品溶液,分别注入液相色谱仪,记录色谱图。
>
> **限度** 供试品溶液色谱图中如有与对氨基苯甲酸峰保留时间一致的色谱峰,按外标法以峰面积计算,不得过0.5%。
>
> **干燥失重** 取本品,在105℃干燥至恒重,减失重量不得过0.5%(通则0831)。
>
> **炽灼残渣** 取本品1.0g,依法检查(通则0841),遗留残渣不得过0.1%。
>
> **铁盐** 取炽灼残渣项下遗留的残渣,加盐酸2ml,置水浴上蒸干,再加稀盐酸4ml,微温溶解后,加水30ml与过硫酸铵50mg,依法检查(通则0807),与标准铁溶液1.0ml制成的对照液比较,不得更深(0.001%)。
>
> **重金属** 取本品2.0g,加水15ml溶解后,加醋酸盐缓冲液(pH 3.5)2ml与水适量使成25ml,依法检查(通则0821第一法),含重金属不得过百万分之十。

4. 含量测定

(1) 盐酸普鲁卡因原料药的含量测定 盐酸普鲁卡因分子结构中含有芳伯氨基,《中国药典》(2020年版)采用亚硝酸钠滴定法进行含量测定,用永停滴定法指示反应终点。

① 测定原理 含有芳伯氨基药物在酸性溶液中与亚硝酸钠定量反应,生成重氮化合物,反应式如下:

$$Ar-NH_2 + NaNO_2 + 2HCl \longrightarrow Ar-N_2^+Cl^- + NaCl + 2H_2O$$

某些药物含有潜在的芳伯氨基,如酰胺、硝基苯基等,需先水解或还原,得到芳伯氨基,再进行测定。

② 测定方法 取本品约0.6g,精密称定,照永停滴定法,在15～25℃,用亚硝酸钠滴定液滴定。每1ml亚硝酸钠滴定液(0.1mol/L)相当于27.28mg的$C_{13}H_{20}N_2O_2 \cdot HCl$。

③ 反应条件 重氮化反应的速率受诸多因素的影响,应注意以下条件。

A. 温度 室温(10～30℃)下滴定。通常条件下,温度每升高10℃,重氮化反应速率加快2.5倍,但重氮盐分解的速率也相应地加快2倍。故反应在室温下进行较合适。

B. 酸度　过量的盐酸。目的：一是加快重氮化反应速率，二是增加生成的重氮盐的稳定性，三是防止生成偶氮氨基化合物。重氮化反应的速率与酸的种类和浓度有关，在 HBr 中最快，其次为 HCl，而在 H_2SO_4 和 HNO_3 中则最慢。但因 HBr 价格较高，且胺类药物的盐酸盐溶解度比硫酸盐大，故多采用 HCl。但是加入 HCl 不足，易生成偶氮氨基化合物，而影响测定结果；HCl 量过大，会引起亚硝酸分解，同时抑制芳伯氨基游离，反而使重氮化速率变慢，因此，综合考虑，加入 HCl 的量应为芳胺类药物与酸的摩尔比为 1：(2.5～6.0)。

C. 滴定速率与方式　先快后慢。开始时，将滴定管尖端插入液面下约 2/3 处，一次将大部分亚硝酸钠滴定液在搅拌条件下迅速加入，使亚硝酸钠在强烈搅拌下迅速向四方扩散并立即与芳伯氨基发生反应，近终点时，将滴定管尖端提出液面，用少量的水淋洗尖端后，缓缓滴定至终点。这种滴定方式主要是为了避免滴定过程中生成的亚硝酸挥发和分解，既可缩短滴定时间，又可保证结果准确。

D. 溴化钾　加入适量的溴化钾可加快重氮化反应的速率，溴化钾与盐酸作用产生氢溴酸，亚硝酸与氢溴酸作用生成亚硝酰溴，使待测溶液中 NO^+ 的浓度增大，进而加快重氮化反应速率。

④ 指示终点的方法　指示终点的方法有电位滴定法、永停滴定法、外指示剂法等。《中国药典》（2020 年版）多用永停滴定法指示亚硝酸钠滴定的终点。

（2）盐酸普鲁卡因注射液的含量测定　《中国药典》（2020 年版）规定用高效液相色谱法测定盐酸普鲁卡因注射液的含量。

> **药典在线**
>
> **盐酸普鲁卡因注射液**
>
> 【含量测定】照高效液相色谱法（通则 0512）测定。
>
> 供试品溶液　精密量取本品适量，用水定量稀释制成每 1ml 中含盐酸普鲁卡因 0.02mg 的溶液。
>
> 对照品溶液　取盐酸普鲁卡因对照品适量，精密称定，加水溶解并定量稀释制成每 1ml 中含 0.02mg 的溶液。
>
> 色谱条件　用十八烷基硅烷键合硅胶为填充剂；以含 0.1% 庚烷磺酸钠的 0.05mol/L 磷酸二氢钾溶液（用磷酸调节 pH 值至 3.0）-甲醇（68：32）为流动相；检测波长为 290nm；进样体积 $10\mu l$。
>
> 系统适用性要求　理论板数按普鲁卡因峰计算不低于 2000。普鲁卡因峰与相邻杂质峰的分离度应符合要求。
>
> 测定法　精密量取供试品溶液与对照品溶液，分别注入液相色谱仪，记录色谱图。按外标法以峰面积计算。

二、芳酰胺类药物的分析

（一）结构与性质

1. 结构

本类药物是指结构中含芳酰氨基或苯胺的酰基衍生物，其基本结构为：

R_1、R_2、R_3、R_4 上的不同取代基构成了本类药物的不同衍生物，典型代表药物有：

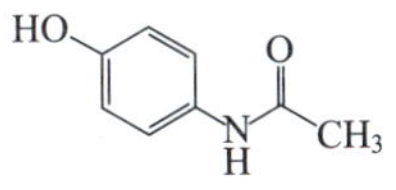

对乙酰氨基酚

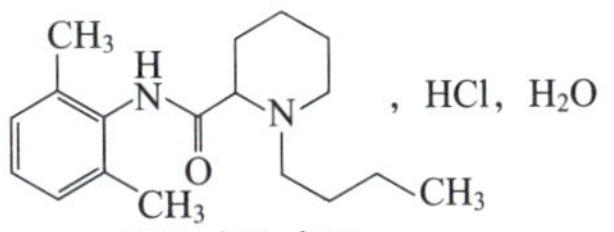

盐酸布比卡因

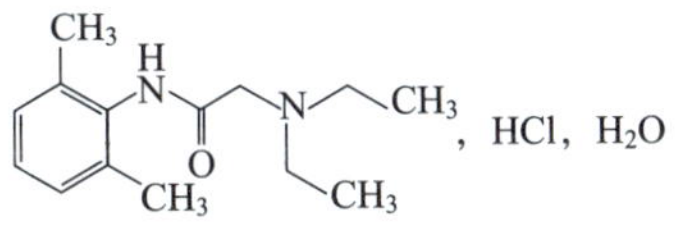

盐酸利多卡因

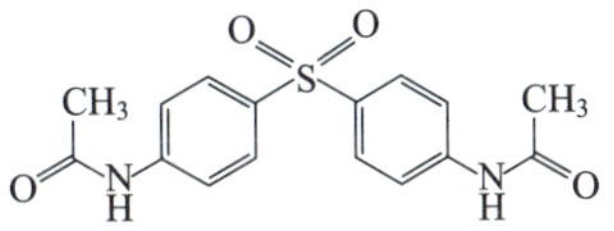

醋氨苯砜

对乙酰氨基酚、盐酸布比卡因、盐酸利多卡因、醋氨苯砜属于芳伯氨基被酰化的芳酰胺类药物，下面以对乙酰氨基酚为例介绍芳酰胺类药物的质量分析。

2. 性质

(1) 弱碱性　利多卡因和布比卡因的脂烃胺侧链有叔胺氮原子，显碱性，可以成盐，与生物碱沉淀剂发生沉淀反应。

(2) 水解后芳香第一胺反应　芳酰氨基在酸性溶液中易水解为芳伯氨基，并显芳伯氨基特性反应。其中利多卡因和布比卡因的氨基由于邻位甲基产生空间位阻，不易水解。

(3) 三氯化铁反应　对乙酰氨基酚有游离酚羟基，醋氨苯砜酸水解产生酚羟基，可与三氯化铁发生显色反应，可相互区别。

(4) 与重金属离子发生沉淀反应　盐酸利多卡因和盐酸布比卡因酰氨基上的氮可在水溶液中与铜离子或钴离子络合，生成有色的配位化合物沉淀。此沉淀可溶于氯仿等有机溶剂后呈色。

(5) 水解产物易酯化　对乙酰氨基酚水解生成醋酸，在硫酸中与乙醇反应，发出醋酸乙酯香味。

(6) 紫外吸收　具有苯环，在紫外光区有吸收。

(二) 对乙酰氨基酚及其制剂的质量分析

对乙酰氨基酚属于常见的非甾体解热镇痛药物，按照化学结构分类，属于芳酰胺类药物。

1. 性状

对乙酰氨基酚为白色结晶或结晶性粉末；无臭，在热水或乙醇中易溶，在丙酮中溶解，在水中略溶，熔点为 168～172℃。

2. 鉴别

(1) 与二氯化铁试液的反应

药典在线

对乙酰氨基酚

【鉴别】本品的水溶液加三氯化铁试液，即显蓝紫色。

对乙酰氨基酚具有酚羟基，可与三氯化铁试液反应显蓝紫色。反应式如下：

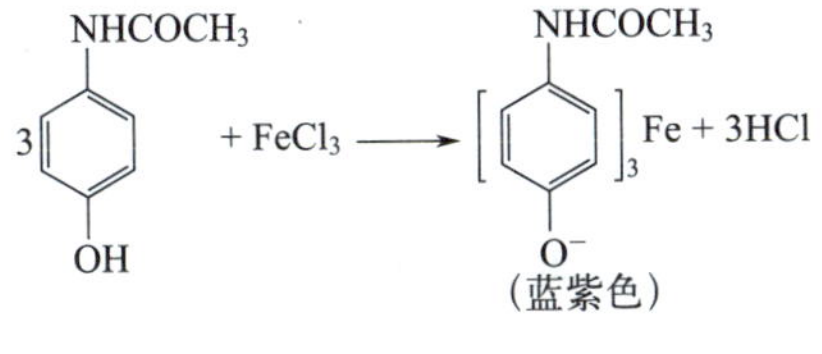

《中国药典》(2020 年版) 收载的对乙酰氨基酚原料药、片剂、咀嚼片、注射剂、栓剂、胶囊剂、颗粒剂、凝胶剂，均采用此法鉴别。

(2) 水解后重氮化-偶合反应　对乙酰氨基酚具有潜在的芳伯氨基，在酸性条件下可水解成芳伯氨基，可发生重氮化-偶合反应。

> **药典在线**
>
> **对乙酰氨基酚**
>
> 【鉴别】取本品约 0.1g,加稀盐酸 5ml,置水浴中加热 40 分钟,放冷;取 0.5ml,滴加亚硝酸钠试液 5 滴,摇匀,用水 3ml 稀释后,加碱性 β-萘酚试液 2ml,振摇,即显红色。

《中国药典》(2020 年版)收载的对乙酰氨基酚原料药、片剂、泡腾片、注射剂、栓剂、胶囊剂、颗粒剂、滴剂,均采用此法鉴别。

(3) 红外光谱法　《中国药典》(2020 年版)规定:本品的红外光吸收图谱应与对照品的图谱一致,如图 6-5。

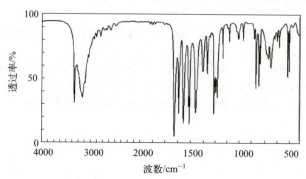

图 6-5　对乙酰氨基酚红外光谱

3. 杂质检查

对乙酰氨基酚的合成工艺是以对硝基氯苯或酚为原料,用铁粉还原得对氨基酚,再乙酰化后制得,故杂质来源主要为反应中间体、副反应及分解产物等。《中国药典》(2020 年版)规定对乙酰氨基酚除检查酸度、氯化物、硫酸盐、炽灼残渣、重金属等,还需要检查以下项目。

(1) 乙醇溶液的澄清度　检查合成产生的中间体的有色氧化产物,在乙醇中显橙红色或棕色。

> **药典在线**
>
> **对乙酰氨基酚**
>
> 【检查】乙醇溶液的澄清度与颜色　取本品 1.0g,加乙醇 10ml 溶解后,溶液应澄清无色;如显浑浊,与 1 号浊度标准液(通则 0902 第一法)比较,不得更浓;如显色,与棕红色 2 号或橙红色 2 号标准比色液(通则 0901 第一法)比较,不得更深。

(2) 对氨基酚及有关物质　对乙酰氨基酚在合成过程中,由于乙酰化不完全或贮藏不当发生水解,均可引入对氨基酚,使本品产生颜色并对人体产生毒性,应控制其限量。

> **药典在线**
>
> **对乙酰氨基酚**
>
> 【检查】有关物质　照高效液相色谱法(通则 0512)测定。临用新制。
> 溶剂　甲醇-水(4:6)。
> 供试品溶液　取本品适量,精密称定,加溶剂溶解并定量稀释制成每 1ml 中约含 20mg 的溶液。

对照品溶液 取对氨基酚对照品适量,精密称定,加溶剂溶解并定量稀释制成每1ml中约含0.1mg的溶液。

对照溶液 精密量取对照品溶液与供试品溶液各1ml,置同一100ml量瓶中,用溶剂稀释至刻度,摇匀。

色谱条件 用辛基硅烷键合硅胶为填充剂;以磷酸盐缓冲液(取磷酸氢二钠8.95g,磷酸二氢钠3.9g,加水溶解至1000ml,加10%四丁基氢氧化铵溶液12ml)-甲醇(90:10)为流动相;检测波长为245nm;柱温为40℃;进样体积20μl。

系统适用性要求 理论板数按对乙酰氨基酚峰计算不低于2000。对氨基酚峰与对乙酰氨基酚峰之间的分离度应符合要求。

测定法 精密量取供试品溶液与对照溶液,分别注入液相色谱仪,记录色谱图至主峰保留时间的4倍。

限度 供试品溶液色谱图中如有对氨基酚保留时间一致的色谱峰,按外标法以峰面积计算,含对氨基酚不得过0.005%,其他单个杂质峰面积不得大于对照溶液中对乙酰氨基酚峰面积的0.1倍(0.1%),其他各杂质峰面积的和不得大于对照溶液中对乙酰氨基酚峰面积的0.5倍(0.5%)。

(3)对氯苯乙酰胺 对氯苯乙酰胺为对乙酰氨基酚在合成过程中的反应中间体,《中国药典》(2020年版)采用高效液相色谱法检查此杂质,按外标法以峰面积计算,含对氯苯乙酰胺不得过0.005%。

> **考点提示**:对乙酰氨基酚的杂质检查。

4. 含量测定

对乙酰氨基酚分子结构中含有苯环,在0.4%NaOH溶液中,于257nm波长处有最大吸收,故原料药及其制剂的含量测定可采用紫外-可见分光光度法。《中国药典》(2020年版)收载的对乙酰氨基酚原料药、片剂、咀嚼片、栓剂、胶囊剂、颗粒剂均采用此法测定含量,其余制剂采用高效液相色谱法测定。

> **实例解析6-2**
>
> **对乙酰氨基酚:紫外-可见分光光度法**
>
> 方法:取本品约40mg,精密称定,置250ml量瓶中,加0.4%氢氧化钠溶液50ml溶解后,用水稀释至刻度,摇匀,精密量取5ml,置100ml量瓶中,加0.4%氢氧化钠溶液10ml,用水稀释至刻度,摇匀,照紫外-可见分光光度法,在257nm的波长处测定吸光度,按$C_8H_9NO_2$的吸收系数$E_{1cm}^{1\%}$为715计算,即得。按干燥品计算,含$C_8H_9NO_2$应为98.0%~102.0%。
>
> 公式:供试品的含量 = $\dfrac{A \times 100 \times 250}{E_{1cm}^{1\%} \times l \times 100 \times 5 \times m_{供} \times (1-干燥失重)} \times 100\%$
>
> 解析:A为吸光度;$E_{1cm}^{1\%}$为百分吸收系数,715;l为液面厚度,1cm。
>
> **对乙酰氨基酚片:紫外-可见分光光度法**
>
> 取本品20片,精密称定,研细,精密称取适量对乙酰氨基酚片(约相当于对乙酰氨基酚40mg),置250ml量瓶中,加0.4%氢氧化钠溶液50ml与水50ml,振摇15分钟,用水稀释至刻度,摇匀,滤过,精密量取续滤液5ml,照对乙酰氨基酚含量测定项下的方法,自"置100ml量瓶中"起,依法测定,即得。

公式：供试品标示量百分含量 = $\dfrac{A \times 100 \times 250 \times m_{总}}{E_{1cm}^{1\%} \times l \times 100 \times 5 \times m_{供} \times 20 \times 标示量} \times 100\%$

解析：A 为吸光度；$E_{1cm}^{1\%}$ 为百分吸收系数；l 为液面厚度，1cm；$m_{总}$ 为20片药的平均片重，g；$m_{供}$ 为供试品的重量，g。

章节思维导图

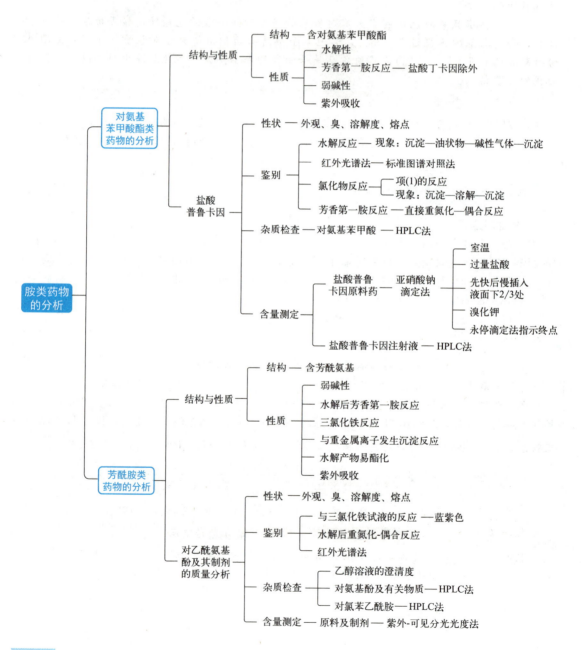

学习目标检测

一、选择题

【A型题】（最佳选择题）说明：每题的备选答案中只有一个最佳答案。

1. 不属于对氨基苯甲酸酯类药物的是（　　）。
   A. 盐酸普鲁卡因　　B. 盐酸丁卡因　　C. 苯佐卡因　　D. 盐酸利多卡因
2. 重氮化反应的速率受多种因素的影响，测定中的主要条件有以下几种，其中不正确的条件是（　　）。
   A. 加入适当的溴化钾加快反应速率　　　　B. 加过量的盐酸加速反应
   C. 室温（10～30℃）条件下滴定　　　　　D. 滴定管尖端悬于液面上直接滴定
3. 亚硝酸钠滴定法测定时，一般均加入溴化钾，其目的是（　　）。
   A. 使终点变色明显　　　　　　　　　　　B. 使氨基游离
   C. 加快 NO^+ 的生成速度　　　　　　　　D. 增强药物碱性
4. 亚硝酸钠滴定指示终点的方法有若干，我国药典多采用的方法为（　　）。
   A. 永停滴定法　　B. 外指示剂法　　C. 内指示剂法　　D. 电位法
5. 关于亚硝酸钠滴定法的叙述，错误的有（　　）。
   A. 对有酚羟基的药物，均可用此方法测定含量
   B. 水解后呈芳伯氨基的药物，可用此方法测定含量
   C. 芳伯氨基在碱性液中与亚硝酸钠定量反应，生成重氮盐
   D. 在强酸性介质中，可加速反应的进行
6. 对乙酰氨基酚的化学鉴别反应，下列正确的是（　　）。
   A. 水解后重氮化-偶合反应　　　　　　　B. 直接重氮化-偶合反应
   C. 重铬酸钾氧化反应　　　　　　　　　　D. 银镜反应
7. 用外指示剂法指示亚硝酸钠滴定法的终点，所用的外指示剂为（　　）。
   A. 甲基红-溴甲酚绿指示剂　　　　　　　B. 碘化钾-淀粉指示剂
   C. 酚酞　　　　　　　　　　　　　　　　D. 甲基橙
8. 亚硝酸钠滴定法中将滴定尖端插入液面下约2/3处，滴定被测样品。其原因是（　　）。
   A. 避免亚硝酸挥发和分解　　　　　　　　B. 防止被测样品分解
   C. 防止重氮盐分解　　　　　　　　　　　D. 防止样品吸收 CO_2
9. 重氮化-偶合反应所用的偶合试剂为（　　）。
   A. 碱性β-萘酚　　B. 酚酞　　C. 碱性酒石酸铜　　D. 三硝基酚

【X型题】（多项选择题）说明：每题有2个或2个以上答案可以选择。

1. 下列能发生重氮化-偶合反应的药物有（　　）。
   A. 水杨酸　　　　B. 阿司匹林　　　　C. 对氨基水杨酸钠
   D. 对氨基酚　　　E. 盐酸普鲁卡因
2. 直接能发生重氮化-偶合反应的药物是（　　）。
   A. 盐酸普鲁卡因　　B. 对氨基苯酚　　　C. 对乙酰氨基酚
   D. 阿司匹林　　　　E. 肾上腺素
3. 鉴别盐酸普鲁卡因的反应有（　　）。
   A. 重氮化-偶合反应　　B. 三氯化铁反应　　C. 重金属离子反应
   D. 水解反应　　　　　　E. 氯化物反应
4. 《中国药典》（2020年版）采用三氯化铁反应来鉴别的药物是（　　）。
   A. 盐酸普鲁卡因　　B. 阿司匹林　　　　C. 肾上腺素
   D. 对乙酰氨基酚　　E. 盐酸利多卡因

二、填空题

1. 对氨基苯甲酸酯类药物因分子结构中有芳伯氨基结构,能发生_____反应;有酯键结构,易_____。
2. 对乙酰氨基酚含有_____,与三氯化铁发生呈色反应,可与利多卡因和醋氨苯砜区别。
3. 盐酸丁卡因和亚硝酸钠可以反应但不是重氮化反应,反应后生成乳白色的_____沉淀。可与具有_____基的同类药物区别。
4. 盐酸普鲁卡因具有_____的结构,遇氢氧化钠试液即析出白色沉淀,加热变为油状物,此物为_____,继续加热则水解,产生挥发性_____,能使湿润的红色石蕊试纸变为蓝色,同时生成可溶于水的_____,放冷,加盐酸酸化,即生成的白色沉淀_____。

三、简答题

1. 简述盐酸普鲁卡因注射液为什么会变黄。
2. 通过课程学习,简述如何区分盐酸利多卡因和盐酸普鲁卡因。

(高姗姗)

第三节　甾体激素类药物的分析

甾体激素类药物是指分子结构中含有甾体结构的激素类药物,是临床上一类重要的药物,主要包括肾上腺皮质激素类和性激素类两大类。肾上腺皮质激素类药物用于临床的有醋酸可的松、氢化可的松、醋酸地塞米松、醋酸氟轻松等。性激素类药物分为雄性激素和蛋白同化激素、雌激素及孕激素类等,例如甲睾酮、苯丙酸诺龙、炔雌醇、黄体酮等药物。《中国药典》(2020 年版)收载的本类药物及其各种制剂共有 97 个品种。

一、结构及性质

1. 结构

甾体激素类药物,一些为天然药物,一些为人工合成品。但不论是天然的还是人工合成的药物,它们均具有环戊烷并多氢菲母核。其基本骨架如下:

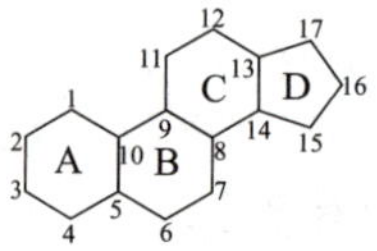

环戊烷并多氢菲

各种甾体激素类药物在结构上的差异主要在于取代基或双键的种类、位置和数目,以及 C_{10}、C_{13} 上有无甲基,C_{17} 上有无侧链等。常见的典型药物如下。

(1) 肾上腺皮质激素

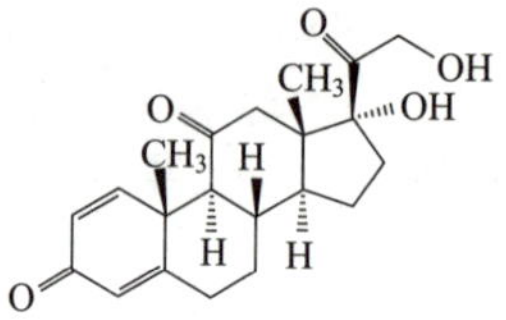

泼尼松 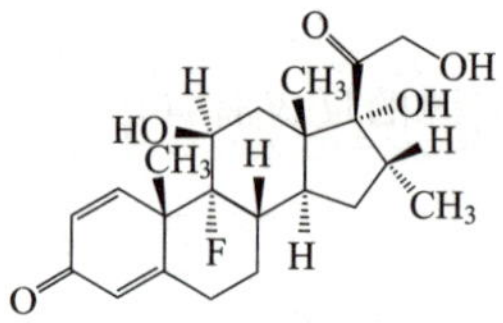　　　　地塞米松

(2) 雌激素

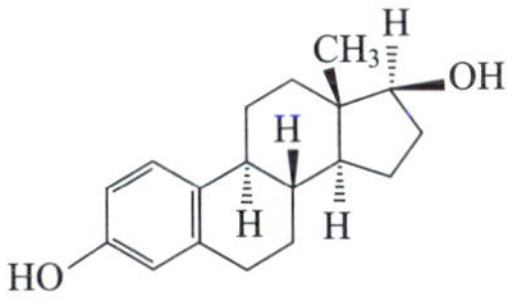

雌二醇 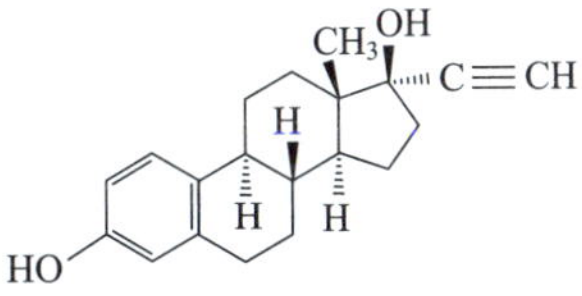　　　　　　　　　炔雌醇

(3) 雄激素及蛋白同化激素

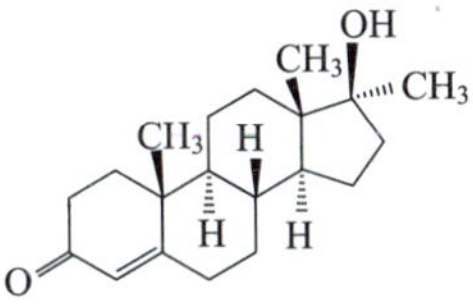

甲睾酮 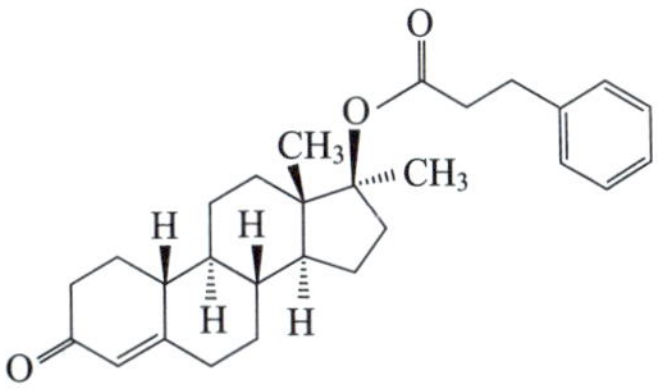　　　　　　　　　苯丙酸诺龙

(4) 孕激素

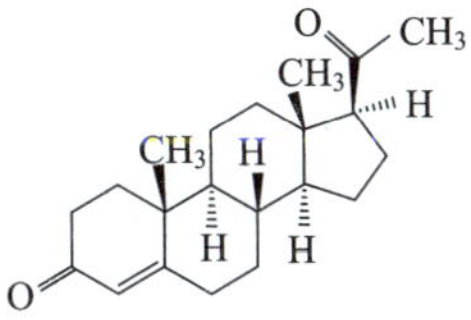

黄体酮 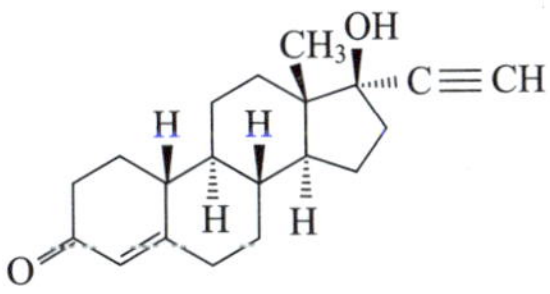　　　　　　　　　炔诺酮

> **知识链接**
>
> **甾体化合物研究与诺贝尔奖**
>
> 甾体皂苷在植物中广泛分布，目前已发现1万多个甾体皂苷类化合物，许多常用中药如知母、麦冬、穿龙薯蓣、七叶一枝花、薤白等都含有大量的甾体皂苷。甾体皂苷的主要用途是作为合成甾体激素及其有关药物的原料。
>
> 甾体类化合物在生命发育成长过程中起着非常重要的作用，Witzmann 博士曾著有专著称"甾体类化合物为生命的钥匙（Steroids：Keys to Life）"，全球有不少科学家因为从事有关的研究取得非凡成绩而荣获诺贝尔奖。1927年，德国化学家 Wieland 因研究从动物肝脏中提取的甾体化合物胆酸及其相关化合物结构所取得的成就荣获诺贝尔化学奖。

2. 性质

甾体激素一般为白色结晶性粉末，难溶于水和石油醚，可溶于乙醇、丙酮等极性有机溶剂；有旋光活性，比旋度的测定常作为该类药物鉴定的依据之一。

二、鉴别试验

1. 与强酸的呈色反应

此反应为甾体母核的特征鉴别反应，结构中含有甾体母核的药物均有此反应，可用于本类药物的鉴别。

甾体激素类药物中多能与硫酸、磷酸、高氯酸、盐酸等呈色，其中以与硫酸的呈色反应应用较广。不同的激素类药物遇硫酸后的变化不同。甾体激素与硫酸的呈色反应具有操作简便的特点，根据不同药物形成的不同颜色或荧光，能相互区别（表6-2）。

表6-2 不同甾体激素药物遇硫酸的变化

药物名称	试剂	现象
十一酸睾酮	硫酸-乙醇	显黄色并带有黄绿色荧光
氢化可的松	硫酸	显棕黄色至红色，并显绿色荧光；倾入水中，即变成黄色至橙黄色，并微带绿色荧光，同时生成少量絮状沉淀
己酸羟孕酮	硫酸	渐显微黄色，加水，溶液由绿色经红色至带蓝色荧光的红紫色
苯甲酸雌二醇	硫酸	显黄绿色并有蓝色荧光，将此溶液倾入水中，溶液显淡橙色
炔雌醚	硫酸	即显橙红色，在紫外光下观察显黄绿色荧光，加水即产生红色沉淀

2. 羰基的呈色反应

甾体激素类药物（如肾上腺皮质激素、雄激素及蛋白同化激素、孕激素类）分子结构中多含有羰基，均可与某些羰基试剂，如2,4-二硝基苯肼、硫酸苯肼、异烟肼等反应呈色。

如黄体酮的甲醇溶液在稀盐酸溶液中与异烟肼反应生成黄色产物异烟腙。

 药典在线

醋酸氢化可的松

【鉴别】取本品约0.1mg，加乙醇1ml溶解后，加临用新制的硫酸苯肼试液8ml，在70℃水浴中加热15分钟，即显黄色。

黄体酮

【鉴别】取本品约0.5mg，加异烟肼约1mg与甲醇1ml溶解后，加稀盐酸1滴，即显黄色。

3. 氟元素的呈色反应

一些含氟的甾体激素药物（如醋酸氟轻松、醋酸地塞米松等），经氧瓶燃烧后生成无机氟化物，在12%醋酸钠的稀醋酸中与茜素氟蓝和硝酸亚铈显蓝紫色。

4. 醇酮基的还原性

肾上腺皮质激素类药物结构中C_{17}位上的α-醇酮基具有还原性，能与多种氧化剂如碱性酒石酸铜试液、氨制硝酸银试液、四氮唑盐等发生反应。

碱性酒石酸铜的反应（与斐林试剂的反应） 醋酸氟氢可的松鉴别方法：取本品约10mg，加甲醇1ml，微温溶解后，加热的碱性酒石酸铜试液1ml，即生成红色沉淀。

5. 甲酮基与亚硝基铁氰化钠反应

孕激素代表药物黄体酮含有甲酮基，甲酮基在碱性条件下可与亚硝基铁氰化钠反应，生成蓝色的复合物。药典用该反应鉴别黄体酮。

 药典在线

黄体酮

【鉴别】取本品约5mg，加甲醇0.2ml溶解后，加亚硝基铁氰化钠细粉约3mg、碳酸钠与醋酸铵各约50mg，摇匀，放置10~30分钟，应显蓝紫色。

6. 炔基的沉淀反应

有些甾体激素药物（如雌激素、孕激素类）分子结构中含有乙炔基，如炔雌醇、炔诺酮、炔诺孕酮等，遇硝酸银试液，即生成白色的炔银盐沉淀，可用于鉴别。

> **药典在线**
>
> **炔诺酮**
>
> 【鉴别】取本品约 10mg，加乙醇 1ml 溶解后，加硝酸银试液 5～6 滴，即生成白色沉淀。

7. 薄层色谱法

薄层色谱法被广泛用于甾体激素类药物的鉴别，尤其是甾体激素类药物制剂和复方制剂的鉴别。薄层色谱法具有简便、快速、分离效能高的特点，不仅用于该类药物的鉴别，还用于该类药物的杂质检查。《中国药典》（2020 年版）收载的醋酸甲羟孕酮片、倍他米松磷酸钠、醋酸氯地孕酮、复方炔诺酮片、复方炔诺孕酮片、复方炔诺孕酮滴丸等均采用薄层色谱法鉴别。皮质激素鉴别可用碱性四氮唑蓝试液显色。

> **药典在线**
>
> **醋酸泼尼松片**
>
> 【鉴别】取本品的细粉适量（约相当于醋酸泼尼松 0.1g），加二氯甲烷 50ml，搅拌使醋酸泼尼松溶解，滤过，滤液照下述方法（1）（2）试验。
>
> （1）取滤液，置水浴上蒸干，残渣照醋酸泼尼松项下的鉴别（2）项试验，显相同的反应。（2）照薄层色谱法（通则 0502）试验。供试品溶液：取滤液，即得。对照品溶液：取醋酸泼尼松对照品适量，加三氯甲烷溶解并稀释制成每 1ml 中约含 2mg 的溶液。色谱条件：采用硅胶 G 薄层板，以二氯甲烷-乙醚-甲醇-水（385：60：15：2）为展开剂。测定法：吸取上述两种溶液各 5μl，分别点于同一薄层板上，展开，取出，晾干，在 105℃ 干燥 10 分钟，放冷，喷以碱性四氮唑蓝试液，立即检视。结果判定：供试品溶液所显主斑点的位置和颜色应与对照品溶液的主斑点相同。

8. 高效液相色谱法

《中国药典》（2020 年版）收载的有些甾体激素类药物，如醋酸氟轻松乳膏、醋酸氟氢可的松乳膏、醋酸曲安奈德乳膏、丙酸倍氯米松乳膏和地塞米松磷酸钠滴眼液等，采用高效液相色谱法测定含量，同时采用该法进行鉴别。规定在含量测定项下记录的色谱图中，供试品溶液主峰的保留时间应与对照品溶液主峰的保留时间一致。

9. 紫外分光光度法

甾体激素类药物结构中的 Δ^4-3-酮基或苯环的共轭结构，在紫外区有特征吸收，该性质可用于鉴别。鉴别时规定最大吸收波长，最大吸收波长处的吸光度、吸收系数范围或某两个波长处吸光度的比值。《中国药典》（2020 年版）采用紫外分光光度法鉴别的甾体激素类药物有丙酸倍氯米松及其气雾剂、曲安西龙及其片剂、曲安奈德及其注射液和倍他米松及其片剂等。

第六章　典型药物质量分析

> **药典在线**
>
> **丙酸倍氯米松**
>
> 【鉴别】取本品,精密称定,加乙醇溶解并定量稀释制成每1ml中约含20μg的溶液,照紫外-可见分光光度法(通则0401)测定,在239nm的波长处有最大吸收,吸光度为0.57~0.60;在239nm与263nm的波长处的吸光度比值应为2.25~2.45。

10. 红外分光光度法

红外光谱法特征性强,能反映出同类药物结构中官能团的微小差异,对甾体激素类药物复杂结构的鉴别具有专属性强、可靠性好的特点。在《中国药典》(2020年版)中,几乎所有的甾体激素原料药都采用该法鉴别。

▶ **考点提示**:甾体激素类药物的典型化学鉴别试验法。

三、杂质检查

甾体激素类药物多是从其他甾体化合物或结构类似的甾体激素由结构改造而来,因而可能会引入原料、异构体、中间体、降解产物、有机溶剂等杂质。在甾体激素类药物的检查项下,除了检查一般杂质以外,还需要做特殊杂质的检查,包括有关物质、游离磷酸盐、硒、乙炔基等。特殊杂质的检查项目根据药物在生产和贮藏的过程中可能引入的杂质来确定。

1. 有关物质

《中国药典》(2020年版)收载的甾体激素的原料药多需做有关物质的检查,检查方法一般采用色谱法。

(1) **薄层色谱法** 用薄层色谱法检查甾体激素类药物中有关物质,方法简便易行、分离效果好。各国药典多采用高低浓度对比法进行检查,采用供试品溶液的稀释液作为对照溶液。一般规定:供试品溶液如显杂质斑点,数目不得超过规定的个数,颜色与对照溶液的主斑点比较不得更深。

> **药典在线**
>
> **炔孕酮**
>
> 【检查】有关物质,照薄层色谱法(通则0502)试验。
> 溶剂 三氯甲烷-甲醇(3:1)。
> 供试品溶液 取本品适量,加溶剂溶解并稀释制成每1ml中约含10mg的溶液。
> 对照溶液 精密量取供试品溶液1ml,置200ml量瓶中,用溶剂稀释至刻度,摇匀。
> 色谱条件 采用硅胶G薄层板,以三氯甲烷-甲醇(95:5)为展开剂。
> 测定法 吸取供试品溶液与对照品溶液各10μl,分别点于同一薄层板上,展开,晾干,喷以硫酸-乙醇(2:8),在120℃加热5分钟,置紫外光灯(365nm)下检视。

(2) **高效液相色谱法** 用高效液相色谱法检查甾体激素类药物中有关物质,方法准确,分离效能高。有些甾体激素类药物含量测定也是采用高效液相色谱法,可以在相同条件下检查其有关物质。

> ## 药典在线
>
> ### 倍他米松
>
> **【检查】** 有关物质，照高效液相色谱法（通则0512）测定。
>
> 供试品溶液　取本品适量，加流动相溶解并稀释制成每1ml中约含0.4mg的溶液。
>
> 对照溶液　精密量取供试品溶液1ml，置100ml量瓶中，用流动相稀释至刻度，摇匀。
>
> 系统适用性溶液　取地塞米松对照品适量，加供试品溶液适量并用流动相稀释制成每1ml中含倍他米松与地塞米松各40μg的溶液。
>
> 色谱条件　用十八烷基硅烷键合硅胶为填充剂；以乙腈-水（25∶75）为流动相；检测波长为240nm；进样体积20μl。
>
> 系统适用性要求　系统适用性溶液色谱图中，倍他米松峰与地塞米松峰之间的分离度应大于1.9。
>
> 测定法　精密量取供试品溶液与对照溶液，分别注入液相色谱仪，记录色谱图至主成分峰保留时间的2.5倍。
>
> 限度　供试品溶液色谱图中如有杂质峰，峰面积在对照溶液主峰面积0.5～1.0倍（0.5%～1.0%）之间的杂质峰不得超过1个，其他单个杂质峰面积不得大于对照溶液中主峰面积的0.5倍（0.5%），各杂质峰面积的和不得大于对照溶液主峰面积的2倍（2.0%），小于对照溶液主峰面积0.01倍的色谱峰忽略不计。

2. 游离磷酸盐

地塞米松磷酸钠为地塞米松与磷酸形成的磷酸酯二钠盐，生产与贮藏过程中可能引入或产生微量磷酸盐，所以，《中国药典》（2020年版）对地塞米松磷酸钠进行游离磷酸盐的检查，检查中用到钼酸铵，生成有颜色的钼蓝，在可见区有吸收，称钼蓝比色法。

> ## 药典在线
>
> ### 地塞米松磷酸钠
>
> **【检查】** 游离磷酸盐　照紫外-可见分光光度法（通则0401）测定。
>
> 供试品溶液　精密称取本品20mg，置25ml量瓶中，加水15ml使溶解，精密加钼酸铵硫酸试液2.5ml与1-氨基-2-萘酚-4-磺酸溶液（取无水亚硫酸钠5g、亚硫酸氢钠94.3g与1-氨基-2-萘酚-4-磺酸0.7g，充分混合，临用时取此混合物1.5g加水10ml使溶解，必要时滤过）1ml，加水至刻度，摇匀，在20℃放置30～50分钟。
>
> 对照溶液　取标准磷酸盐溶液［精密称取经105℃干燥2小时的磷酸二氢钾0.35g，置1000ml量瓶中，加硫酸溶液（3→10）10ml与水适量使溶解，用水稀释至刻度，摇匀；临用时再稀释10倍］4.0ml，置25ml量瓶中，加水11ml，自"精密加钼酸铵硫酸试液2.5ml"起，制备方法同供试品溶液。
>
> 测定法　取供试品溶液与对照溶液，在740nm的波长处分别测定吸光度。
>
> 限度　供试品溶液的吸光度不得大于对照溶液的吸光度。

3. 残留溶剂

残留溶剂指药品在生产工艺中可能存在未能完全去除的有机挥发性物质。

> **药典在线**
>
> **地塞米松磷酸钠**
>
> 【检查】残留溶剂 照残留溶剂测定法（通则 0861 第一法）测定。
>
> 内标溶液 取正丙醇，用水稀释制成 0.02%（ml/ml）的溶液。
>
> 供试品溶液 取本品约 1.0g，精密称定，置 10ml 量瓶中，加内标溶液溶解并稀释至刻度，摇匀，精密量取 5ml，置顶空瓶中，密封。
>
> 对照品溶液 取甲醇约 0.3g、乙醇约 0.5g 与丙酮约 0.5g，精密称定，置 100ml 量瓶中，用内标溶液稀释至刻度，摇匀，精密量取 1ml，置 10ml 量瓶中，用内标溶液稀释至刻度，摇匀，精密量取 5ml，置顶空瓶中，密封。
>
> 色谱条件 用 6%氰丙基苯基-94%二甲基聚硅氧烷毛细管色谱柱，起始温度为 40℃，以每分钟 5℃的速率升温至 120℃，维持 1 分钟，顶空瓶平衡温度为 90℃，平衡时间为 60 分钟。
>
> 系统适用性要求 理论板数按正丙醇峰计算不低于 10000，各成分峰之间的分离度均应符合要求。
>
> 测定法 分别量取供试品溶液与对照品溶液顶空瓶上层气体 1ml，注入气相色谱仪，记录色谱图。
>
> 限度 按内标法以峰面积计算，甲醇、乙醇与丙酮的残留量均应符合要求。

4. 硒

《中国药典》（2020 年版）规定醋酸地塞米松、醋酸氟轻松要检查"硒"。在生产的后工序中用二氧化硒脱氢，因此，成品中有可能引入微量的硒。二氧化硒对人体有剧毒，所以应对药物中的微量杂质进行检查。《中国药典》（2020 年版）采用氧瓶燃烧法有机破坏后，以二氨基萘比色法测定。该法原理为在氧瓶燃烧破坏后的吸收液中加盐酸羟胺，pH 2.0±0.2 的条件下与 2,3-二氨基萘试液作用，生成 4,5-苯并苯硒二唑，用环己烷提取，于 378nm 波长处呈最大吸收。

> **药典在线**
>
> **硒检查法**
>
> 标准硒溶液的制备 取已知含量的亚硒酸钠适量，精密称定，加硝酸溶液（1→30）制成每 1ml 中含硒 1.00mg 的溶液；精密量取 5ml 置 250ml 量瓶中，加水稀释至刻度，摇匀后，再精密量取 5ml，置 100ml 量瓶中，加水稀释至刻度，摇匀，即得（每 1ml 相当于 1μg 的 Se）。
>
> 硒对照溶液的制备 精密量取标准硒溶液 5ml，置 100ml 烧杯中，加硝酸溶液（1→30）25ml 和水 10ml，摇匀，即得。
>
> 供试品溶液的制备 除另有规定外，取各品种项下规定量的供试品，照氧瓶燃烧法（通则 0703），用 1000ml 的燃烧瓶，以硝酸溶液（1→30）25ml 为吸收液，进行有机破坏后，将吸收液移置 100ml 烧杯中，用水 15ml 分次冲洗燃烧瓶及铂丝，洗液并入吸收液中，即得。
>
> 检查法 将上述硒对照溶液与供试品溶液分别用氨试液调节 pH 值至 2.0±0.2 后，转移至分液漏斗中，用水少量分次洗涤烧杯，洗液并入分液漏斗中，使成 60ml，各加盐

酸羟胺溶液（1→2）1ml，摇匀后，立即精密加二氨基萘试液5ml，摇匀，室温放置100分钟，精密加环己烷5ml，强烈振摇2分钟，静置分层，弃去水层，环己烷层用无水硫酸钠脱水后，照紫外-可见分光光度法（通则0401），在378nm的波长处分别测定吸光度。供试品溶液的吸光度不得大于硒对照溶液的吸光度。

四、含量测定

甾体激素类药物含量测定方法很多，本节讨论药典常用的方法如高效液相色谱法、紫外-可见分光光度法、四氮唑比色法等，而曾经常用的异烟肼比色法、Kober反应比色法等现在已经不常用，大多改为高效液相色谱法。

1. 高效液相色谱法

高效液相色谱法具有样品用量少、分离效能好、快速、灵敏度高等许多优点。在高效液相色谱法中，以反相分配色谱用于甾体激素的含量测定最为广泛。固定相常用十八烷基硅烷键合硅胶，流动相大都是甲醇和水组成的混合液。为了提高分离效果，有时在流动相中加入醋酸缓冲液或磷酸缓冲液调节流动相的pH值。

2. 紫外-可见分光光度法

紫外-可见分光光度法准确、简便，而甾体激素分子中存在Δ^4-3-酮基和苯环共轭系统，于紫外光区有特征吸收。

药典在线

氢化可的松乳膏

【含量测定】照紫外-可见分光光度法（通则0401）测定。

供试品溶液　取本品适量（约相当于氢化可的松20mg），精密称定，置烧杯中，加无水乙醇约30ml，在水浴上加热使溶解，再置冰浴中冷却，滤过，滤液置100ml量瓶中，同法提取3次，滤液并入量瓶中，放至室温，用无水乙醇稀释至刻度，摇匀。

对照品溶液　取氢化可的松对照品约20mg，精密称定，置100ml量瓶中，加无水乙醇溶解并稀释至刻度，摇匀。

测定法　精密量取供试品溶液与对照品溶液各1ml，分别置干燥具塞试管中，各精密加无水乙醇9ml与氯化三苯四氮唑试液1ml，摇匀，各再精密加氢氧化四甲基铵试液1ml，摇匀，在25℃的暗处放置40～45分钟，在485nm的波长处分别测定吸光度，计算。

课堂活动

甾体激素类药物为什么可以用紫外-可见分光光度法对其进行含量测定？

3. 四氮唑比色法

四氮唑比色法原理：肾上腺皮质激素类药物含有C_{17}-α-醇酮基，具有强还原性，在强碱性溶液中能将四氮唑盐还原成有色的甲臜。生成的颜色随所用的试剂和条件的不同而不同，多为红色或蓝色。

常用的四氮唑盐有两种：①2,3,5-三苯基氯化四氮唑（TTC），又称红四氮唑（RT），其还原产物为不溶于水的深红色三苯甲䐶，λ_{max} 在 480～490nm；②3,3′-二甲氧苯基-双-4,4′-(3,5-二苯基）氯化四氮唑，也称蓝四氮唑（BT），其还原产物为暗蓝色的双甲䐶，λ_{min} 在 525nm。TTC 和 BT 的结构简式如下：

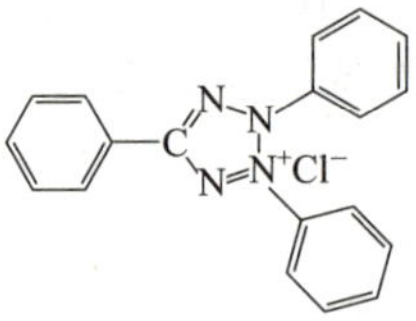

药典在线

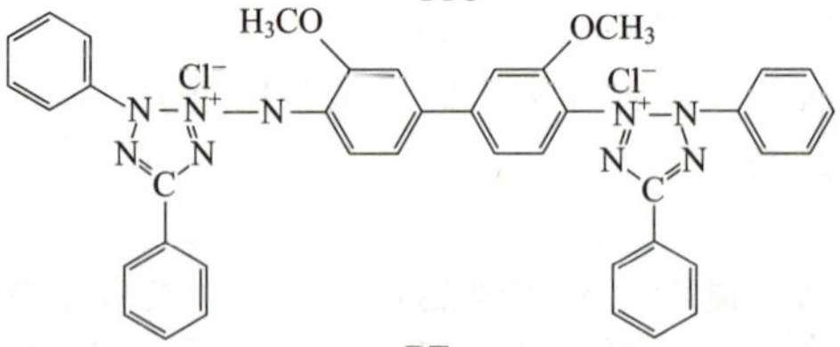

醋酸泼尼松眼膏

【含量测定】照紫外-可见分光光度法（通则 0401）测定。

供试品溶液　取本品 5g（相当于醋酸泼尼松 25mg），精密称定，置烧杯中，加无水乙醇约 30ml，置水浴上加热，充分搅拌使醋酸泼尼松溶解，再置冰浴中放冷后，滤过，滤液置 100ml 量瓶中，同法提取 3 次，滤液并入量瓶中，用无水乙醇稀释至刻度，摇匀。

对照品溶液　取醋酸泼尼松对照品约 25mg，精密称定，置 100ml 量瓶中，加无水乙醇使溶解并稀释至刻度，摇匀。

测定法　精密量取供试品溶液与对照品溶液各 1ml，分置具塞试管中，各精密加无水乙醇 9ml 与氯化三苯四氮唑试液 2ml，摇匀，再各精密加氢氧化四甲基铵试液 2ml，摇匀，在 25℃ 的暗处放置 40 分钟，在 485nm 的波长处分别测定吸光度，计算。

章节思维导图

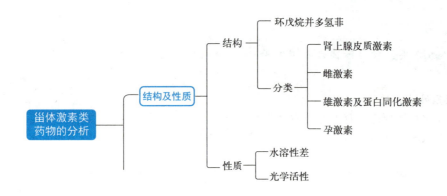

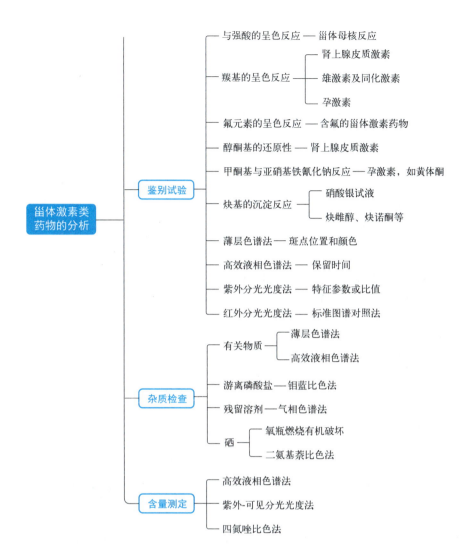

学习目标检测

一、选择题

【A型题】（最佳选择题）说明：每题的备选答案中只有一个最佳答案。

1. 氢化可的松具有较强的还原性是因为分子中含有（　　）。
   A. 羟基　　　B. 醇酮基　　　C. 羰基　　　D. 内酯基

2. 可以用于氢化可的松的化学鉴别试验是（　　）。
   A. 硫色素反应　　　　　　　B. 与氨制硝酸银试液反应
   C. 三氯化铁反应　　　　　　D. 紫外分光光度法

3. 炔雌醇的乙醇溶液，加硝酸银试液产生白色沉淀反应的依据是（　　）。
   A. 分子结构中苯环特性　　　　B. C3上的酚羟基的酸性
   C. C17上乙炔基和Ag^+生成炔银盐　　D. C3上酚羟基和Ag^+生成白色沉淀

4. 能与亚硝基铁氰化钠反应生成蓝紫色的药物是（　　）。
   A. 雌二醇　　　B. 苯丙酸诺龙　　　C. 醋酸可的松　　　D. 黄体酮

5. 下列药物中，水解产物与乙醇反应生成醋酸乙酯香气的是（　　）。
   A. 醋酸可的松　　　B. 炔雌醇　　　C. 炔诺孕酮　　　D. 黄体酮

6. 各国药典对甾体激素类药物多用HPLC法测定其含量，主要原因是（　　）。

A. 它们不能用紫外分光光度法测定
B. 不能用滴定分析法进行测定
C. HPLC法比较简单、精密度高
D. HPLC法可消除"有关物质"的干扰

【X型题】（多项选择题）说明：每题的备选答案中至少有两个最佳答案。

1. 可与2,4-二硝基苯肼试液反应的药物有（　　）。
   A. 可的松　　　B. 地塞米松　　　C. 黄体酮　　　D. 泼尼松　　　E. 雌二醇
2. 甾体激素类药物官能团的呈色反应包括（　　）。
   A. 酚羟基的呈色反应
   B. 酮基呈色反应
   C. C_{17}上的α-醇酮基的呈色反应
   D. 甲酮基的呈色反应
   E. 有机氟的呈色反应
3. 可与硝酸银试液反应生成白色沉淀的药物是（　　）。
   A. 氢化可的松　　　B. 炔雌醇　　　C. 炔诺酮　　　D. 炔诺孕酮　　　E. 睾酮
4. 具有α-醇酮基的药物包括（　　）。
   A. 黄体酮　　　B. 氢化可的松　　　C. 地塞米松　　　D. 可的松　　　E. 睾酮
5. 黄体酮的鉴别试验可用（　　）。
   A. 与异烟肼的反应
   B. 与硝酸银试液反应
   C. 与斐林试液反应
   D. 红外光谱法
   E. 与亚硝基铁氰化钠试液反应

二、填空题

1. 许多甾体激素的分子中存在_____和_____，所以在紫外区有特征吸收。
2. 炔雌醇、炔诺酮等具有乙炔基的甾体激素类药物，遇_____试液，即生成白色的炔银盐沉淀，常用于_____。
3. 常采用_____、_____两种方法检查甾体激素药物中的有关物质。

三、简答题

1. 查阅《中国药典》（2020年版）氢化可的松原料、氢化可的松片剂、氢化可的松注射液的性状、含量测定，并比较三者有哪些区别。
2. 简述碘量法测定氢化可的松的原理，简述为什么要采用酸性介质和新煮沸的蒸馏水。

（高姗姗）

第四节　生物碱类药物的分析

生物碱是存在于生物体内一类含有氮原子的有机化合物的总称。大多数生物碱具有生物活性。含有生物碱的中药和天然药物很多，如麻黄、黄连、乌头、延胡索、颠茄、贝母、苦参、马钱子、槟榔等。

生物碱类药物数目繁多，目前通过人工合成或提取方式得到的有一万余种。《中国药典》（2020年版）中收载的本类药物按其母核不同分为6类：苯烃胺类、托烷类、喹啉类、异喹啉类、吲哚类及黄嘌呤类。本节主要通过生物碱的性状、鉴别、检查及含量测定，学习生物碱类药物的质量检测。

> **知识链接**
>
> **洋金花生物碱的现代临床应用**
>
> 洋金花作药用始载于《本草纲目》，原名"曼陀罗花"，为茄科植物白曼陀罗的干燥花，别名千叶曼陀罗花、山茄花、胡茄花等。以花朵大、不破碎、干燥、无杂质者为佳。化学成分主要有生物碱类、黄酮类、醉茄内酯类三种，其中生物碱含量达 0.3%～0.4%，且以东莨菪碱含量为最多，约占 85%。洋金花可针对性地治疗吗啡类毒品的戒断症状，如恶心、呕吐等，对戒除海洛因依赖确实有效。洋金花生物碱在小剂量时兴奋迷走中枢，使心率减慢，剂量较大时，阻滞心脏 M 胆碱受体，使心率加快，改善微循环，临床用于抗休克。

一、结构及性质

（一）结构

1. 苯烃胺类

此类生物碱具有苯烃胺结构，氮原子位于侧链，属脂肪胺类，碱性较强，易与酸成盐。常见药物有盐酸麻黄碱、盐酸伪麻黄碱、秋水仙碱、益母草碱等。

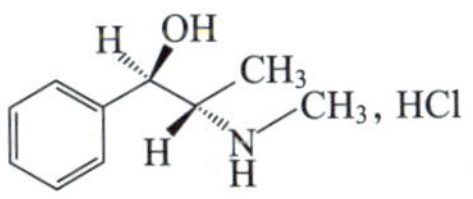

盐酸麻黄碱 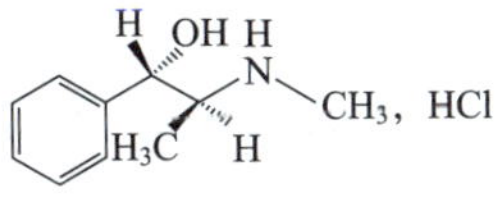　　　　　盐酸伪麻黄碱

2. 托烷类

托烷类生物碱大多是由托烷衍生的氨基醇与不同的有机酸缩合而成的酯类生物碱。分子结构中有五元脂环氮原子，碱性较强，易与酸成盐，如阿托品的 pK_a 为 9.75；因含有酯键，易水解，如阿托品水解后，可生成莨菪醇和莨菪酸；多具手性碳原子，有旋光性，如氢溴酸山莨菪碱为左旋体，但阿托品结构中虽有手性碳原子，因外消旋化为消旋体，而无旋光性，据此可区分。常见药物有颠茄生物碱类、古柯生物碱类。

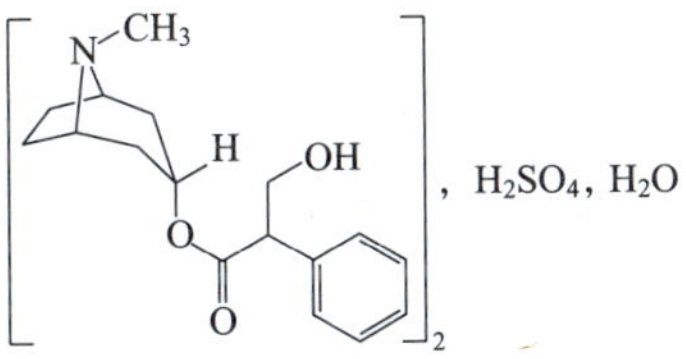

硫酸阿托品 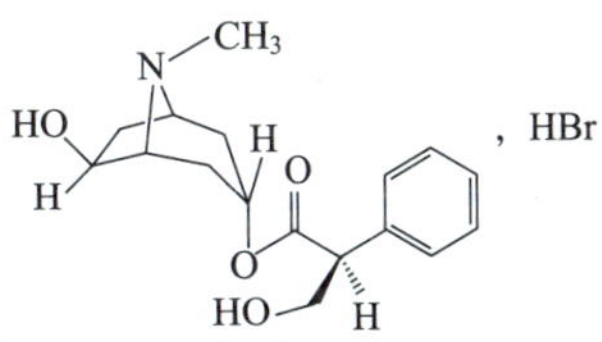　　　　　氢溴酸山莨菪碱

3. 喹啉类

喹啉类生物碱在生源上来自邻氨基苯甲酸，分子结构中含有吡啶与苯稠合而成的喹啉杂环。喹啉类生物碱包括喹啉环和喹核碱两部分，两部分各含有一个氮原子，其中喹核碱为脂环胺，碱性强，可与硫酸成盐；喹啉环上的氮原子在芳环上，碱性较弱，不能与硫酸成盐。如奎宁的 pK_{b1} 为 5.07，pK_{b2} 为 9.7，其饱和水溶液的 pH 值为 8.8，奎尼丁的 pK_{b1} 为 5.4，pK_{b2} 为 10，二者因喹核部分的立体结构不同，碱性亦不同，奎宁的碱性大于奎尼丁，均与二元酸成盐。此类生物碱含手性碳原子，具有旋光性。常见药物有奎宁、奎尼丁、喜树碱等。

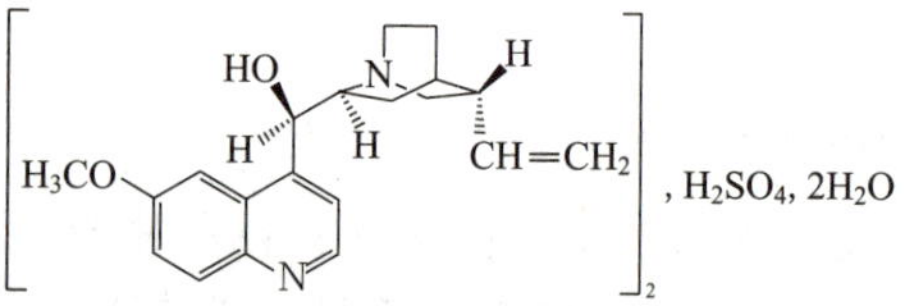

硫酸奎宁 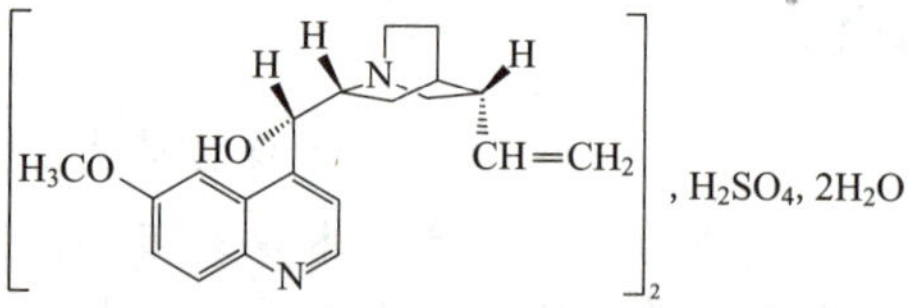 硫酸奎尼丁

4. 异喹啉类

异喹啉类生物碱结构中含有异喹啉环或四氢异喹啉骨架,多为异喹啉的苄基衍生物,也有的异喹啉类生物碱含有部分饱和菲结构单元的异喹啉衍生物。它们大多含有脂肪叔胺结构,因此具有弱碱性,含有部分饱和菲结构单元的异喹啉分子结构中还常含有酚羟基,有两性特征。如吗啡分子中含有酚羟基和 N-甲基叔胺结构,属两性化合物,pK_b 为 6.13,饱和水溶液的 pH 值为 8.5;而可待因分子中仅有 N-甲基叔胺结构,无酚羟基,碱性略强于吗啡,pK_b 为 6.04;小檗碱则为季铵碱,属强碱,pK_a 为 11.5。常见药物有盐酸吗啡、磷酸可待因、盐酸罂粟碱、那可丁等。

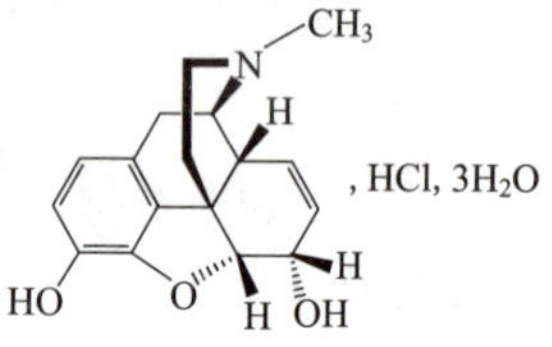

盐酸吗啡 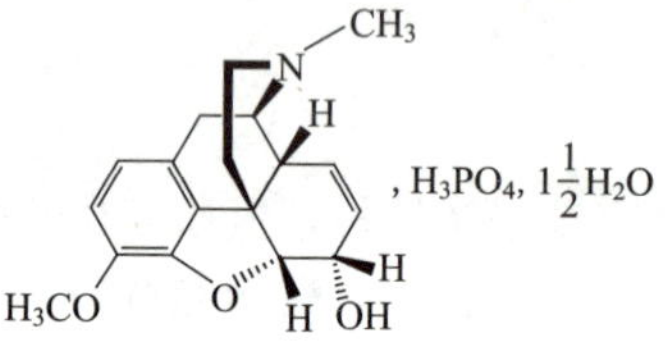　　磷酸可待因

5. 吲哚类

含有吲哚结构的生物碱分子结构中大都含有两个以上碱性基团,吲哚环上氮原子碱性较弱,甚至无碱性,脂环胺的碱性较强。如士的宁的 pK_{b1} 为 6.0,pK_{b2} 为 11.7,仅能与一分子硝酸成盐;而利血平的脂环氮,由于受 C19~C20 空间位阻的影响,碱性较弱,pK_1 为 7.93,只能以游离状态存在。长春碱可与一分子硫酸成盐。利血平具酯结构,与弱碱接触或受热易水解。常见药物有利血平、长春碱、长春新碱、毒扁豆碱、麦角新碱。

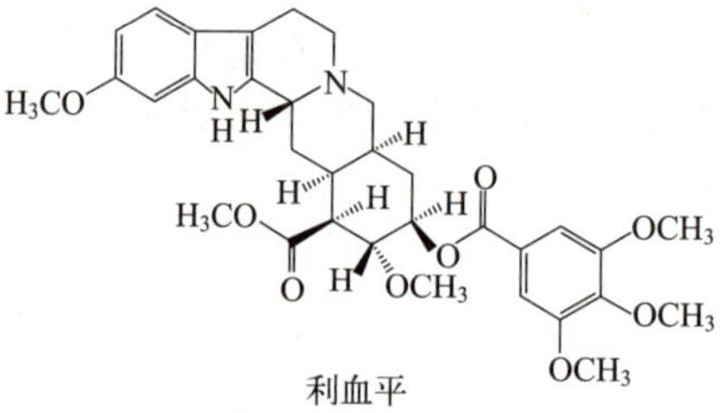

利血平

6. 黄嘌呤类

该类生物碱分子结构中的黄嘌呤环为嘧啶并咪唑的双环,含有四个氮原子,其中嘧啶环上的两个氮原子因与邻位的羰基成酰胺,几乎不呈碱性。如咖啡因的 pK_b 为 14.2,不能与酸成盐,茶碱分子中氮原子上的氢非常活泼,而显酸性,能与碱成盐。咖啡因在热水中及氯仿中易溶,在水中略溶。茶碱在水中几乎不溶,在乙醇和氯仿中微溶,在碱性溶液中易溶。常见药物有咖啡因、茶碱等。

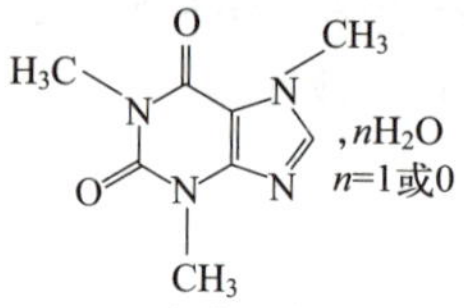

咖啡因 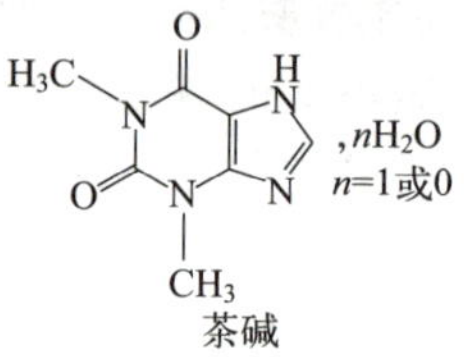　　茶碱

（二）性质

1. 性状

多数生物碱为结晶形固体，有一定熔点，少数呈非结晶形粉末，少数小分子的生物碱为液体，具挥发性，如槟榔碱、烟碱等，个别有升华性，如咖啡因。生物碱多具苦味，一般无色，少数有颜色，如小檗碱呈黄色。

2. 碱性

大多数生物碱分子中氮原子上的孤电子对可接受质子，因而具有碱性。其碱性强弱与分子结构有密切关系，当氮原子周围电子云密度增大、电负性增强，吸引质子能力增大，碱性亦增强。通常情况下，碱性基团的 K_b 值大小顺序是：季铵碱＞N-烷杂环＞芳香胺≈N-芳杂环＞酰胺（中性）；在脂肪胺中，仲胺＞伯胺＞叔胺；在芳香胺中，苯胺＞二苯胺＞三苯胺。取代基种类及空间效应等亦对碱性强弱产生影响。

3. 溶解性

一般游离生物碱不溶或难溶于水，能溶于乙醇、乙醚、丙酮、三氯甲烷等有机溶剂，亦可在稀酸水溶液中成盐而溶解；生物碱盐大多易溶于水和醇，不溶或难溶于苯、三氯甲烷、乙醚等溶剂；具有酸碱两性的生物碱也可在碱水溶液中成盐而溶解，如吗啡、茶碱等；而季铵碱、酰胺型碱及某些含极性基团较多的游离碱则能溶于水。

4. 旋光性

生物碱分子中多具手性碳原子，而有旋光性。其生物活性与旋光性有密切关系，一般左旋体生物活性较强。溶液的酸碱性和溶剂等因素也会对旋光性产生影响。利用旋光性可对生物碱进行定性鉴别和结构研究。

5. 光谱特性

生物碱分子结构中多含有芳环和不饱和共轭系统，在紫外及红外光谱区有特征吸收，也有的能产生荧光，可用于定性、定量分析。

> **考点提示**：生物碱类药物常见类别和代表药物。

二、鉴别试验

（一）物理常数鉴别法

1. 熔点

熔点是有机药物的重要物理常数。常用于原料药的性状检查或鉴别，其测定结果亦可反映该药物的纯杂程度，各国药典都有应用。

2. 比旋度

生物碱类药物多具手性碳原子，具有旋光性。其比旋度亦常用于药物的性状检查或鉴别。例如硫酸奎宁比旋度的测定：取本品精密称定，加 0.1mol/L 盐酸溶液溶解并定量稀释制成每 1ml 中含 20mg 的溶液，依法测定，比旋度应为 $-237°\sim-244°$。

（二）一般化学反应鉴别法

1. 显色反应

一些生物碱能与生物碱显色试剂反应，呈现不同颜色，用以鉴别。其反应的机理很复杂，涉及脱水、氧化、缩合等反应过程。常用的显色试剂有钼硫酸试液、硫酸钒试液、甲醛硫酸试液、亚硒酸硫酸试液、对二甲氨基苯甲醛试液以及硫酸铈铵的磷酸、硫酸、硝酸试剂等。

> **药典在线**
>
> **磷酸可待因**
>
> 【鉴别】取本品约 1mg，置白瓷板上，加含亚硒酸 2.5mg 的硫酸 0.5ml，立即显绿

色，渐变蓝色。

此反应亦可将磷酸可待因与其他阿片生物碱相区别。

2. 沉淀反应

生物碱在酸性水溶液中，可与重金属盐类或大分子的酸类等沉淀试剂反应，生成难溶盐、复盐或配合物沉淀，也可用于其鉴别。但不同试剂沉淀反应的灵敏度也不同。常用的生物碱沉淀试剂及反应结果见表6-3。

表6-3 生物碱沉淀试剂及其与生物碱反应结果

生物碱沉淀试剂	反应结果
碘化钾试液	棕色或棕红色沉淀
碘化汞钾试液	在酸性或碱性溶剂中生成白色或淡黄色沉淀
碘化铋钾试液	橙红或棕红色沉淀
硅钨酸试液	白色、淡黄色或黄棕色沉淀
磷钨酸试液	在酸性或中性溶液中生成淡黄色沉淀
三硝基苯酚试液	结晶性沉淀并有特定熔点

（三）特征反应鉴别法

1. 双缩脲反应

此为芳环侧链具有氨基醇结构化合物的特征反应。盐酸麻黄碱和盐酸伪麻黄碱均能与双缩脲试剂反应。反应机理为Cu^{2+}与仲胺形成紫堇色配位化合物，无水配位化合物及含有2分子水的配位化合物易溶于乙醚显紫红色，具有4分子水的配位化合物则溶于水层显蓝色。

> 📚 **药典在线**
>
> **盐酸麻黄碱**
>
> 【鉴别】取本品约10mg，加水1ml溶解后，加硫酸铜试液2滴与20％氢氧化钠溶液1ml，即显蓝紫色；加乙醚1ml，振摇后，放置，乙醚层即显紫红色，水层变成蓝色。

2. Vitaili 反应

此为托烷类生物碱的特征反应，机理是托烷类生物碱水解生成莨菪酸，与发烟硝酸共热，生成黄色三硝基（或二硝基）衍生物，再与氢氧化钾颗粒或氢氧化钾醇溶液发生脱羧反应，生成醌式产物而显深紫色。

> 📚 **药典在线**
>
> **硫酸阿托品**
>
> 【鉴别】取本品约10g，加发烟硝酸5滴，置水浴上蒸干，得黄色残渣，放冷，加乙醇2～3滴湿润，加固体氢氧化钾一小粒，显深紫色。

3. 绿奎宁反应

含氧喹啉（喹啉环上含氧）衍生物的特征反应。奎宁与奎尼丁均为6位含氧喹啉衍生物，其盐在弱酸性水溶液中,加微过量的溴水或氯水,即显翠绿色。

> **药典在线**
>
> **硫酸奎宁**
>
> 【鉴别】取本品 20mg,加水 20ml 溶解后,取溶液 5ml 加溴试液 3 滴与氨试液 1ml,即显翠绿色。

4. 异喹啉类生物碱的特征反应

(1) Marquis 反应 为含酚羟基的异喹啉类生物碱的特征反应。在样品中加入甲醛-硫酸试液,可生成具有醌式结构的有色化合物用于鉴别,见表 6-4。

表 6-4 异喹啉类生物碱与甲醛-硫酸试液的反应

药物	试剂	颜色
盐酸吗啡	甲醛-硫酸试液	紫堇色
盐酸阿扑吗啡		紫色-黑色
盐酸乙基吗啡		黄色-紫色-黑色
磷酸可待因		紫色

(2) Frohde 反应 系盐酸吗啡的专属鉴别反应。

> **药典在线**
>
> **盐酸吗啡**
>
> 【鉴别】取本品约 1mg,加钼硫酸试液 0.5ml,即显紫色,继变为蓝色,最后变为棕绿色。

(3) 与铁氰化钾试液反应 吗啡具有弱还原性,遇稀铁氰化钾试液,可被氧化生成伪吗啡,而铁氰化钾被还原成亚铁氰化钾,再与三氯化铁反应生成普鲁士蓝显蓝绿色。

5. 吲哚类生物碱的特征反应

其主要是官能团的特征反应。如利血平分子中吲哚环上 β 位的氢原子较活泼,能与芳醛缩合而显色。

> **药典在线**
>
> **利血平**
>
> 【鉴别】
> (1) 取本品约 1mg,加新制的香草醛试液 0.2ml,约 2 分钟后显玫瑰红色。
> (2) 取本品约 0.5mg,加对二甲氨基苯甲醛 5mg、冰醋酸 0.2ml 与硫酸 0.2ml,混匀,即显绿色;再加冰醋酸 1ml,转变为红色。

6. 紫脲酸铵反应

此为黄嘌呤类生物碱的特征反应。在样品中加入盐酸和氯酸钾,水浴蒸干,残渣遇氨气即生成四甲基紫脲酸铵,显紫色,加氢氧化钠试液,紫色即消失。

> **考点提示**：生物碱类药物典型的化学鉴别反应。

课堂活动

可用什么方法对盐酸吗啡、盐酸阿扑吗啡、盐酸乙基吗啡这三种药物进行鉴别？

（四）光谱鉴别法

1. 紫外-可见光谱法

生物碱类药物大都含有芳环或共轭双键结构，在紫外区常有一个或几个特征吸收峰，可作为其定性鉴别的依据。可通过比较 λ_{max}、λ_{min}、吸收系数或光谱的一致性予以鉴别；如果有几个特征吸收峰，也可以通过比较某两吸收峰处吸光度或吸收系数的比值在一定范围内进行鉴别。

药典在线

盐酸伪麻黄碱

【鉴别】取本品，加水制成每1ml中含0.5mg的溶液，照紫外-可见分光光度法（通则0401）测定，在251nm、257nm与263nm的波长处有最大吸收。

2. 红外光谱法

红外光谱可反映分子结构的细微特征，各国药典广泛应用。《中国药典》（2020年版）对生物碱原料药的鉴别大都采用本法。

3. 荧光法

有些生物碱本身或经过处理后，在紫外-可见光激发下，能发出不同波长的荧光。一是可以利用荧光现象进行鉴别，方法是：取生物碱溶液或将其点在滤纸上，置紫外灯下254nm或365nm波长处，观察不同颜色的荧光现象。二是通过与对照品比较其激发光谱和荧光光谱的各种有效参数的一致性进行鉴别。

药典在线

硫酸奎宁

【鉴别】取本品约20mg，加水20ml溶解后，分取溶液10ml，加稀硫酸使呈酸性，即显蓝色荧光。

（五）色谱法

色谱法主要用于已知生物碱的鉴别，以TLC应用较多。常选用硅胶、氧化铝等吸附剂为固定相。因硅胶为弱酸性，生物碱若以盐的形式存在，阳离子则可与硅胶中的硅羟基作用而致拖尾或不能迁移。解决方法：一是在展开剂系统中加入少量碱性试剂，如氨、二乙胺等；二是将硅胶板用碱处理后，以中性溶剂展开。单体生物碱可用其化学对照品为阳性对照，中药中的生物碱宜用化学对照品和标准药材提取物同时对照。要求供试品溶液所显主斑点的位置（R_f）与颜色（或荧光）应与对照品的主斑点一致。必要时还应做空白试验（即阴性对照试验）。

> **药典在线**
>
> **阿片**
>
> 【鉴别】照薄层色谱法（通则0502）试验。
>
> 溶剂 三氯甲烷-乙醇（1∶1）。
>
> 供试品溶液 取本品0.2g，加水5ml与氨试液5ml，研匀，移置分液漏斗中，加溶剂20ml，轻轻振摇提取，分取提取液，置水浴上蒸干，残渣加溶剂1ml使溶解。
>
> 对照品溶液 取吗啡对照品、磷酸可待因对照品、盐酸罂粟碱对照品、那可汀对照品与蒂巴因对照品适量，分别加溶剂溶解并稀释制成每1ml中各约含1mg的溶液。
>
> 色谱条件 采用硅胶G薄层板，以苯-丙酮-浓氨溶液（8∶4∶0.6∶0.25）为展开剂。
>
> 测定法 吸取供试品溶液与对照品溶液各10μl，分别点于同一薄层板上，展开，取出，晾干，喷以碘化铋钾试液。
>
> 结果判定 供试品溶液最少应显7个明显的斑点，其中5个斑点的颜色和位置应分别与5个对照品溶液所显的主斑点一致。

HPLC和GC法可用保留值或相对保留值法定性。一般可在含量测定项下记录的色谱图中，以供试品溶液主峰的保留时间与对照品溶液峰的保留时间一致性作为鉴别依据。如石杉碱甲片即采用HPLC法鉴别。

三、杂质检查

生物碱类药物大多是从植物中提取，也有部分合成。其原料药的生产和药品在制剂、储运过程中都会引入相应杂质。因此《中国药典》、USP、BP、EP等在生物碱类药物标准中都包括有关物质的检查项目。此外，有些药物项下还需进行铵盐、有机溶剂残留等杂质的检查。

有关物质检查一般采用TLC法或HPLC法，杂质限量的判断主要有对照品对照、自身稀释对照等方法。下面介绍部分常用生物碱类药物特殊杂质检查方法。

1. 盐酸伪麻黄碱的特殊杂质检查

盐酸伪麻黄碱中有关物质的检查在《中国药典》（2020年版）中采用HPLC法，方法如下。

> **药典在线**
>
> **盐酸伪麻黄碱**
>
> 【检查】有关物质 照高效液相色谱法（通则0512）测定。
>
> 供试品溶液 取本品，加流动相溶解并制成每1ml中约含2mg的溶液。
>
> 对照溶液 精密量取供试品溶液适量，用流动相定量稀释制成每1ml中约含10μg的溶液。
>
> 系统适用性溶液 取盐酸麻黄碱对照品约10mg，置100ml量瓶中，加供试品溶液5ml，加流动相溶解并稀释至刻度，摇匀。
>
> 色谱条件 用苯基硅烷键合硅胶为填充剂；以1.16%醋酸铵溶液-甲醇（94∶6，用醋酸调节pH值至4.0）为流动相；检测波长为257nm；进样体积20μl。
>
> 系统适用性要求 理论板数按伪麻黄碱峰计算不低于2000，伪麻黄碱峰与麻黄碱峰之间的分离度应大于2.0。

测定法 精密量取供试品溶液与对照溶液,分别注入液相色谱仪,记录色谱图至主成分峰保留时间的 2 倍。

限度 供试品溶液色谱图中如有杂质峰,单个杂质峰面积不得大于对照溶液主峰面积(0.5%),各杂质峰面积的和不得大于对照溶液主峰面积的 2 倍(1.0%),小于对照溶液主峰面积 0.1 倍的色谱峰忽略不计。

2. 硫酸阿托品的特殊杂质检查

(1) 莨菪碱 硫酸阿托品是莨菪碱的消旋体,其杂质莨菪碱是由于在生产过程中消旋化不完全而引入,具有旋光性,利用这一差异性,可以用旋光法对莨菪碱这一特殊杂质进行限量检查。

《中国药典》(2020 年版)硫酸阿托品中莨菪碱的检查:取本品,按干燥品计算,加水溶解并制成每 1ml 中含 50mg 的溶液,依法测定(通则 0621),旋光度不得过 $-0.40°$。

(2) 有关物质 《中国药典》(2020 年版)中大部分生物碱,如硫酸阿托品的有关物质检查采用 HPLC 法中的主成分自身对照法。

此外,硫酸阿托品的原料药还要进行酸度、干燥失重、炽灼残渣等一般杂质的检查项目。

药典在线

硫酸阿托品

【检查】有关物质 照高效液相色谱法(通则 0512)测定。

供试品溶液 取本品,加水溶解并稀释制成每 1ml 中约含 0.5mg 的溶液。

对照溶液 精密量取供试品溶液 1ml,置 100ml 量瓶中,用水稀释至刻度,摇匀。

色谱条件 用十八烷基硅烷键合硅胶为填充剂;以 0.05mol/L 磷酸二氢钾溶液(含 0.0025mol/L 庚烷磺酸钠)-乙腈(84:16)(用磷酸或氢氧化钠试液调节 pH 值至 5.0)为流动相;检测波长为 225nm;进样体积 20μl。

系统适用性要求 阿托品峰与相邻杂质峰之间的分离度应符合要求。

测定法 精密量取供试品溶液与对照溶液,分别注入液相色谱仪,记录色谱图至主成分峰保留时间的 2 倍。

限度 供试品溶液色谱图中如有杂质峰,扣除相对保留时间 0.17 之前的色谱峰,各杂质峰面积的和不得大于对照溶液主峰面积(1.0%)。

四、含量测定

生物碱类药物原料药物的含量测定,采用非水溶液滴定法较多。制剂的含量测定多用高效液相色谱法,也有使用紫外-可见分光光度法直接测定,如盐酸吗啡片等,或酸性染料比色法,如硫酸阿托品片、氢溴酸山莨菪碱片及其注射液等。

(一) 非水溶液滴定法

1. 原理

生物碱类药物多具弱碱性,在水溶液中用酸直接滴定突跃不明显,而在非水酸性介质中,碱性显著增强,滴定可顺利进行。通常以冰醋酸或醋酐为溶剂,用高氯酸滴定液直接滴定,指示剂或电位法确定终点。

除少数药物如咖啡因等为游离碱外,绝大多数都以盐的形式存在。其盐的滴定,实际上是一个置换滴定过程,即用强酸置换出与生物碱结合的较弱的酸。

$$BH^+A^- + HClO_4 \longrightarrow BH^+ \cdot ClO_4^- + HA$$

式中，BH^+A^- 表示生物碱盐类；HA 表示被置换出的弱酸。当被置换出的 HA 酸性较强时，则上述反应不能定量进行，因此，需设法将其除去，使反应顺利完成。

2. 测定方法

一般采用半微量法。取经过适当方法干燥的供试品适量［约消耗高氯酸滴定液（0.1mol/L）8ml］，加冰醋酸 10～30ml 使溶解（若供试品为生物碱的氢卤酸盐，应再加 5% 醋酸汞的冰醋酸溶液 3～5ml），用高氯酸滴定液（0.1mol/L）滴定至终点，并将滴定结果用空白试验校正。

3. 测定条件的选择

本方法主要适合于弱碱性生物碱及其盐的测定。只要选择合适的溶剂、滴定剂和终点指示方法，可使 pK_b 为 8～13 的生物碱获得较为满意的测定结果。

（1）**溶剂的选择** 一般来说，当生物碱的 K_b 为 10^{-8}～10^{-10} 时，宜选冰醋酸作为溶剂；K_b 为 10^{-10}～10^{-12} 时，宜选用冰醋酸与酸酐的混合溶剂作溶剂；$K_b \leqslant 10^{-12}$ 时，应用酸酐作溶剂。一些碱性更弱的碱在冰醋酸中没有足够明显的滴定突跃，如咖啡因（K_b 为 4.0×10^{-14}），若在冰醋酸中加入不同量的醋酐为溶剂，随着醋酐量的不断增加，突跃显著增大，也可获得满意结果。

（2）**终点指示方法的选择** 通常指示终点的方法有电位法和指示剂法。指示剂法较为简便，常用的指示剂有结晶紫、亮绿、喹那啶红、二甲基黄和橙黄Ⅳ等。

讨论：如用结晶紫作指示剂时，滴定不同强度的碱，终点颜色变化不同。滴定较强生物碱如硫酸阿托品、氢溴酸山莨菪碱、氢溴酸东莨菪碱等以蓝色为终点；碱性次之者，如二盐酸奎宁、马来酸麦角新碱等以蓝绿色或绿色为终点；滴定弱碱如咖啡因时以黄绿色或黄色为终点。

（3）**酸根的影响** 生物碱盐在滴定中被置换出的酸在醋酸中的酸性强弱顺序为：

$$HClO_4 > HBr > H_2SO_4 > HCl > HSO_4^- > HNO_3$$

由此可见，氢卤酸在冰醋酸中的酸性较强，对滴定终点有影响，故测定生物碱的氢卤酸盐时，宜预先在冰醋酸中加入醋酸汞的冰醋酸溶液，使氢卤酸生成难解离的卤化汞而消除干扰，然后再用高氯酸滴定液滴定。

$$2BH^+X^- + Hg(Ac)_2 \longrightarrow 2BH^+ \cdot Ac^- + HgX_2 \downarrow$$

一般加入醋酸汞的量以其理论量的 1～3 倍为宜，若加入量不足时可影响滴定终点而使结果偏低。供试品如为磷酸盐或有机酸盐时，可以直接滴定；硫酸盐也可直接滴定，但滴定至其成为硫酸氢盐为止；若为硝酸盐，因硝酸可使指示剂褪色，遇此情况以电位滴定法指示终点为宜。

> **药典在线**
>
> **氢溴酸山莨菪碱**
>
> 【含量测定】取本品约 0.2g，精密称定，加冰醋酸 20ml 溶解后（必要时微热使溶解），加醋酸汞试液 5ml 与结晶紫指示液 1 滴，用高氯酸滴定液（0.1mol/L）滴定至溶液显纯蓝色，并将滴定的结果用空白试验校正。每 1ml 高氯酸滴定液（0.1mol/L）相当于 38.63mg 的 $C_{17}H_{23}NO_4 \cdot HBr$。

（二）酸性染料比色法

生物碱类化合物可与一些酸性染料（如溴甲酚绿），在一定 pH 值条件下，定量结合显色，通过有机溶剂萃取后在一定波长处测定供试品和对照品在有机溶剂中有色溶液的吸光度，即可求算出生物碱的含量。其原理为：在适当 pH 值的水溶液中，生物碱类药物可与氢离子结合成盐，而一些酸性染料能解离为阴离子，阳离子和阴离子定量地结合，生成有色离子对化合物，这一化合物可以被有机溶剂提取而由水相进入有机相，通过测定有机相中有色溶液的吸光度，和同法操作得到的对照品溶液进行比较，进而计算含量。

> 药典在线
>
> **氢溴酸山莨菪碱片**
>
> 【含量测定】照紫外-可见分光光度法（通则0401）测定。
>
> 供试品溶液　取本品20片，精密称定，研细，精密称取适量（约相当于氢溴酸山莨菪碱7mg），置100ml量瓶中，加水使氢溴酸山莨菪碱溶解并稀释至刻度，摇匀，滤过，取续滤液。
>
> 对照品溶液　取氢溴酸山莨菪碱对照品适量，精密称定，加水溶解并定量稀释制成每1ml约含70μg的溶液。
>
> 测定法　精密量取供试品溶液与对照品溶液各3ml，分别置预先精密加三氯甲烷15ml的分液漏斗中，各加溴甲酚绿溶液（取溴甲酚绿50mg与邻苯二甲酸氢钾1.021g，加0.2mol/L盐酸溶液1.6ml使溶解后，用水稀释至100ml，摇匀，必要时滤过）6.0ml，摇匀，振摇3分钟后，静置使分层，分取澄清的三氯甲烷液，在420nm的波长处分别测定吸光度，计算。

▶ 考点提示：非水溶液滴定原理、终点指示方法、酸根影响。

章节思维导图

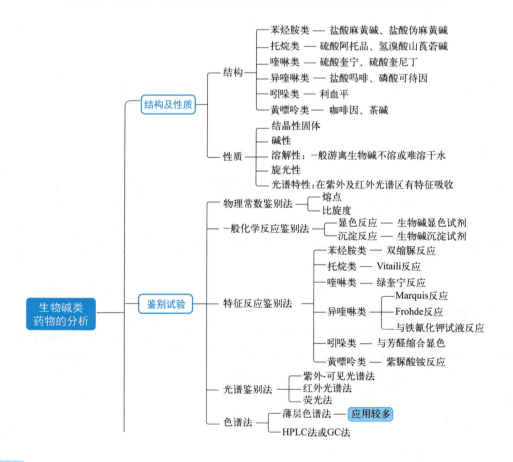

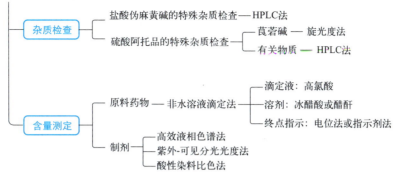

学习目标检测

一、选择题

【A 型题】(最佳选择题) 说明：每题的备选答案中只有一个最佳答案。

1. 下列试剂中属于常用生物碱沉淀剂的是（　　）。
   A. 氢氧化钠　　　　　　　　　B. 碘化铋钾
   C. 发烟硝酸　　　　　　　　　D. 铜

2. 硫酸阿托品中，特殊杂质是（　　）。
   A. 吗啡　　　　　　　　　　　B. 莨菪碱
   C. 甲烷　　　　　　　　　　　D. 可待因

3. 吗啡分子含有酚羟基，可以与（　　）试剂反应，最后与三氯化铁生成普鲁士蓝。
   A. 氯仿　　　　　　　　　　　B. 硫酸铜
   C. 香草醛　　　　　　　　　　D. 稀铁氰化钾

4. 非水溶液滴定法测生物碱，用到的滴定剂是（　　）。
   A. 高氯酸　　　　　　　　　　B. 碘化铋钾
   C. 发烟硝酸　　　　　　　　　D. 硫酸铜

5. 用非水溶液滴定法测定盐酸麻黄碱的含量，为避免盐酸的干扰，应加入的试剂是（　　）。
   A. 5％醋酸汞溶液　　　　　　　B. 乙二胺
   C. 冰醋酸　　　　　　　　　　D. 高氯酸

6. 能用 Vitaili 反应鉴别的药物是（　　）。
   A. 麻黄碱　　　　　　　　　　B. 奎尼丁
   C. 奎宁　　　　　　　　　　　D. 阿托品

7. 加盐酸和氯酸钾在水浴上共热蒸干，残渣加氨水呈紫色，再加氢氧化钠试液，紫色即消失的药物是（　　）。
   A. 伪麻黄碱　　　　　　　　　B. 利血平
   C. 咖啡因　　　　　　　　　　D. 山莨菪碱

8. 检查硫酸阿托品中的莨菪碱采用的方法为（　　）。
   A. 旋光法　　　　　　　　　　B. 薄层色谱法
   C. 比色法　　　　　　　　　　D. 高效液相色谱法

9. 既可溶于酸又可溶于碱的药物是（　　）。
   A. 阿托品　　　　　　　　　　B. 奎尼丁
   C. 吗啡　　　　　　　　　　　D. 可待因

10. 非水溶液滴定法测定生物碱含量时，常将滴定结果用（　　）校正。
    A. 空白试验　　　　　　　　　B. 对照试验

C. 回收试验　　　　　　　　　　D. 精密度试验

11. 非水溶液滴定法测定药物含量时需做空白试验,其目的是（　　）。

A. 消除试剂、空气、玻璃器皿中水分的干扰

B. 消除空气中二氧化碳带来的干扰

C. 消除空气中的氧带来的干扰

D. 消除高氯酸挥发带来的干扰

【X型题】（多项选择题）说明：每题有2个或2个以上答案可以选择。

1. 用非水溶液滴定法测定盐酸吗啡含量时,应使用（　　）。

A. 5％醋酸汞冰醋酸溶液　　　　B. 盐酸

C. 冰醋酸　　　　　　　　　　　D. 二甲基甲酰胺

E. 高氯酸

2. 生物碱类药物的常用鉴别试验包括（　　）。

A. 熔点测定　　　　　　　　　　B. 显色反应

C. 沉淀反应　　　　　　　　　　D. 光谱法（紫外、红外）

E. 薄层色谱法

3. 下列药物中属于喹啉类药物的是（　　）。

A. 盐酸环丙沙星　　　　　　　　B. 盐酸异丙嗪

C. 硫酸奎宁　　　　　　　　　　D. 硫酸奎尼丁

E. 异烟肼

4. 属于生物碱的药物是（　　）。

A. 盐酸异丙嗪　　　　　　　　　B. 地西泮

C. 盐酸麻黄碱　　　　　　　　　D. 硫酸奎宁

E. 硫酸阿托品

二、填空题

1. Vitaili反应为_____类生物碱的特征反应。本类药物与发烟硝酸共热,水解并得到黄色的三硝基衍生物,遇醇制KOH显_____色。

2. 用非水碱量法滴定生物碱盐时,《中国药典》（2020年版）指示终点的方法有_____法和_____法。

3. 生物碱类药物的特征鉴别试验包括_____反应、_____反应、_____反应、_____反应及甲醛-硫酸反应等。

三、简答题

1. 简述如何检查盐酸吗啡中的阿扑吗啡。

2. 今有二瓶药物分别为硫酸阿托品（A）、氢溴酸东莨菪碱（B）,但瓶上标签脱落,请采用适当的化学方法将二者区分开。

（高姗姗）

第五节　维生素类药物的分析

维生素是参与生物生长发育和代谢所必需的一类微量活性有机物质,已知的大部分维生素在体内作为酶的辅酶或辅基的组成部分,在机体内起着能量转移和代谢调节的重要作用。这类物质虽然机体需求量很少,但多数在机体内不能合成或合成量不足,必须要从食物中获取。如果机体摄入不足,或需求量增大时就会缺乏维生素,导致出现维生素缺乏症。

知识链接

维生素的命名

维生素是由 vitamin 一词翻译而来的,自 1911 年从米糠中发现以来,其名称一直按照发现的先后次序,在"维生素"之后加上 A、B、C、D 等英文字母来命名。随着分离技术的进步,有些初发现时以为只是一种,后来又从中分离出多种维生素,便在其英文字母右下方标注 1,2,3 等数字加以区别,例如维生素 B_1、维生素 B_2、维生素 B_6 及维生素 B_{12} 等。也有按临床作用给予命名的,如抗坏血酸、抗佝偻病维生素等。所以,一种维生素往往会有多个名称,如维生素 C 又称抗坏血酸。

维生素都是小分子的化合物,在化学结构上没有共同性,可以分为脂肪族、芳香族、脂环族、杂环和甾类化合物等类型。通常根据其溶解性质分为脂溶性维生素和水溶性维生素两大类。常见的水溶性维生素有 B 族维生素、维生素 C、烟酸、烟酰胺、泛酸、叶酸等。脂溶性维生素有维生素 A、维生素 D、维生素 E、维生素 K 等。常见的维生素的结构和主要理化性质见表 6-5。

表 6-5　常见维生素的结构和主要理化性质

药物名称及化学结构	结构特点	理化性质
维生素 B_1	1. 季铵氮及伯氨基 2. 噻唑环 3. 含氮芳杂环 4. 盐酸盐	1. 碱性 2. 碱性介质中可开环、环合、氧化成硫色素 3. 与生物碱沉淀试剂反应;紫外吸收 4. 氯化物的鉴别反应
维生素 C	1. 手性碳原子 2. 连烯二醇 3. 内酯环 4. 共轭双键 5. 类似糖的结构	1. 旋光性 2. 酸性、还原性 3. 易水解 4. 紫外吸收 5. 具糖的性质
维生素 A	1. 共轭多烯醇侧链 2. 环己烯环	1. 易氧化变质 2. 脱水反应 3. 与三氯化锑呈色 4. 具紫外吸收
维生素 D_3	1. 手性碳原子 2. 类似甾类母核 3. 共轭体系	1. 旋光性 2. 可与醋酐-硫酸试液、三氯化锑、三氯化铁等显色 3. 有紫外吸收 4. 易氧化变质

药物名称及化学结构	结构特点	理化性质
维生素E（天然型）	1. 醋酸酯 2. 乙酰化的酚羟基 3. 手性碳原子 4. 苯环	1. 水解性 2. 水解后有还原性 3. 旋光性（天然品为右旋体，合成品为消旋体） 4. 紫外吸收

《中国药典》（2020 年版）收载有维生素 A、维生素 B_1、维生素 B_2、维生素 B_6、维生素 B_{12}、维生素 C、维生素 D_2、维生素 D_3、维生素 E、维生素 K_1、叶酸、烟酸等原料及制剂。本节主要介绍维生素 C 和维生素 E 的原料药及其制剂的质量分析。

一、维生素 C 的质量分析

（一）维生素 C 的结构及性质

1. 维生素 C 的结构

维生素 C 为 L-抗坏血酸，化学结构类似葡萄糖，是一种多羟基化合物，为酸性己糖衍生物。

2. 理化性质

结构中的烯二醇具有极强的还原性，可以被氧化剂氧化为二酮基，生成去氢维生素 C，该反应为可逆反应，生成去氢维生素 C 还可以被氢化为维生素 C。去氢维生素 C 在碱性或强酸性溶液中，可进一步水解为无活性的二酮古洛糖酸。

> **课堂活动**
>
> 根据维生素 C 的化学结构，结合有机化学相关知识，讨论维生素 C 的结构特点。

▶ **考点提示**：维生素 C 理化性质。

（二）性状

本品为白色结晶或结晶性粉末；无臭，味酸；久置色渐变微黄；水溶液显酸性反应。

本品在水中易溶，在乙醇中略溶，在三氯甲烷或乙醚中不溶。

熔点：本品的熔点（通则 0612）为 190～192℃，熔融时同时分解。

比旋度：取本品，精密称定，加水溶解并定量稀释制成每 1ml 中约含 0.10g 的溶液，依法测定（通则 0621），比旋度为 +20.5° 至 +21.5°。

（三）鉴别

1. 氧化还原反应

维生素 C 的结构中的烯二醇具有极强的还原性，可以被氧化剂氧化为二酮基，生成去氢抗坏血酸，氧化剂会被还原，利用该性质可以对维生素 C 进行鉴别。

（1）鉴别原理

① 与硝酸银反应　维生素 C 与硝酸银试液发生氧化还原反应，生成黑色银单质沉淀。

$$\text{[结构式]} + 2AgNO_3 \longrightarrow \text{[结构式]} + 2HNO_3 + 2Ag\downarrow$$

② 与 2,6-二氯靛酚反应　2,6-二氯靛酚是一种有机染料，其氧化型在酸性介质中呈现玫瑰红色，在碱性介质中显蓝色，与维生素 C 反应后生成还原型的酚亚胺为无色。

$$\text{[反应式]}$$

（2）鉴别方法　取本品 0.2g，加水 10ml 溶解后，分成二等份，在一份中加硝酸银试液 0.5ml，即生成银的黑色沉淀；在另一份中，加二氯靛酚钠试液 1～2 滴，试液的颜色即消失。

《中国药典》（2020 年版）收录的维生素 C、维生素 C 片、维生素 C 泡腾片、维生素 C 泡腾颗粒、维生素 C 颗粒以及维生素 C 钙均采用此法进行鉴别。

> **课堂活动**
> 分组讨论：维生素 C 注射剂、维生素 C 片如何进行鉴别试验，原理是什么。

2. 红外分光光度法

利用维生素 C 分子红外吸收特性进行鉴别。本品的红外吸收图谱应与对照品（光谱集 450 图）一致。

▶ **考点提示**：维生素 C 化学鉴别方法。

（四）检查

（1）溶液的澄清度与颜色　取本品 3.0g，加水 15ml，振摇使溶解，溶液应澄清无色；如显色，将溶液经 4 号垂熔玻璃漏斗滤过，取滤液，照紫外-可见分光光度法（通则 0401），在 420nm 的波长处测定吸光度，不得过 0.03。

（2）草酸　取本品 0.25g，加水 4.5ml，振摇使维生素 C 溶解，加氢氧化钠试液 0.5ml、稀醋酸 1ml 与氯化钙试液 0.5ml，摇匀，放置 1 小时，作为供试品溶液；另精密称取草酸 75mg，置 500ml 量瓶中，加水溶解并稀释至刻度，摇匀，精密量取 5ml，加稀醋酸 1ml 与氯化钙试液 0.5ml，摇匀，放置 1 小时，作为对照溶液。供试品溶液产生的浑浊不得浓于对照溶液（0.3％）。

（3）炽灼残渣　不得过 0.1％（通则 0841）。

（4）铁　取本品 5.0g 两份，分别置 25ml 量瓶中，一份中加 0.1mol/L 硝酸溶液溶解并稀释至刻度，摇匀，作为供试品溶液（B）；另一份中加标准铁溶液（精密称取硫酸铁铵 863mg，置 1000ml 量瓶中，加 1mol/L 硫酸溶液 25ml，用水稀释至刻度，摇匀，精密量取 10ml，置 100ml 量瓶中，用水稀释至刻度，摇匀）1.0ml，加 0.1mol/L 硝酸溶液溶解并稀释至刻度，摇匀，作为对照溶液（A）。照原子吸收分光光度法（通则 0406），在 248.3nm 的波长处分别测定，应符合规定。

（5）铜　取本品 2.0g 两份，分别置 25ml 量瓶中，一份中加 0.1mol/L 硝酸溶液溶解并稀释至刻度，摇匀，作为供试品溶液（B）；另一份中加标准铜溶液（精密称取硫酸铜 393mg，置 1000ml 量瓶中，加水溶解并稀释至刻度，摇匀，精密量取 10ml，置 100ml 量瓶中，用水稀释至刻度，摇匀）1.0ml，加 0.1mol/L 硝酸溶液溶解并稀释至刻度，摇匀，作为对照溶液（A）。照

第六章　典型药物质量分析

原子吸收分光光度法（通则0406），在324.8nm的波长处分别测定，应符合规定。

（6）重金属　取本品1.0g，加水溶解成25ml，依法检查（通则0821第一法），含重金属不得过百万分之十。

（7）细菌内毒素　取本品，加碳酸钠（170℃加热4小时以上）适量，使混合，依法检查（通则1143），每1mg维生素C中含内毒素的量应小于0.020EU（供注射用）。

（五）含量测定

维生素C具有较强的还原性，可被氧化剂定量氧化。《中国药典》（2020年版）收载的维生素C、维生素C片、维生素C泡腾片、维生素C颗粒、维生素C注射液等制剂均采用碘量法测定其含量。

1. 原理

维生素C具有强还原性，在醋酸酸性条件下，被碘液定量氧化，以淀粉为指示剂，根据消耗碘滴定液的体积，可计算出维生素C的含量。

$$\text{维生素C} + I_2 \xrightarrow{H^+} \text{脱氢维生素C} + 2HI$$

2. 测定方法

维生素C测定方法：取本品约0.2g，精密称定，加新沸过的冷水100ml与稀醋酸10ml使溶解，加淀粉指示液1ml，立即用碘滴定液（0.05mol/L）滴定至溶液显蓝色并在30秒内不褪。每1ml碘滴定液（0.05mol/L）相当于8.806mg的$C_6H_8O_6$。本品含$C_6H_8O_6$不得少于99.0%。

维生素C含量测定计算公式如下：

$$\text{维生素C含量} = \frac{VTF}{m_{样}} \times 100\%$$

式中，T为滴定度，mg/ml；V为终点时消耗滴定液的体积，ml；F为校正因子；$m_{样}$为待测药物称量量，g。

3. 注意事项

① 在稀醋酸介质中滴定维生素C时，受空气中氧的氧化速率较慢，但供试品溶于稀醋酸后，也应立即进行滴定。

② 为了减少水中溶解氧对测定结果的影响，应用新沸过的冷水。

③ 用碘量法测维生素C的制剂时应考虑辅料对测定的影响，滴定前要进行必要的处理。如片剂溶解后过滤，取续滤液测定；注射液测定时应加丙酮作掩蔽剂，因维生素C注射液中加有稳定剂焦亚硫酸钠，后者易水解生成亚硫酸氢钠，具有还原性，对碘量法有干扰，而丙酮可与亚硫酸氢钠发生加成反应，以消除其干扰。

▶ **考点提示**：维生素C的特殊杂质检查法及碘量法测维生素C注意事项。

药典在线

维生素C注射液

【检查】pH值　应为5.0～7.0（通则0631）。

颜色　取本品，用水稀释制成每1ml中含维生素C 50mg的溶液，照紫外-可见分光光度法（通则0401），在420nm的波长处测定，吸光度不得过0.06。

草酸　取本品，用水稀释制成每1ml中约含维生素C 50mg的溶液，精密量取5ml，加稀醋酸1ml与氯化钙试液0.5ml，摇匀，放置1小时，作为供试品溶液；精密称取草酸75mg，置500ml量瓶中，加水溶解并稀释至刻度，摇匀，精密量取5ml，加稀醋酸1ml与氯化钙试液0.5ml，摇匀，放置1小时，作为对照溶液。供试品溶液产生的浑浊不得浓于对照溶液（0.3%）。

细菌内毒素　取本品，依法检查（通则1143），每1mg维生素C中含内毒素量应小于0.020EU。

其他　应符合注射剂项下有关的各项规定（通则0102）。

【含量测定】精密量取本品适量（约相当于维生素C 0.2g），加水15ml与丙酮2ml，摇匀，放置5分钟，加稀醋酸4ml与淀粉指示液1ml，用碘滴定液（0.05mol/L）滴定至溶液显蓝色并持续30秒不褪。每1ml碘滴定液（0.05mol/L）相当于8.806mg的$C_6H_8O_6$。含维生素C应为标示量的93.0%～107.0%。

课堂活动

维生素C注射液的含量测定与其原料的含量测定有哪些不同？试分析为什么不同。

二、维生素E的质量分析

维生素E为苯并二氢吡喃醇衍生物，又称为α-生育酚醋酸酯。在《中国药典》（2020年版）中主要收载了维生素E原料药、维生素E片、维生素E软胶囊、维生素E注射液、维生素E粉、维生素E琥珀酸聚乙二醇酯的相关质量标准。

知识链接

维生素E

维生素E与动物生育有关，故称生育酚。其主要存在于植物油中，其中以麦胚油、大豆油、玉米油和葵花籽油中含量最丰富，也存在于豆类和蔬菜中。

维生素E是常见的脂溶性维生素，可以有效地对抗体内的自由基，是体内最有效的抗氧化剂；临床上主要用于心脑血管疾病及习惯性流产、不孕症的辅助治疗；其注射液适用于棘红细胞增多症或吸收不良综合征；维生素E乳用于皮肤干燥及因季节变化所引起的皮肤瘙痒症。维生素E还可用于有严重脂肪吸收不良母亲的新生儿、早产儿、低出生体重儿，以及用于脂肪吸收异常等引起的维生素E缺乏症。

维生素E一般不易缺乏，正常血浆维生素E质量浓度为0.9～1.6mg/100ml，若低于0.5mg/100ml则可出现缺乏症，主要表现为红细胞数量减少，寿命缩短，体外实验见到红细胞脆性增加，常表现为贫血或血小板增多症。

（一）维生素E的结构及理化性质

1. 结构

维生素E苯环上有一个乙酰基化的酚羟基，又称为生育酚醋酸酯。根据甲基的数量和位置不同，生育酚分为α-、β-、γ-和δ-四种，其中以α-生育酚的生理活性最强。α-生育酚分为天然型和合成型两类，天然型为右旋体（*d-α-*），合成品为消旋体（*dl-α-*）。《中国药典》（2020年版）

记载的维生素 E，合成型为（±）-2,5,7,8-四甲基-2-（4,8,12-三甲基十三烷基）-6-苯并二氢吡喃醇醋酸酯或 *dl*-α-生育酚醋酸酯，天然型为（+）-2,5,7,8-四甲基-2-（4,8,12-三甲基十三烷基）-6-苯并二氢吡喃醇醋酸酯或 *d*-α-生育酚醋酸酯。

合成型

天然型

2. 理化性质
① 维生素 E 不溶于水。
② 维生素 E 结构中具有苯环，故有紫外吸收。
③ 维生素 E 苯环上有一个乙酰化的酚羟基。在无氧或无其他氧化剂存在时，在酸性或碱性溶液中，加热可水解生成游离酚，称为生育酚；在有氧或有其他氧化剂存在时，则进一步氧化生成醌型化合物。在碱性条件下加热，这种氧化作用更易发生。

▶ **考点提示**：维生素 E 的理化性质。

（二）性状

本品为微黄色至黄色或黄绿色澄清的黏稠液体；几乎无臭；遇光色渐变深。天然型放置会固化，25℃左右熔化。

本品在无水乙醇、丙酮、乙醚或植物油中易溶，在水中不溶。

比旋度：避光操作。取本品约 0.4g，精密称定，置 150ml 具塞圆底烧瓶中，加无水乙醇 25ml 使溶解，加硫酸乙醇溶液（1→7）20ml，置水浴上回流 3 小时，放冷，用硫酸乙醇溶液（1→72）定量转移至 200ml 量瓶中并稀释至刻度，摇匀。精密量取 100ml，置分液漏斗中，加水 200ml，用乙醚提取 2 次（75ml，25ml），合并乙醚液，加铁氰化钾氢氧化钠溶液［取铁氰化钾 50g，加氢氧化钠溶液（1→125）溶解并稀释至 500ml］50ml，振摇 3 分钟；取乙醚层，用水洗涤 4 次，每次 50ml，弃去洗涤液，乙醚液经无水硫酸钠脱水后，置水浴上减压或在氮气流下蒸干至 7～8ml 时，停止加热，继续挥干乙醚，残渣立即加异辛烷溶解并定量转移至 25ml 量瓶中，用异辛烷稀释至刻度，摇匀，依法测定（通则 0621），比旋度（按 *d*-α-生育酚计，即测得结果除以换算系数 0.911）不得低于+24°（天然型）。

折光率：本品的折光率（通则 0622）为 1.494～1.499。

吸收系数：取本品，精密称定，加无水乙醇溶解并定量稀释制成每 1ml 中约含 0.1mg 的溶液，照紫外-可见分光光度法（通则 0401），在 284nm 的波长处测定吸光度，吸收系数（$E_{1cm}^{1\%}$）为 41.0～45.0。

（三）鉴别

1. 硝酸反应
（1）原理　维生素 E 在硝酸酸性条件下，水解生成 α-生育酚，生育酚进一步被硝酸氧化生成醌型生育红，显橙红色。

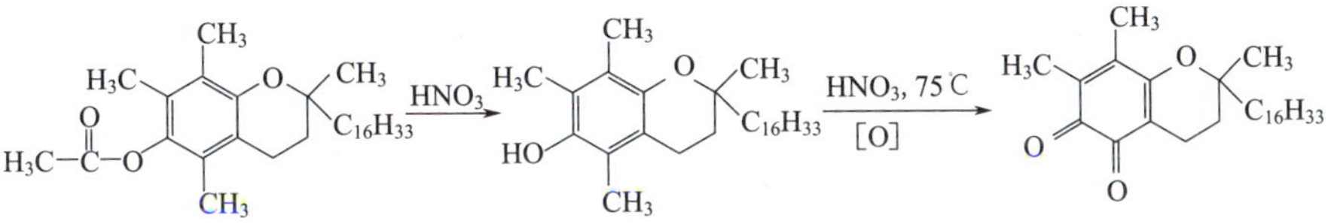

维生素E   α-生育酚   生育红（橙红色）

（2）方法 取本品约30mg，加无水乙醇10ml溶解后，加硝酸2ml，摇匀，在75℃加热约15分钟，溶液显橙红色。

2. 气相色谱法

《中国药典》（2020年版）采用气相色谱法测定维生素E的含量，同时利用保留时间进行鉴别。在含量测定项下记录的色谱图中，供试品溶液主峰的保留时间应与对照品溶液主峰的保留时间一致。

3. 红外吸收光谱法

本品的红外光吸收图谱应与对照的图谱（光谱集1206图）一致。

> **考点提示**：维生素E鉴别的硝酸反应过程及气相色谱法。

（四）检查

1. 酸度

维生素E在制备或贮藏过程中可能会引入或水解产生醋酸，可用酸碱滴定法检查，要求1g维生素E中醋酸的物质的量不得超过0.5ml。

检查方法：取乙醇与乙醚各15ml，置锥形瓶中，加酚酞指示液0.5ml，滴加氢氧化钠滴定液（0.1mol/L）至微显粉红色，加本品1.0g，溶解后，用氢氧化钠滴定液（0.1mol/L）滴定，消耗的氢氧化钠滴定液（0.1mol/L）不得过0.5ml。

2. 生育酚（天然型）

（1）原理 维生素E在制备及贮藏过程中，可能会水解产生游离生育酚。游离生育酚具有还原性，可被硫酸铈定量氧化，故可以通过限制硫酸铈滴定液消耗的体积，控制游离生育酚的限量。

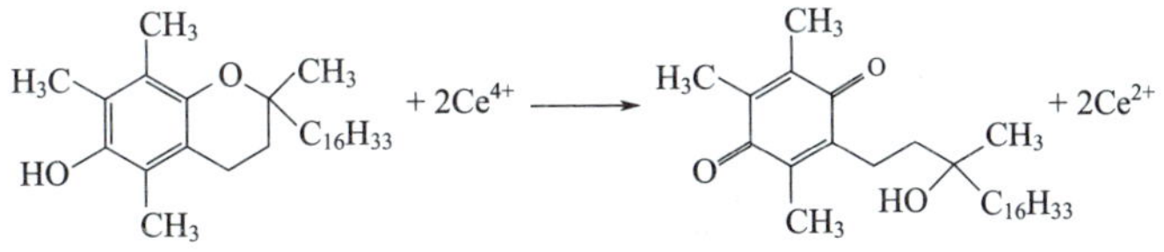

（2）检测方法 取本品0.10g，加无水乙醇5ml溶解后，加二苯胺试液1滴，用硫酸铈滴定液（0.01mol/L）滴定，消耗的硫酸铈滴定液（0.01mol/L）不得过1.0ml。

3. 有关物质（合成型）

《中国药典》（2020年版）采用气相色谱主成分自身对照法检查合成型维生素E中的有关物质，包括游离生育酚及未知有机杂质。

测定方法：照气相色谱法（通则0521）测定。

供试品溶液：取本品，用正己烷稀释制成每1ml中约2.5mg的溶液。

对照溶液：精密量取供试品溶液适量，用正己烷定量稀释制成每1ml中约含25μg的溶液。

系统适用性溶液：取维生素E与正三十二烷各适量，加正己烷溶解并稀释制成每1ml中约含维生素E 2mg与正三十二烷1mg的混合溶液。

色谱条件：用硅酮（OV-17）为固定液，涂布浓度为2%的填充柱，或用100%二甲基聚硅氧烷为固定液的毛细管柱；柱温为265℃；进样体积1μl。

系统适用性要求：系统适用性溶液色谱图中，理论板数按维生素E峰计算不低于500（填充柱）或5000（毛细管柱），维生素E峰与正三十二烷峰之间的分离度应符合规定。

测定法：精密量取供试品溶液与对照溶液，分别注入气相色谱仪，记录色谱图至主成分峰保留时间的2倍。

限度：供试品溶液色谱图中如有杂质峰，α-生育酚（杂质Ⅰ）（相对保留时间约为0.87）峰面积不得大于对照溶液主峰面积（1.0%），其他单个杂质峰面积不得大于对照溶液主峰面积的1.5倍（1.5%），各杂质峰面积的和不得大于对照溶液主峰面积的2.5倍（2.5%）。

4. 残留溶剂

维生素E用正己烷提取，《中国药典》（2020年版）通则中对"残留溶剂测定法"作出规定，正己烷对人体有毒性，属于限制使用溶剂，其残留限度规定为0.029%。

测定方法：照残留溶剂测定法（通则0861第一法）测定。

供试品溶液：取本品适量，精密称定，加N,N-二甲基甲酰胺溶解并定量稀释制成每1ml中约含50mg的溶液。

对照品溶液：取正己烷适量，精密称定，加N,N-二甲基甲酰胺定量稀释制成每1ml中约含10μg的溶液。

色谱条件：以5%苯基甲基聚硅氧烷为固定液（或极性相近的固定液），起始柱温为50℃，维持8分钟，然后以每分钟45℃的速率升温至260℃，维持15分钟。

测定法：取供试品溶液与对照品溶液，分别顶空进样，记录色谱图。

限度：正己烷的残留量应符合规定（天然型）。

▶ **考点提示**：维生素E中生育酚检查的原理和方法。

（五）含量测定

《中国药典》（2020年版）收载的维生素E原料药、片剂、注射剂、软胶囊及粉剂均采用气相色谱法测定含量。方法：照气相色谱法（通则0521）测定。

《中国药典》（2020年版）有关维生素E的含量测定方法如下。

色谱条件与系统适用性试验：用硅酮（OV-17）为固定液，涂布浓度为2%的填充柱或用100%二甲基聚硅氧烷为固定液的毛细管柱；柱温为265℃。理论板数按维生素E峰计算不低于500（填充柱）或5000（毛细管柱），维生素E峰与内标物质峰的分离度应符合要求。

校正因子的测定：取正三十二烷适量，加正己烷溶解并稀释成每1ml中含1.0mg的溶液，作为内标溶液。另取维生素E对照品约20mg，精密称定，置棕色具塞瓶中精密加内标溶液10ml，密塞，振摇使溶解，作为对照品溶液，取1～3μl注入气相色谱仪，计算校正因子。

测定法：取本品约20mg，精密称定，置棕色具塞瓶中，精密加内标溶液10ml，密塞，振摇使其溶解，作为供试品溶液；取1～3μl注入气相色谱仪，测定，计算，即得。

分析：本法采用火焰离子化检测器FID检测。其检测温度一般应高于柱温，但不低于150℃，以免水汽凝结，通常为250～350℃。柱温箱控温精度应在±1℃。本法采用溶液直接进样，进样温度应高于柱温30～50℃。若应用毛细管柱则进样量应减少，一般应分流，以免过载。

$$校正因子（f） = \frac{A_{内}/c_{内}}{A_{对}/c_{对}}$$

式中，$A_{内}$为对照品内标溶液的峰面积，mm^2；$c_{内}$为内标溶液的浓度，mg/ml；$A_{对}$为对照品溶液中维生素E的峰面积，mm^2；$c_{对}$为对照品维生素E溶液的浓度，mg/ml。

$$\text{维生素E含量} = \frac{fA_{供}/A'_{内}c'_{内}VD}{m_{取}}$$

式中，f 为校正因子；$A_{供}$ 为供试品溶液中维生素E的峰面积，mm^2；$A'_{内}$ 为供试品溶液中内标物的峰面积，mm^2；$c'_{内}$ 为内标物浓度，mg/ml；V 为供试品溶液的初始体积，ml；D 为供试品的稀释倍数；$m_{取}$ 为供试品的取样量，g。

▶ **考点提示**：维生素E及其制剂含量测定的相关计算。

案例分析

维生素E片的含量测定

取标示量为10mg的维生素E片20片，总质量为2.9804g，研细，称量0.2982g，用1.0mg/ml内标溶液10ml溶解，用气相色谱法测定。设进样量为3μl，校正因子 $f=1.96$，供试品峰面积 $A_{供}=28.76mm^2$，内标物峰面积 $A'_{内}=30.24mm^2$，供试品含量为标示量的百分之几？含量是否符合标准？

$$\text{维生素E标示量百分含量} = \frac{fA_{供}/A'_{内}c'_{内}V \times \text{平均片重}}{m_{取} \times \text{标示量}} \times 100\%$$

$$= \frac{1.96 \times 28.76/30.24 \times 1.0 \times 10 \times \frac{2.9804}{20}}{0.2982 \times 10} \times 100\%$$

$$= 93.15\%$$

《中国药典》（2020年版）规定，本品含维生素E（$C_{31}H_{52}O_3$）应为标示量的 $90.0\% \sim 110.0\%$。

维生素E片含量符合标准。

药典在线

维生素E软胶囊
Weishengsu E Ruanjiaonang
Vitamin E Soft Capsules

本品含维生素E（$C_{31}H_{52}O_3$）应为标示量的 $90.0\% \sim 110.0\%$。

【性状】本品内容物为淡黄色至黄色的油状液体。

【检查】其他 应符合胶囊剂项下有关的各项规定（通则0103）。

【含量测定】照气相色谱法（通则0521）测定。

供试品溶液 取装量差异项下的内容物，混合均匀，取适量（约相当于维生素E 20mg），精密称定，置棕色具塞锥形瓶中，精密加内标溶液10ml，密塞，振摇使维生素E溶解，静置，取上清液。

内标溶液、对照品溶液、系统适用性溶液、色谱条件、系统适用性要求与测定法见维生素E含量测定项下。

【规格】（1）5mg （2）10mg （3）50mg （4）100mg

【贮藏】遮光，密封，在干燥处保存。

章节思维导图

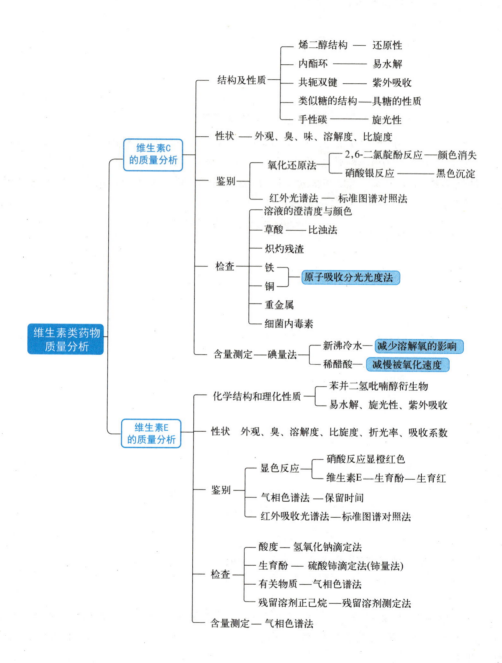

学习目标检测

一、选择题

【A 型题】（最佳选择题）说明：每题的备选答案中只有一个最佳答案。

1. 维生素 C 具有较强的还原性是因为分子中含有（　　）。

A. 羟基　　　　　B. 手性中心　　　　C. 羰基　　　　　D. 烯二醇结构

2. 《中国药典》（2020年版）规定，测定维生素C含量采用（　　）。

A. 银量法　　　B. 非水溶液滴定法　　C. 碘量法　　　D. 紫外分光光度法

3. 维生素E中生育酚的检查，《中国药典》（2020年版）所采用的检查方法是（　　）。

A. 薄层色谱法　　B. 纸色谱法　　　C. 碘量法　　　D. 铈量法

E. 紫外分光光度法

4. 维生素E的鉴别试验是（　　）。

A. 硫色素反应

B. 与硝酸银试液生成黑色沉淀的反应

C. 与硝酸生成橙红色化合物的反应

D. 异羟肟酸铁反应

5. 《中国药典》（2020年版）规定，测定维生素E含量采用（　　）。

A. 非水溶液滴定法　　　　　B. 气相色谱法

C. 碘量法　　　　　　　　　D. 紫外分光光度法

6. 《中国药典》采用碘量法测定维生素C含量。测定中用新煮沸过的冷水的目的是减少水中溶解（　　）。

A. 氧对测定分析的影响　　　B. 二氧化碳对测定分析的影响

C. 氨气对测定分析的影响　　D. 氮气对测定分析的影响

【X型题】（多项选择题）说明：每题的备选答案中至少有两个最佳答案。

1. 维生素C的理化性质有（　　）。

A. 烯二醇结构具有还原性，可用碘量法定量

B. 与糖结构类似，有糖的某些性质

C. 无紫外吸收

D. 有紫外吸收

E. 烯二醇结构有酸性

2. 碘量法测定维生素C注射液含量时需要的条件包括（　　）。

A. 加入乙醇　　　B. 加入丙酮　　　C. 稀醋酸酸性下

D. 淀粉指示液　　E. 碘化钾-淀粉指示液

3. 维生素C的鉴别试验方法包括（　　）。

A. 与2,6-二氯靛酚反应　　　B. 坂口反应

C. 与硝酸银反应　　　　　　D. 麦芽酚反应

E. 氯化物反应

二、填空题

1. 维生素C的含量测定基于其具有较强的＿＿＿＿＿＿＿，可被不同的氧化剂＿＿＿＿＿＿＿的特性，含量测定常用的方法有＿＿＿＿＿＿＿、2,6-二氯靛酚法等。《中国药典》（2020年版）对所有维生素C及其制剂的含量测定均采用＿＿＿＿＿＿＿法。

2. 维生素C中的杂质铁和铜的检查方法为＿＿＿＿＿＿＿。

3. 硝酸反应鉴别维生素E的原理：维生素E在＿＿＿＿＿条件下，水解生成＿＿＿＿＿＿＿，后者同时被硝酸氧化生成具邻醌结构的＿＿＿＿＿＿＿而显橙红色。

三、简答题

1. 查阅《中国药典》（2020年版）维生素C原料、维生素C片剂、维生素C注射液的性状、含量测定，并比较三者有哪些区别。

2. 简述碘量法测定维生素C的原理，以及为什么要采用酸性介质和新煮沸的蒸馏水。

（唐丽丹）

第六节 抗生素类药物的分析

抗生素是指某些微生物代谢过程中所产生的化学物质,这些物质在很低的浓度下能抑制或杀灭其他病原微生物,而对宿主不产生严重的毒性。抗生素的主要来源是生物合成(发酵),少数利用化学合成或半合成方法制得。目前抗生素在临床上主要用于治疗细菌感染性疾病,是常用的一类重要药物。除了抗感染的作用外,某些抗生素还具有抗肿瘤的活性和免疫抑制、刺激植物生长作用等。

抗生素种类繁多,性质复杂。《中国药典》(2020年版)收载的抗生素原料及其制剂有近二百种。

 知识链接

抗生素的发现

抗生素没有被发现以前,感染性疾病一直是人类的头号杀手,医院外科手术感染的死亡率高达50%以上,产妇感染的死亡率更高,结核病(俗称"痨病")在1940年链霉素问世以前,是无药可治的。

1928年,英国细菌学家弗莱明在实验室做细菌培养试验,希望能多培养出细菌。不料培养细菌的器皿上发生了霉菌(真菌)污染,这时,一种怪现象出现了——在霉菌的周围没有细菌生长。进一步研究,他发现原来霉菌在生长过程中产生了一种物质,这种物质可抑制细菌的生长,于是就有了广为人知的青霉素。从此,人类开始了利用抗生素治疗疾病的历史。抗生素是生物体产生的对其他微生物有伤害作用的化学物质或代谢产物,除少数例外,目前是仅有的能消除病原以治疗疾病的药物。1948年后,大量抗生素的发现,使很多传染病的发病率和死亡率大大降低。人类的平均寿命也延长了15年以上。

一、抗生素类药物的特点与常规检查

(一)抗生素类药物的特点

生物合成抗生素主要经过微生物发酵、提纯、精制和化学结构修饰等过程,最后制成适当剂型。与化学合成药物相比,其结构、组成更复杂,具有以下特点。

1. 化学纯度低

抗生素的化学组成存在"三多":同系物多、异构体多、降解物多。

2. 活性组分易发生变异

微生物菌株的变化、发酵条件改变等均可导致产品质量发生变化,如组分的组成或比例的改变。

3. 稳定性差

分解产物能使疗效降低,并引起毒副作用。

(二)抗生素类药物的常规检查

为了保证临床用药安全有效,抗生素类药物质量分析的常规检查一般包括以下项目。

1. 鉴别试验

用理化或生物学方法鉴别其属何种抗生素,何种盐或酯类。

2. 毒性试验

限制药品中引起急性毒性反应的杂质。

3. 热原试验

限制药品中引起人体体温异常升高的致热杂质。

4. 降压试验

限制药品中含有降低血压的杂质。

5. 无菌试验

检查药品中细菌污染的情况。

6. 溶液澄清度试验

限制药品中不溶性杂质。

7. 溶液酸碱度检查

规定溶液的酸碱度，使产品稳定并适合于临床应用。

8. 水分测定

限制药品中的水分。

9. 含量测定（效价测定）

抗生素的有效成分含量测定方法，主要为生物学检定法和理化测定法两大类。

（1）生物学检定法　是以抗生素抑菌或杀菌力作为衡量效价标准的一种方法。利用抗生素在琼脂培养基内的扩散作用，采用平行线的原理设计，比较标准品与供试品对接种的试验菌产生抑菌圈的大小，来测定供试品效价。本法优点是：灵敏度高、干扰物质少、测定原理与临床应用的要求一致；不论纯度高低、分子结构已知或未知均适用。缺点是：操作烦琐、培养时间长、误差较大等。

（2）理化测定法　利用抗生素特有的物理化学性质进行测定，随着抗生素研究的进展，该法正逐步取代生物学检定法，尤其是高效液相色谱法在抗生素的含量测定中使用越来越广泛。

抗生素种类繁多，有多种分类方法。按化学结构可分为：β-内酰胺类、氨基糖苷类、四环素类、大环内酯类等。

课堂活动

抗生素是怎么发现的？通过其发现过程我们学习到了什么？

二、β-内酰胺类抗生素的分析

本类抗生素包括青霉素类和头孢菌素类，它们的分子结构中均含有四个原子组成的β-内酰胺环，故统称为β-内酰胺类抗生素。

（一）结构与性质

1. 典型药物的结构

（1）青霉素类　该类药物的母核是由β-内酰胺环和五元的氢化噻唑环并合而成，称为6-氨基青霉烷酸（简称6-APA）。青霉素类的分子是由侧链RCO-与母核6-APA中的氨基以酰胺的形式组成的，因此青霉素类的侧链常被称为酰胺侧链。

A：β-内酰胺环；B：氢化噻唑环

青霉素类

A：β-内酰胺环；B：氢化噻嗪环

头孢菌素类

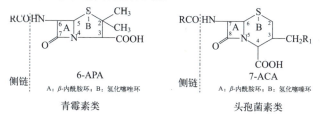

（2）头孢菌素类　该类药物的母核是由 β-内酰胺环与六元的氢化噻嗪环并合而成，称为 7-氨基头孢烷酸（简称 7-ACA）。头孢菌素类的分子由侧链 RCO- 与母核 7-ACA 两部分组成。

临床上常用的 β-内酰胺类抗生素见表 6-6 和表 6-7。

> **知识链接**
>
> 头孢菌素的发展
>
> 第一代：头孢噻吩、头孢唑林、头孢氨苄、头孢拉定等；该类头孢菌素对 G^+ 菌包括耐药金葡菌的抗菌作用强于第二至第四代；主要用于耐药金葡菌及敏感菌所致的轻、中度感染，如呼吸道、尿路感染及皮肤、软组织感染等，对肾脏有一定的毒性。
>
> 第二代：头孢呋辛、头孢孟多、头孢克洛、头孢丙烯等；主要用于敏感阳性和阴性菌，尤其是产酶耐药的阴性菌所致的呼吸道感染、胆道感染、骨关节感染及皮肤软组织感染、泌尿道感染、妇产科感染及耐青霉素淋球菌感染等，肾脏毒性降低。
>
> 第三代：头孢噻肟、头孢曲松、头孢他啶、头孢哌酮等；对肾脏基本无毒性；主要用于重症耐药 G^- 杆菌感染。
>
> 第四代：头孢匹罗、头孢吡肟、头孢利定、头孢噻利等；无肾脏毒性；主要用于重症耐药 G^- 杆菌感染，特别是威胁生命的严重革兰阴性杆菌感染及免疫功能低下的重症；为提高疗效，铜绿假单胞菌感染可合用抗铜绿假单胞菌的广谱青霉素或氨基糖苷类抗生素；厌氧菌混合感染可合用甲硝唑。

表 6-6　常用青霉素类药物及结构

药物名称	R 基
青霉素钠	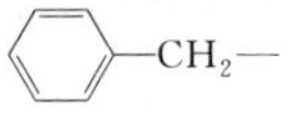 苯基-CH₂-
氨苄西林	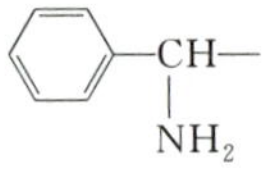 苯基-CH(NH₂)-
阿莫西林	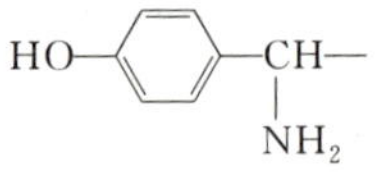 HO-苯基-CH(NH₂)-
苯唑西林钠	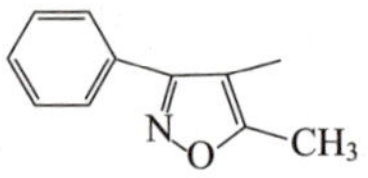 苯基-异噁唑(CH₃)-

表 6-7　常用头孢菌素类药物及结构

药物名称	R 基	R_1 基
头孢氨苄	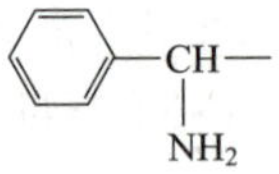 苯基-CH(NH₂)-	—H
头孢羟氨苄	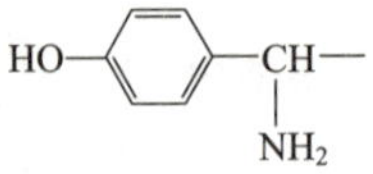 HO-苯基-CH(NH₂)-	—H
头孢唑林钠	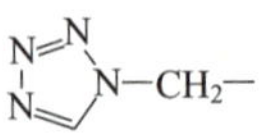 四氮唑-CH₂-	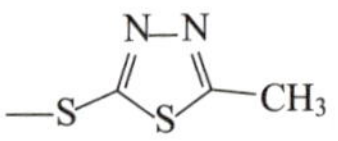 -S-噻二唑-CH₃

续表

药物名称	R 基	R₁ 基
头孢丙烯	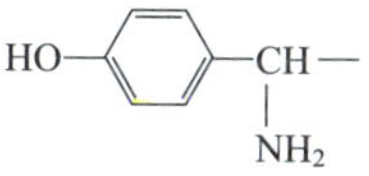 HO—C₆H₄—CH(NH₂)—	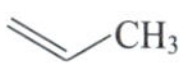 —CH=CH—CH₃
头孢曲松钠	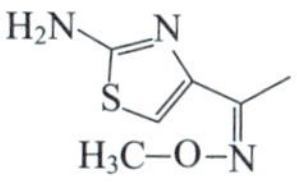 H₂N-噻唑-C(=N-OCH₃)—	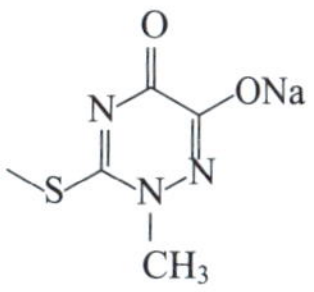 三嗪酮结构（含 O、ONa、SCH₃、N-CH₃）
头孢吡肟	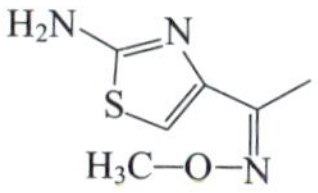 H₂N-噻唑-C(=N-OCH₃)—	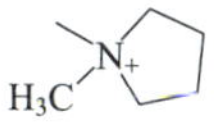 N-甲基吡咯烷鎓

2. 主要性质

（1）**酸性与溶解性**　青霉素与头孢菌素分子中的游离羧基具有较强的酸性，能与碱形成盐。其中碱金属盐易溶于水，而有机碱盐难溶于水，易溶于甲醇等有机溶剂。青霉素的碱金属盐水溶液遇酸则析出游离的白色沉淀。

（2）**旋光性**　青霉素类分子中含有三个手性碳原子，头孢菌素类分子含有两个手性碳原子，因此它们都有旋光性，可用于定性和定量分析。

（3）**紫外吸收特性**　青霉素类分子中的母核部分无紫外吸收，但其侧链部分具有苯环或其他共轭系统，则有紫外吸收特性；头孢菌素类分子中的母核部分具有共轭体系，有紫外吸收。

（4）**β-内酰胺环的不稳定性**　β-内酰胺环是青霉素类药物结构中最不稳定的部分，干燥条件下青霉素却稳定，受热时也较稳定；但青霉素的水溶液很不稳定。本类药物如与酸、碱、青霉素酶、羟胺及某些金属离子（铜、铅、汞和银等）作用时，易发生水解和分子重排，导致β-内酰胺环的破坏而失去抗菌活性，同时产生一系列降解产物（青霉烯酸、青霉二酸、青霉噻唑酸、青霉胺等）。

头孢菌素类分子一般不易发生开环降解反应，对青霉素酶和稀酸也比较稳定，但β-内酰胺酶、酸、碱、胺类（氨、氨基酸、羟胺等）均能促使头孢菌素类药物降解而失去活性。

▶ **考点提示**：β-内酰胺类母核结构及主要性质。

（二）鉴别试验

1. 色谱法

高效液相色谱法已广泛用于本类药物的鉴别。《中国药典》（2020年版）中大多数青霉素类及头孢菌素类药物都是采用高效液相色谱法，利用比较供试品与对照品主峰的保留时间是否一致进行鉴别。一般规定在含量测定项下记录的色谱图中，供试品溶液主峰保留时间应与对照品溶液主峰保留时间一致。

2. 光谱法

（1）**红外光谱法**　红外光谱法反映了β-内酰胺类药物分子的结构特征。几乎各国药典均采用本法鉴别β-内酰胺类药物原料药。如阿莫西林的鉴别：本品的红外光吸收图谱应与对照的图谱（光谱集441图）一致。

（2）**紫外光谱法**　头孢菌素类药物结构中具有共轭体系，可产生紫外吸收，利用最大吸收波长等来鉴别。

3. 钾、钠离子的焰色反应

临床使用的青霉素类及头孢菌素类药物大多为其钠盐或钾盐，因此可利用钠、钾离子的焰色反应进行此类药物的鉴别。钠盐为鲜黄色，钾盐为紫色。

4. 羟肟酸铁反应

青霉素类及头孢菌素类药物在碱性溶液中与羟胺作用，β-内酰胺环开环生成羟肟酸，与酸性硫酸铁铵显色。如哌拉西林的鉴别。

> **课堂活动**
>
> 青霉素和头孢类抗生素在使用中为什么会导致一些人过敏？患者取用头孢类抗生素后为什么要交代不能喝酒？

（三）杂质检查

β-内酰胺类抗生素在临床使用中极易引起过敏反应，严重时可导致死亡。其敏原有外源性和内源性，外源性主要来自生物合成时带入的杂蛋白多肽类；内源性主要来自于生产、贮存和使用过程中β-内酰胺环开环自身聚合，生成的高分子聚合物及水解、分解产物。因此β-内酰胺类抗生素的主要特殊杂质有：高分子聚合物、有关物质及异构体。

1. 高分子聚合物

β-内酰胺类抗生素在生产过程中，如制备钠盐、冷冻或喷雾干燥时，易引起β-内酰胺环开裂，发生分子间聚合反应，形成高分子聚合物，如青霉素钠在生产中会生成青霉素聚合物。另外，一些半合成青霉素类药物，如氨苄西林、阿莫西林，侧链中含有游离的氨基具有亲核性，可直接进攻β-内酰胺环的羰基，发生分子间聚合，聚合反应较青霉素更易发生。

聚合物的检查采用分子排阻色谱法。分子排阻色谱法的分离原理为凝胶色谱的分子筛机制。色谱柱多以亲水硅胶、凝胶或经修饰凝胶（葡聚糖凝胶和聚丙烯酰胺凝胶）为填充剂。流动相为水溶液或缓冲液，可加入适量有机溶剂（不应超过30%）。流速不宜过快，一般为0.5~1.0ml/min。定量方法一般采用对照品，按外标法计算供试品中高分子杂质的相对百分含量。

2. 有关物质和异构体

β-内酰胺类抗生素在酸、碱条件下或β-内酰胺酶存在下，均易发生水解和分子重排，使β-内酰胺环破裂。其水解、分解产物统称有关物质，包括青霉酸、D-青霉胺、青霉醛、青霉酰胺、青霉酸酯。

另外，β-内酰胺类抗生素由于含手性碳，具旋光异构体，故又存在异构体杂质。一般采用吸光度法和高效液相色谱法检查。

▶ **考点提示**：β-内酰胺类特殊杂质及检查方法。

（四）含量测定

由于高效液相色谱法能有效地分离供试品中可能存在的降解产物、未除尽的原料及中间体等杂质，并能准确定量，因此适用于本类药物的原料、各种制剂的分析测定。《中国药典》（2020年版）收载青霉素及头孢菌素类药物基本采用高效液相色谱法测定含量。本节仅介绍青霉素钠原料药及其注射用青霉素钠的含量测定方法。

1. 青霉素钠原料药

含 $C_{16}H_{17}N_2NaO_4S$ 不得少于96.0%。

色谱条件与系统适用性试验：用十八烷基硅烷键合硅胶为填充剂；以磷酸盐缓冲液（取磷酸二氢钾10.6g，加水至1000ml，用磷酸调节pH至3.4）-甲醇（72:14）为流动相A，乙腈为流动相B，以流动相A-流动相B（85:15）为流动相；检测波长为225nm；取青霉素系统适用性对照品适量，加水溶解并稀释成每1ml中约含1mg的溶液。取20μl注入液相色谱仪，记录的色谱图应与标准图谱一致。

测定法：取本品适量，精密称定，加水溶解并定量稀释制成每1ml中约含1mg的溶液，摇匀，精密量取20μl，注入液相色谱仪，记录色谱图；另取青霉素对照品适量，同法测定。按外标法以峰面积计算，其结果乘以1.0658，即为供试品中 $C_{16}H_{17}N_2NaO_4S$ 的含量。

2. 注射用青霉素钠

本品为青霉素钠的无菌粉末。按平均装量计算，含 $C_{16}H_{17}N_2NaO_4S$ 应为标示量的95.0%～105.0%。

测定方法：取装量差异项下的内容物，精密称取适量，照青霉素钠项下的方法测定，即得。每1mg的 $C_{16}H_{17}N_2NaO_4S$ 相当于1670青霉素单位。

> **知识链接**
>
> **菌群失调**
>
> 在正常情况下，人体的口腔、呼吸道、肠道、生殖系统等处都有细菌寄生繁殖，这些细菌多数为条件致病菌，少数属致病菌或纯寄生菌，这些菌群在互相制约下维持平衡状态，以保证人体健康，把这些寄生在人体的细菌群称为"正常菌群"。当较长时间应用广谱抗生素后，敏感菌群受到抑制，而未被抑制的菌群则乘机大量繁殖，即引起菌群失调现象，临床可出现一系列的症状，如腹泻、口腔感染、白念珠菌肠炎等。

三、氨基糖苷类抗生素的分析

本类抗生素的化学结构都是以碱性环己多元醇为苷元，与氨基糖缩合成苷，故称为氨基糖苷类抗生素。其主要有链霉素、庆大霉素、卡那霉素、新霉素、巴龙霉素、阿米卡星、硫酸小诺霉素、硫酸奈替米星等，它们的抗菌谱和化学性质均有共同之处。本节以链霉素为例，介绍该类药物的分析。

（一）结构与性质

1. 结构

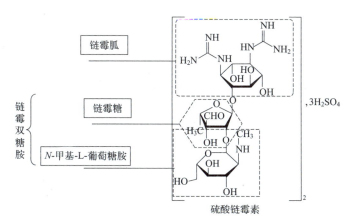

硫酸链霉素

链霉素（即链霉素A）的结构由链霉胍和链霉双糖胺组成。链霉胍和链霉双糖胺通过苷键结合，其苷键结合力较弱；其中链霉双糖胺由链霉糖和 N-甲基-L-葡萄糖胺两部分通过苷键结合而成，其苷键结合较牢固。

2. 性质

（1）溶解度与碱性　该类抗生素的分子中含有多个羟基和碱性基团，同属碱性、水溶性抗生素，能与酸成盐，临床上常用的为硫酸盐。其盐易溶于水，多不溶于乙醇、三氯甲烷、乙醚等有机溶剂。

(2) 苷的水解与稳定性　链霉素的硫酸盐水溶液，一般以 pH 5.0～7.5 最为稳定，过酸或过碱条件下易水解失效。在酸性条件下，链霉素水解为链霉胍和链霉双糖胺，进一步水解则得链霉糖和 N-甲基-L-葡萄糖胺；碱性也能使链霉素水解为链霉胍及链霉双糖胺，并使链霉糖部分发生分子重排，生成麦芽酚，这一性质为链霉素所特有，可用于鉴别和定量分析。

(3) 旋光性　本类抗生素分子结构中含有多个氨基糖，具有旋光活性。《中国药典》（2020年版）中如硫酸庆大霉素的比旋度为＋107°～＋121°，硫酸阿米卡星的比旋度为＋76°～＋84°。

(4) 紫外吸收　链霉素在 230nm 处有紫外吸收。

（二）硫酸链霉素的质量分析

1. 性状

本品为白色或类白色的粉末；无臭或几乎无臭；有引湿性。

本品在水中易溶，在乙醇中不溶。

2. 鉴别

(1) 坂口反应　此反应为链霉素水解产物链霉胍的特有反应，在碱性溶液中，链霉胍与 8-羟基喹啉乙醇溶液作用，再加次溴酸钠试液，溶液显橙红色。

方法：取本品约 0.5mg，加水 4ml 溶解后，加氢氧化钠试液 2.5ml 与 0.1% 8-羟基喹啉的乙醇溶液 1ml，放冷至约 15℃，加次溴酸钠试液 3 滴，即显橙红色。

(2) 麦芽酚反应　麦芽酚反应为链霉素的特征反应。链霉素在碱性溶液中，链霉糖经分子重排使环扩大形成六元环，消除链霉胍和 N-甲基-L-葡萄糖胺后生成麦芽酚，麦芽酚在弱酸性溶液中与 Fe^{3+} 生成紫红色配位化合物。

方法：取本品约 20mg，加水 5ml 溶解后，加氢氧化钠试液 0.3ml，置水浴上加热 5 分钟，加硫酸铁铵溶液（取硫酸铁铵 0.1g，加 0.5mol/L 硫酸溶液 5ml 使溶解）0.5ml，即显紫红色。

(3) 红外光谱法　本品的红外光吸收图谱应与对照的图谱（光谱集 491 图）一致。

(4) 硫酸盐鉴别反应　本品的水溶液显硫酸盐的鉴别反应（通则 0301）。

> **考点提示**：链霉素的构成及典型化学鉴别方法。

3. 检查

(1) 有关物质　照高效液相色谱法（通则 0512）测定。

供试品溶液：取本品适量，加水溶解并定量稀释制成每 1ml 中约含链霉素 3.5mg 的溶液。

对照溶液（1）：精密量取供试品溶液适量，用水定量稀释制成每 1ml 中约含链霉素 35μg 的溶液。

对照溶液（2）：精密量取供试品溶液适量，用水定量稀释制成每 1ml 中约含链霉素 70μg 的溶液。

对照溶液（3）：精密量取供试品溶液适量，用水定量稀释制成每 1ml 中约含链霉素 0.14mg 的溶液。

系统适用性溶液：取链霉素标准品适量，加水溶解并稀释制成每 1ml 中约含链霉素 3.5mg 的溶液，置日光灯（3000lx）下照射 24 小时；另取妥布霉素标准品适量，用此溶液溶解并稀释制成每 1ml 中约含妥布霉素 0.06mg 的混合溶液。

色谱条件：用十八烷基硅烷键合硅胶为填充剂；以 0.15mol/L 的三氟醋酸溶液为流动相；流速为每分钟 0.5ml；用蒸发光散射检测器检测（参考条件：漂移管温度为 110℃，载气流速为每分钟 2.8L）；进样体积 10μl。

系统适用性要求：系统适用性溶液色谱图中，链霉素峰保留时间约为 10～12 分钟，链霉素峰与相对保留时间约为 0.9 处的杂质峰的分离度和链霉素峰与妥布霉素峰之间的分离度应分别大于 1.2 和 1.5。对照溶液（1）～（3）色谱图中，以对照溶液浓度的对数值与相应峰面积的对数值计算线性回归方程，相关系数（r）应不小于 0.99。

测定法：精密量取供试品溶液与对照溶液（1）（2）（3），分别注入液相色谱仪，记录色谱图至主成分峰保留时间的 2 倍。

限度：供试品溶液色谱图中如有杂质峰（除硫酸峰外），用线性回归方程计算，单个杂质不得过 2.0%，杂质总量不得过 5.0%。

有关杂质检查的对象为链霉素 B，链霉素 B 是由链霉素分子中 N-甲基-L-葡萄糖胺的 C4 位上酚羟基连接一个 D-甘露糖组成的。链霉素 B 是在发酵中由菌种产生的，其生物活性仅为链霉素的 20%～25%，能被甘露糖链霉素 B 苷酶水解成甘露糖和链霉素。因此，如果在生产过程中，提取、精制不完全，链霉素中就很可能残存活性较低的链霉素 B。

（2）可见异物　取本品 5 份，每份为制剂最大规格量，加微粒检查用水溶解，依法检查（通则 0904），应符合规定。（供无菌分装用）

（3）不溶性微粒　取本品，加微粒检查用水溶解，依法检查（通则 0903），每 1g 样品中，含 10μm 及 10μm 以上的微粒不得过 6000 粒，含 25μm 及 25μm 以上的微粒不得过 600 粒。（供无菌分装用）

（4）异常毒性　取本品，加氯化钠注射液制成每 1ml 中约含 2600 单位的溶液，依法检查（通则 1141），按静脉注射法给药，观察 24 小时，应符合规定。（供注射用）

4. 含量测定

精密称取本品适量，加灭菌水定量稀释制成每 1ml 中约含 1000 单位的溶液，照抗生素微生物检定法（通则 1201）测定。1000 链霉素单位相当于 1mg 的 $C_{12}H_{39}N_7O_{12}$。

氨基糖苷类抗生素的效价测定主要有微生物检定法和 HPLC 法。微生物检定法的测定结果与临床疗效更加一致，但操作过程烦琐，时间长。采用 HPLC 法时，由于本类药物多数无紫外吸收，不能直接用紫外或荧光检测器，需要进行柱前或柱后衍生化，或采用电化学检测器、蒸发光散射检测器检测，《中国药典》（2020 年版）采用 HPLC 法用蒸发光散射检测器测定硫酸卡那霉素、硫酸依替米星等药物的含量。

> **知识链接**
>
> **氨基糖苷类抗生素的毒性**
>
> 对肾毒性的大小依次为：新霉素＞庆大霉素＞阿米卡星＞妥布霉素＞奈替米星＞链霉素。
>
> 引起神经肌肉麻痹的程度依次为：奈替米星＞新霉素＞链霉素＞阿米卡星＞庆大霉素＞妥布霉素。
>
> 产生耳蜗毒性的大小依次为：卡那霉素＞阿米卡星＞新霉素＞妥布霉素。
>
> 引起前庭毒性的大小依次为：奈替米星＞庆大霉素＞链霉素＞妥布霉素。

四、四环素类抗生素的分析

本类抗生素分子中均具有氢化并四苯环，故称为四环素类抗生素。

（一）结构与性质

1. 基本结构

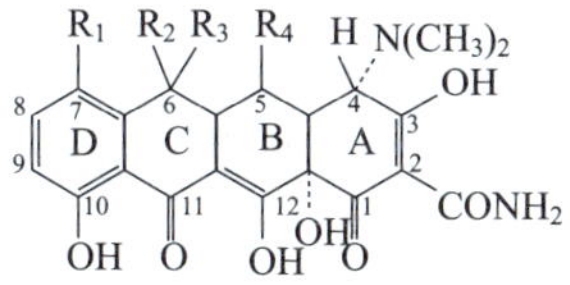

根据结构中各取代基 R_1、R_2、R_3、R_4 的不同而构成了不同的四环素类抗生素。临床常见的四环素类药物见表 6-8。

表 6-8 四环素类药物

药物	R_1	R_2	R_3	R_4
四环素	H	OH	CH_3	H
金霉素	Cl	OH	CH_3	H
土霉素	H	OH	CH_3	OH
多西环素	H	H	CH_3	OH
美他环素	H	$=CH_2$		OH

其结构特点是：母核 C4 位有二甲氨基、C2 位有酰胺基、C10 位有酚羟基和两个酮基和烯醇基的共轭双键。

2. 主要性质

（1）性状　四环素类抗生素均为黄色结晶性粉末，无臭，味苦；有引湿性；大多数遇光色渐变深，在碱性溶液中易被破坏失效。

（2）酸碱性　本类抗生素既有碱性基团（C4 位的二甲氨基），又有酸性基团（C10 位的酚羟基以及两个酮基以及烯醇基的共轭双键），故显酸碱两性。遇酸及碱，均能成盐，临床多用其盐酸盐。

（3）引湿性　四环素类抗生素均为结晶性物质，具引湿性。含结晶水的四环素类在加热时或放至干燥器内，可失去结晶水，如再置空气中，则吸收水分恢复到原来含结晶水的数目。

（4）旋光性　本类抗生素分子中含有手性碳，故有旋光性。

（5）紫外吸收和荧光性质　本类抗生素分子中含有共轭双键系统，在紫外光区有吸收；另外本类抗生素在紫外光照射下产生荧光，它们的降解产物也具有荧光。

（6）不稳定性　干燥的四环素类游离碱及其盐在避光条件下较稳定，但在贮存中遇光氧化颜色变深；其水溶液随 pH 的不同而发生差向异构化和降解反应等。

① 差向异构化反应　在 pH2~6 的溶液中，A 环上的手性碳原子 C4 构型改变，发生差向异构化，形成差向异构体，使抗菌活性下降或消失。四环素和金霉素易发生差向异构化；土霉素、多西霉素、美他环素由于 C5 上的羟基和 C4 上的二甲氨基形成氢键，因而较稳定，C4 不易发生差向异构化。

② 酸性条件下的脱水反应　在 pH<2 的溶液中，四环素类 C 环 C6 上羟基和 C5α 上的氢可发生反式消除（生成水），并在 C5α~C6 之间形成双键，生成橙黄色脱水物，如脱水四环素、脱水金霉素等。脱水后，C 环芳构化，使共轭双键数目增加，颜色加深，对光的吸收程度也增大。

③ 碱性条件下的降解反应　在碱性溶液中，C 环 C6 上羟基形成氧负离子，向 11 位 C 原子亲核进攻，生成无活性的具内酯结构的异构体异四环素。

（7）与金属离子形成配位化合物　本类抗生素分子中具有酚羟基和烯醇基，能与多种金属离子（如钙离子、镁离子）形成有色配位化合物。如与牛奶中的钙结合，影响钙的吸收；与牙组织中的钙结合，造成牙黄染。

> **知识链接**
>
> **四环素牙**
>
> 四环素牙又称染色牙、牙黄染，是小儿在牙齿发育钙化期服用了四环素类药物，造成牙齿硬组织的矿化抑制，表现为牙齿变色或釉质发育不全，使牙齿呈黄色、灰色或灰黑

色。其原因是在牙齿发育的矿化期,四环素分子可与牙体组织内的钙结合,形成极稳定的螯合物,沉积于牙体组织中,使牙着色。由于羟基磷灰石晶体的表面积在牙本质中远大于在釉质,因此着色主要发生在牙本质中。着色牙齿初呈黄色,在阳光照射下呈现黄色荧光,以后颜色逐渐加深。由于阳光的催化作用,切牙唇面首先变暗,而后在较长的时间内保持黄色。不同种类的四环素类药物可使牙齿染着不同颜色,例如去甲金霉素使牙齿呈黄色,金霉素使牙呈灰棕色,土霉素使牙齿呈浅黄色。

(二) 鉴别试验

1. 色谱法

《中国药典》(2020年版)采用高效液相色谱法鉴别盐酸四环素、盐酸土霉素、盐酸多西环素、盐酸金霉素等。

2. 光谱法

(1) 红外光谱法 《中国药典》(2020年版)收载的四环素类抗生素中,除土霉素外,均采用了红外光谱法鉴别。

(2) 紫外-可见吸光光度法 本类药物分子中具有共轭双键系统,故可利用紫外-可见吸收光谱鉴别,测定最大吸收波长和指定浓度下的吸光度。

3. 显色法

(1) 浓硫酸反应 四环素类遇硫酸立即产生颜色,不同的四环素类抗生素产生不同的颜色,可据此鉴别。

(2) 三氯化铁反应 四环素类分子结构中有酚羟基,遇三氯化铁试液即显色。

以上呈色反应结果见表6-9。

表6-9 四环素类抗生素的呈色反应

药物名称	浓硫酸呈色	三氯化铁呈色
盐酸四环素	紫红→黄色	红棕色
盐酸金霉素	蓝色,橄榄绿色→金黄色或棕黄色	深褐色
盐酸土霉素	深朱红色→黄色	橙褐色
盐酸多西环素	黄色	褐色
盐酸美他环素	橙红色	

4. 氯化物反应

本类抗生素在临床多用其盐酸盐,水溶液显氯化物的鉴别反应:与硝酸银在酸性条件下生成氯化银的白色凝乳状沉淀,沉淀可溶于氨试液,再加硝酸,沉淀又生成。

> **药典在线**
>
> **盐酸四环素**
>
> 【鉴别】(1) 取本品约0.5mg,加硫酸2ml,即显深紫色,再加三氯化铁试液1滴,溶液变为红棕色。
>
> (2) 在含量测定项下记录的色谱图中,供试品溶液主峰的保留时间应与对照品溶液主峰的保留时间一致。

(3) 本品的红外光吸收图谱应与对照的图谱（光谱集 332 图）一致。
(4) 本品的水溶液显氯化物鉴别（1）的反应（通则 0301）。

（三）特殊杂质检查

1. 有关物质

本类抗生素中的有关物质是指在生产和贮存中易形成的异构杂质、降解杂质等。杂质的存在不仅使抗菌活性降低，而且可使患者出现恶心、呕吐、酸中毒、蛋白尿、糖尿等毒副反应。四环素中含有的差向四环素、脱水四环素及差向脱水四环素是临床上引起毒性反应的主要物质。因此，各国药典采用不同的方法控制有关物质的限量。《中国药典》（2020 年版）采用高效液相色谱法检查有关物质。

2. 杂质吸光度

四环素类抗生素多为黄色结晶性粉末，而异构体、降解产物颜色较深，此类杂质的存在使四环素类抗生素的外观色泽变深。因此，《中国药典》（2020 年版）采用紫外-可见分光光度法规定了一定溶剂、一定浓度、一定波长下杂质吸光度的限量。

（四）含量测定

《中国药典》（2020 年版）采用高效液相色谱法测定四环素类抗生素的含量。以盐酸四环素的含量测定为例。

（1）色谱条件与系统适用性试验　十八烷基硅烷键合硅胶为填充剂；醋酸铵溶液〔0.15mol/L 醋酸铵溶液-0.01mol/L 乙二胺四醋酸二钠溶液-三乙胺（100：10：1），用醋酸调节 pH 至 8.5〕-乙腈（83：17）为流动相；检测波长为 280nm。取 4-差向四环素、土霉素、差向脱水四环素、盐酸金霉素及脱水四环素对照品各约 3mg 与盐酸四环素对照品约 48mg，置 100ml 量瓶中，加 0.1mol/L 盐酸溶液 10ml 使溶解后，用水稀释至刻度，摇匀，作为系统适用性试验溶液，取 10μl 注入液相色谱仪，记录色谱图，出峰顺序为：4-差向四环素、土霉素、差向脱水四环素、四环素、金霉素、脱水四环素，盐酸四环素峰的保留时间约为 14 分钟。4-差向四环素峰、土霉素峰、差向脱水四环素峰、四环素峰、金霉素峰间的分离度均应符合要求，金霉素及脱水四环素峰的分离度应大于 1.0。

（2）测定方法　取本品约 25mg，精密称定，置 50ml 量瓶中，加 0.01mol/L 盐酸溶液溶解并稀释至刻度，摇匀，精密量取 5ml，置 25ml 量瓶中，用 0.01mol/L 盐酸溶液稀释至刻度，摇匀，精密量取 10μl 注入液相色谱仪，记录色谱图；另取盐酸四环素对照品适量，同法测定。按外标法以峰面积计算即得。

▶ **考点提示**：1. 四环素类药物的结构特点、常见的药物和主要的化学性质、鉴别试验。
　　　　　　2. 四环素类药物的特殊杂质。

五、大环内酯类抗生素的分析

本类抗生素分子中均有一个内酯结构的十四元、十五元或十六元大环，故称大环内酯类，通过内酯环上的羟基和去氧氨基糖或 6-去氧氨基糖缩合成碱性苷。其主要有红霉素、琥乙红霉素、罗红霉素、麦迪霉素、螺旋霉素、吉他霉素、阿奇霉素等。

（一）结构与性质

1. 基本结构

根据构成环的原子数不同，本类抗生素常见的有：十四元大环内酯、十五元大环内酯、十六元大环内酯等。

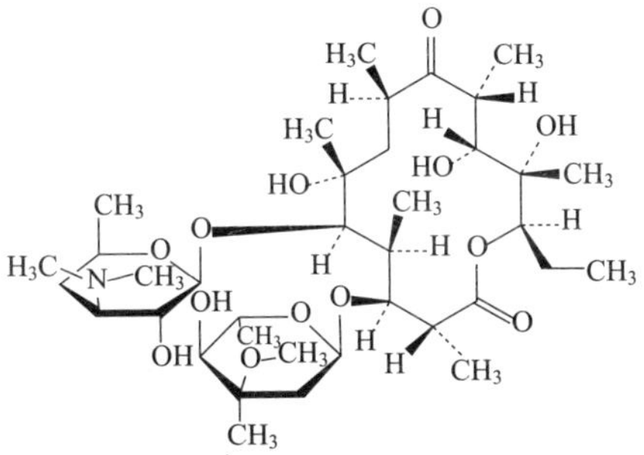

红霉素A

红霉素 A 为十四元大环内酯，环内无双键；偶数 C 上有 6 个甲基；C9 上有酮基；C3、C5、C6、C11、C12 位上共有 5 个羟基，其中，C3 上的羟基与红霉糖相连，C5 上的羟基与去氧氨基糖相连。

十四元大环内酯还有罗红霉素、琥乙红霉素、氟红霉素、克拉霉素等。

十五元大环内酯如阿奇霉素。

十六元大环内酯如交沙霉素、螺旋霉素、乙酰螺旋霉素、麦迪霉素等。

2. 主要性质

（1）溶解度　红霉素易溶于醇类、丙酮、三氯甲烷和酯类，也溶于乙醚，水中溶解度约为 2mg/ml（25℃），温度升高水中溶解度减小。

（2）不稳定性　红霉素分子中具苷键、内酯环，干燥状态下较稳定，遇酸、碱或遇热易水解而失效。在酸性条件下，内酯环、苷键水解，最终生成脱水红霉素（无活性）、红霉糖胺及克拉定糖；在碱性条件下，内酯环易被破坏，加酸也不再环合。

（3）酸碱性　红霉素为碱性化合物，故可与酸成盐。

（4）旋光性　红霉素的无水乙醇溶液的比旋度为 $-71°\sim-78°$；罗红霉素的无水乙醇溶液的比旋度为 $-82°\sim-87°$。

（二）鉴别试验

1. 羟肟酸铁反应

琥乙红霉素加盐酸羟胺的饱和甲醇溶液与氢氧化钠的饱和甲醇溶液，在水浴上加热，产生气泡，放冷，加盐酸使成酸性，加三氯化铁试液，溶液显紫红色。

2. 高效液相色谱法

《中国药典》（2020 年版）收载的罗红霉素及其制剂、琥乙红霉素等均采用此法鉴别。

方法：在含量测定项下记录的色谱图中，供试品溶液主峰的保留时间应与对照品溶液主峰的保留时间一致。

3. 红外光谱法

红霉素类抗生素的原料药均有其特征红外光谱图。供试品的红外光谱图应与对照图谱一致。

（三）特殊杂质检查

红霉素在生产发酵过程中，除产生红霉素 A 外，同时还产生红霉素 B 和红霉素 C 等杂质，其抗菌活性低。所以《中国药典》（2020 年版）规定：红霉素中红霉素 A 的含量不得少于 88.0%，并对红霉素 B、C 组分进行限量检查。采用高效液相色谱法。

（四）含量测定

红霉素类抗生素的含量测定方法很多，目前各国药典仍采用抗生素微生物检定法测定其效价（含量）。罗红霉素及其制剂的含量测定采用高效液相色谱法。

罗红霉素的含量测定如下。

1. 色谱条件及系统适用性试验

以 0.067mol/L 磷酸二氢铵溶液（用三乙胺调 pH 为 6.5）-乙腈（65∶35）为流动相；检测波

长 210nm。取罗红霉素对照品和红霉素标准品适量，加流动相溶解并稀释制成每 1ml 中各约含 1mg 的混合溶液，取 20μl 注入液相色谱仪，罗红霉素峰的保留时间约为 14 分钟，其与红霉素峰的分离度应不小于 15.0，罗红霉素峰与相对保留时间约为 0.95 处杂质峰的分离度应不小于 1.0，与相对保留时间约为 1.2 处杂质峰的分离度应不小于 2.0。

2. 测定方法

取本品适量，精密称定，加流动相溶解并定量稀释制成每 1ml 中约含 1.0mg 的溶液，精密量取 20μl 注入液相色谱仪，记录色谱图。另取罗红霉素对照品，同法测定。按外标法以峰面积计算，即得。

罗红霉素干混悬剂、罗红霉素片、胶囊及分散片、罗红霉素颗粒的试验条件同罗红霉素。

> **知识链接**
>
> **正确使用抗生素**
>
> 抗生素在使用中，要避免疗程不当，频繁换药，疗程过短或过长。
>
> 有的患者对抗生素期望值过高，使用某种抗生素一两天后没有明显好转，就要求医生换用或增加其他抗生素。治疗时间的长短应取决于感染的严重程度、临床反应和细菌的种类。通常对于急性感染，抗生素的疗程一般为 5～7 天，或症状和体征消失 3 天后方可停药。如果一个普通的感冒用几种抗生素，会增加细菌的耐药性，还可能造成二重感染。

▶ **考点提示**：1. 大环内酯类药物的结构特点、分类。
　　　　　　　2. 大环内酯类药物的特征鉴别试验。

章节思维导图

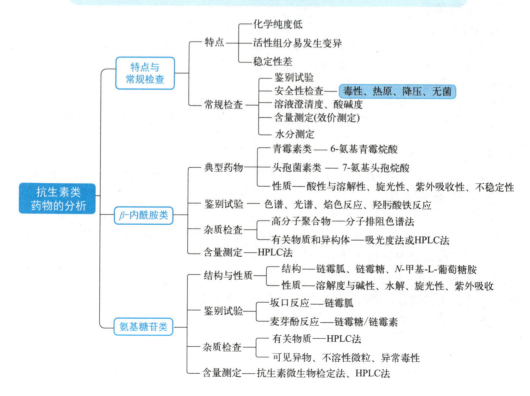

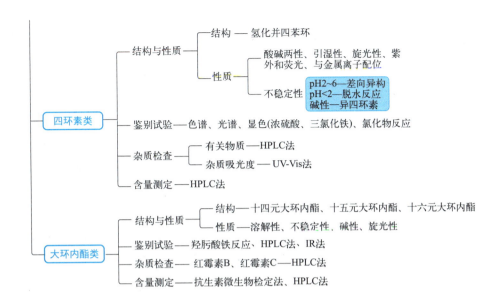

学习目标检测

一、选择题

【A 型题】（最佳选择题）每题的备选答案中只有一个最佳答案。

1. 下列青霉素类抗生素中，能发生芳香第一胺反应的是（　　）。
   A. 青霉素钾　　B. 青霉素钠　　C. 氨苄西林　　D. 普鲁卡因青霉素

2. β-内酰胺类抗生素能与无机碱或有机碱形成盐是由于分子结构中含有（　　）。
   A. β-内酰胺环　　B. 酰胺侧链　　C. 氢化噻唑环　　D. 游离羧基

3. 《中国药典》（2020 年版）收载青霉素钠及其制剂的含量测定采用（　　）。
   A. 微生物检定法　　　　　　　B. 紫外-可见分光光度法
   C. 非水溶液滴定法　　　　　　D. 高效液相色谱法

4. 《中国药典》（2020 年版）测定氨基糖苷类药物的含量多采用（　　）。
   A. 生物学检定法　　B. 碘量法　　C. 汞量法　　D. 反相高效液相色谱法

5. 在弱酸性（pH2.0～6.0）溶液中会发生差向异构化的药物是（　　）。
   A. 阿莫西林　　B. 四环素　　C. 庆大霉素　　D. 头孢氨苄

【X 型题】（多选题）每题的备选答案中有 2 个或 2 个以上正确答案，少选或多选均不得分。

1. β-内酰胺类药物鉴别的主要方法有（　　）。
   A. 麦芽酚反应　　B. 红外光谱法　　C. 显硫酸盐的鉴别反应
   D. 高效液相色谱法　　E. 钾、钠离子的火焰反应

2. 属于 β-内酰胺类的抗生素药物有（　　）。
   A. 阿莫西林　　B. 新霉素　　C. 头孢克洛　　D. 奈替米星
   E. 多西环素

3. 抗生素类药物具有下列特点（　　）。
   A. 稳定性差　　B. 化学纯度低　　C. 异构体多　　D. 脂溶性小
   E. 异物污染可能性大

4. 可发生羟肟酸铁反应的是（　　）。
   A. 青霉素钠　　B. 土霉素　　C. 头孢克洛　　D. 阿莫西林
   E. 罗红霉素

二、填空题

1. β-内酰胺类抗生素包括＿＿＿＿类和＿＿＿＿类，它们的分子结构中均含有四个原子组成的＿＿＿＿，故统称为β-内酰胺类抗生素。

2. 青霉素类药物的母核是由β-内酰胺环和五元的＿＿＿＿并合而成；头孢菌素类分子的母核是由β-内酰胺环与六元的＿＿＿＿并合而成。

3. 青霉素钠盐在干燥条件下稳定，但其水溶液极不稳定，是因为分子结构中＿＿＿＿易开环裂解而失去抗菌活性，因此青霉素钠注射剂宜制成粉针剂。

4. 红霉素在生产发酵过程中，除产生红霉素A外，同时还产生＿＿＿＿和红霉素C等杂质，其抗菌活性低。《中国药典》（2020年版）规定：红霉素中红霉素A的含量不得少于88.0%，并对＿＿＿＿＿＿＿＿进行限量检查。

三、简答题

1. 简述β-内酰胺类抗生素具有哪些结构特征和性质。
2. 简述青霉素类抗生素分子中哪部分结构最不稳定，易被哪些试剂作用发生降解反应失效。
3. 简述常用的大环内酯类抗生素有哪些，分子具有哪些结构特征。

（徐瑞东）

第七节　杂环类药物的分析

杂环化合物是指环状有机化合物的碳环中还有其他原子如氧、硫、氮等非碳元素原子的有机化合物，其中这些非碳元素原子称为杂原子。杂环化合物种类繁多，数量庞大，在自然界分布很广。其很多具有生理活性，如某些维生素、生物碱、抗生素等。在化学合成的药物中，杂环类化合物亦占有相当大的数量，并已成为现代药物中应用最多、最广的药物。本节只讨论化学合成的杂环类药物，介绍吡啶类和吩噻嗪类药物的质量分析。

> **课堂活动**
>
> 你认识下列杂环类化合物吗？

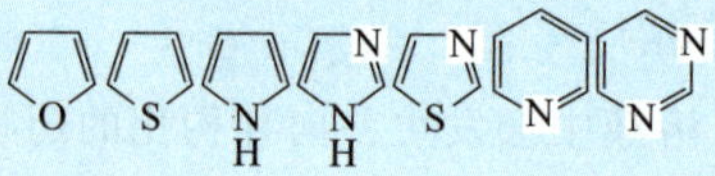

一、吡啶类药物的分析

（一）结构及性质

1. 结构

本类药物主要包括异烟肼、异烟腙、丙硫异烟胺、尼可刹米、硝苯地平、氯解磷定等。最常用且具有代表性的有抗结核药物异烟肼、中枢兴奋药物尼可刹米、胆碱酯酶复活药氯解磷定等。

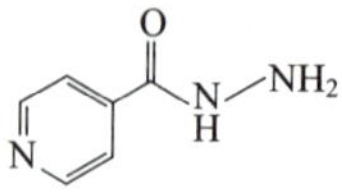

异烟肼 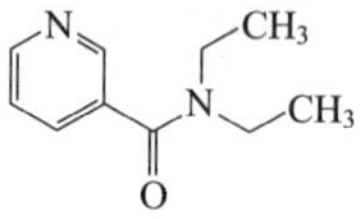　　　尼可刹米

2. 性质

(1) 吡啶环性质　本类药物的母核为吡啶环，其上的氮原子由于有一对孤对电子可接受质子或给出电子而呈现碱性，可以与一些沉淀试剂如重金属离子等发生沉淀反应；吡啶环在一定条件下发生开环反应。

(2) 取代基性质　尼可刹米的吡啶环 β 位上被酰氨基取代，经水解后释放出的二乙胺也具有碱性；异烟肼吡啶环 γ 位上被酰肼基取代，酰肼基具有较强的还原性，可被不同的氧化剂氧化。

(二) 鉴别试验

1. 异烟肼鉴别

(1) 还原反应　异烟肼环上的酰肼基具有较强的还原性，可将硝酸银还原成单质银，在试管上形成银镜，肼被氧化成氮气，《中国药典》(2020年版)采用本法鉴别异烟肼、异烟肼片和注射用异烟肼。

> **药典在线**
>
> **异烟肼**
>
> 【鉴别】取本品约 10mg，置试管中，加水 2ml 溶解后，加氨制硝酸银试液 1ml，即发生气泡与黑色浑浊，并在试管壁上生成银镜。

(2) 高效液相色谱法　在含量测定项下记录的色谱图中，供试品溶液主峰的保留时间应与对照品溶液主峰的保留时间一致。

(3) 红外光谱法　本品的红外光吸收图谱应与对照的图谱一致。

2. 尼可刹米的鉴别

(1) 水解反应　尼可刹米加 NaOH 试液共热，可发生水解反应。产生具臭味的二乙胺，二乙胺属于碱性的气体，能使湿润的红色石蕊试纸变蓝色。《中国药典》(2020年版)采用此法鉴别尼可刹米及其注射剂。

> **药典在线**
>
> **尼可刹米**
>
> 【鉴别】取本品 10 滴，加氢氧化钠试液 3ml，加热，即发生二乙胺的臭气，能使湿润的红色石蕊试纸变蓝色。

(2) 戊烯二醛反应　吡啶环为芳杂环，性质较稳定，但在一定条件下也可发生开环反应，生成有色物质。

> **药典在线**
>
> **尼可刹米**
>
> 【鉴别】取本品 1 滴，加水 50ml，摇匀，分取 2ml，加溴化氰试液 2ml 与 2.5% 苯胺溶液 3ml，摇匀，溶液渐显黄色。

(3) 与重金属离子沉淀显色反应　还可以利用吡啶环和重金属盐如硫酸铜、氯化汞、碘化铋钾等试剂发生沉淀反应这一性质来鉴别。尼可刹米及其注射液采用硫酸铜-硫氰酸铵法鉴别。

> **药典在线**
>
> **尼可刹米**
>
> 【鉴别】取本品 2 滴,加水 1ml,摇匀,加硫酸铜试液 2 滴与硫氰酸铵试液 3 滴,即生成草绿色沉淀。

(4) 红外光谱法 本品的红外光吸收图谱应与对照的图谱一致。

▶ **考点提示**:异烟肼的结构、性质;异烟肼、尼可刹米的典型化学鉴别法。

(三) 杂质检查

异烟肼和尼可刹米在生产及贮藏过程中均可能引入某些杂质,因此除了一般杂质检查外,还必须进行特殊杂质的检查。

1. 游离肼

游离肼可能在原料中引入,还可能在贮藏过程中降解而产生。肼是诱变剂和致癌物质。异烟肼、异烟肼片及注射用异烟肼都需检查游离肼。《中国药典》(2020 年版)检查游离肼采用的是薄层色谱法(TLC)。

> **药典在线**
>
> **异烟肼**
>
> 【检查】游离肼 照薄层色谱法(通则 0502)试验。
> 溶剂 丙酮-水(1:1)。
> 供试品溶液 取本品适量,加溶剂溶解并定量稀释制成每 1ml 中约含 0.1g 的溶液。
> 对照品溶液 取硫酸肼对照品适量,加溶剂溶解并定量稀释制成每 1ml 中约含 80μg(相当于游离肼 20μg)的溶液。
> 系统适用性溶液 取异烟肼与硫酸肼各适量,加溶剂溶解并稀释制成每 1ml 中分别含异烟肼 0.1g 与硫酸肼 80μg 的混合溶液。
> 色谱条件 采用硅胶 G 薄层板,以异丙醇-丙酮(3:2)为展开剂。
> 系统适用性要求 系统适用性溶液所显游离肼与异烟肼的斑点应完全分离,游离肼的 R_f 值约为 0.75,异烟肼的 R_f 值约为 0.56。
> 测定法 吸取供试品溶液、对照品溶液与系统适用性溶液各 5μl,分别点于同一薄层板上,展开,晾干,喷以乙醇制对二甲氨基苯甲醛试液,15 分钟后检视。
> 限度 在供试品溶液主斑点前方与对照品溶液主斑点相应的位置上,不得显黄色斑点。

2. 有关物质

因为异烟肼和尼可刹米在生产和贮藏过程中易引入有关杂质,但因其化学结构不明,故用高效液相色谱法检查。

> 📁 **药典在线**
>
> **尼可刹米**
>
> 　　【检查】有关物质　照高效液相色谱法（通则0512）测定。
> 　　供试品溶液　取本品，加水溶解并稀释制成每1ml中约含4mg的溶液。
> 　　对照溶液　精密量取供试品溶液1ml，置100ml量瓶中，用水稀释至刻度，摇匀。
> 　　色谱条件　用十八烷基硅烷键合硅胶为填充剂；以甲醇-水（30：70）为流动相；检测波长为263nm；进样体积10µl。
> 　　系统适用性要求　理论板数按尼可刹米峰计算不低于2000，尼可刹米峰与其相邻杂质峰之间的分离度应符合要求。
> 　　测定法　精密量取供试品溶液与对照溶液，分别注入液相色谱仪，记录色谱图至主成分峰保留时间的2倍。
> 　　限度　供试品溶液色谱图中如有杂质峰，各杂质峰面积的和不得大于对照溶液主峰面积的0.5倍（0.5%）。

▶ **考点提示**：异烟肼的特殊杂质及检查方法。

（四）含量测定

1. 异烟肼及其制剂的含量测定

《中国药典》（2020年版）对异烟肼及其制剂均采用高效液相色谱法测定含量，以异烟肼为例。

> 📁 **药典在线**
>
> **异烟肼**
>
> 　　【含量测定】照高效液相色谱法（通则0512）测定。
> 　　供试品溶液　取本品适量，精密称定，加水溶解并定量稀释制成每1ml中约含0.1mg的溶液。
> 　　对照品溶液　取异烟肼对照品适量，精密称定，加水溶解并定量稀释制成每1ml中约含0.1mg的溶液。
> 　　色谱条件　用十八烷基硅烷键合硅胶为填充剂；以0.02mol/L磷酸氢二钠溶液（用磷酸调pH值至6.0）-甲醇（85：15）为流动相；检测波长为262nm；进样体积10µl。
> 　　系统适用性要求　理论板数按异烟肼峰计算不低于4000。
> 　　测定法　精密量取供试品溶液与对照溶液，分别注入液相色谱仪，记录色谱图。按外标法以峰面积计算。

2. 尼可刹米原料药及其制剂的含量测定

（1）尼可刹米原料药的含量测定　尼可刹米分子中的吡啶环及叔胺具有碱性，采用非水溶液滴定法测量其含量。

> **药典在线**
>
> ### 尼可刹米
>
> 【含量测定】取本品约 0.15g，精密称定，加冰醋酸 10ml 与结晶紫指示液 1 滴，用高氯酸滴定液（0.1mol/L）滴定至溶液显蓝绿色，并将滴定的结果用空白试验校正。每 1ml 高氯酸滴定液（0.1mol/L）相当于 17.82mg 的 $C_{10}H_{14}N_2O$。

（2）尼可刹米注射液的含量测定　注射剂中的水分对非水溶液滴定法有干扰作用，而尼可刹米分子中的吡啶环为共轭体系。在 263nm 处具有较强的紫外吸收，故《中国药典》（2020 年版）对其注射液采用吸收系数法测定含量。

> **药典在线**
>
> ### 尼可刹米注射液
>
> 【含量测定】照紫外-可见分光光度法（通则 0401）测定。
>
> 供试品溶液　用内容量移液管精密量取本品 2ml，置 200ml 量瓶中，用 0.5% 硫酸溶液分次洗涤移液管内壁，洗液并入量瓶中，用 0.5% 硫酸溶液稀释至刻度，摇匀；精密量取适量，用 0.5% 硫酸溶液定量稀释制成每 1ml 中约含尼可刹米 20μg 的溶液。
>
> 测定法　取供试品溶液，在 263nm 的波长处测定吸光度，按 $C_{10}H_{14}N_2O$ 的吸收系数 ($E_{1cm}^{1\%}$) 为 292 计算。

二、吩噻嗪类药物的分析

吩噻嗪类药物为苯并噻嗪的衍生物，其分子结构中均含有硫氮杂蒽母核。结构上的差异，主要表现在 2 位碳上的 R′ 取代基和 10 位碳上的 R 取代基的不同。其代表药物有盐酸氯丙嗪、盐酸异丙嗪、奋乃静等。

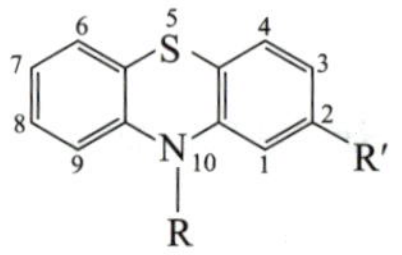

（一）结构及性质

1. 结构

盐酸氯丙嗪分子中，吩噻嗪环的氮原子上有丙基取代，苯环上有氯原子取代；盐酸异丙嗪的氮原子上的取代基为异丙基。

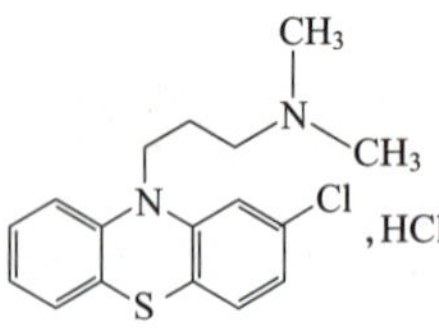

盐酸氯丙嗪 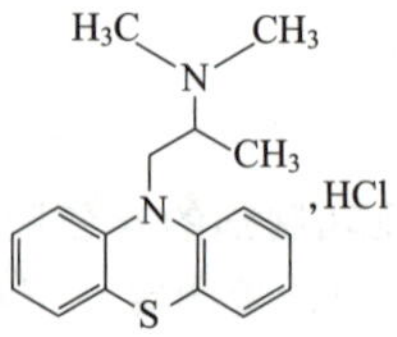　　　　盐酸异丙嗪

2. 性质

（1）紫外吸收　吩噻嗪环具有共轭体系，具有紫外吸收，可用于鉴别和含量测定。

（2）易氧化呈色　吩噻嗪类药物氮杂蒽环上硫为−2价，具有还原性，与不同氧化剂例如硫酸、硝酸、三氯化铁试液以及过氧化氢等反应而呈不同的颜色，常用于鉴别。

（3）与金属离子络合呈色　母核中未被氧化的S原子具有孤对电子，可与金属离子形成有色的络合物。利用此性质可进行鉴别和含量测定。

（二）鉴别试验

1. 显色反应

吩噻嗪类药物母核中的硫易被氧化，可被氧化剂如硫酸、硝酸、溴水、三氯化铁试液及过氧化氢等氧化呈色，药物不同遇不同的氧化剂，所呈颜色亦有不同，可以用于鉴别。

> **药典在线**
>
> **盐酸氯丙嗪**
>
> 【鉴别】取本品约10mg，加水1ml溶解后，加硝酸5滴即显红色，渐变淡黄色。
>
> **盐酸异丙嗪**
>
> 【鉴别】取本品约5mg，加硫酸5ml溶解后，溶液显樱桃红色；放置后，色渐变深。
>
> 取本品约0.1g，加水3ml溶解后，加硝酸1ml，即生成红色沉淀；加热，沉淀即溶解，溶液由红色变为橙黄色。

2. 紫外-可见分光光度法

国内外药典中常利用本类药物紫外吸收光谱中的λ_{max}、λ_{min}进行鉴别，以及同时利用最大吸收波长处的吸光度或百分吸收系数进行鉴别。

> **药典在线**
>
> **盐酸异丙嗪**
>
> 【鉴别】吸收系数　取本品适量，精密称定，加0.01mol/L盐酸溶液溶解并定量稀释制成每1ml中约含6μg的溶液，照紫外-可见分光光度法（通则0401），在249nm的波长处测定吸光度，吸收系数（$E_{1cm}^{1\%}$）为883～937。
>
> **盐酸氯丙嗪**
>
> 【鉴别】取本品，加盐酸溶液（9→1000）制成每1ml中含5μg的溶液，照紫外-可见分光光度法（通则0401）测定，在254nm与306nm的波长处有最大吸收，在254nm的波长处吸光度约为0.46。

3. 红外分光光度法

利用在规定条件下测定的样品的红外吸收图谱与对照图谱的比较。

4. 氯化物反应

由于盐酸异丙嗪和盐酸氯丙嗪含无机氯化物，可直接用氯化物鉴别方法鉴别。

> **课堂活动**
>
> 盐酸氯丙嗪和盐酸异丙嗪结构比较相似，结合所学，请通过化学鉴别法区分两个药物。

> 考点提示：吩噻嗪类药物母核、性质及典型化学鉴别方法。

（三）杂质检查

1. 检查项目

《中国药典》（2020年版）对盐酸异丙嗪和盐酸氯丙嗪的检查项目基本相同，见表6-10。

表6-10 吩噻嗪类药物的检查项目

检查项目	盐酸异丙嗪	盐酸氯丙嗪
酸度	pH应为4.0～5.0	药典不测此项目
溶液的澄清度	溶液应澄清无色	溶液应澄清无色
有关物质	不得过1.0%	不得过1.0%
干燥失重	减失重量不得过0.5%	减失重量不得过0.5%
炽灼残渣	不得过0.1%	不得过0.1%

2. 有关物质

由于杂质对照品不易获得，因此检查方法采用自身稀释对照的高效液相色谱法。

> **药典在线**
>
> **盐酸氯丙嗪**
>
> 【检查】有关物质　照高效液相色谱法（通则0512）测定。避光操作。
>
> 供试品溶液　取本品20mg，置50ml量瓶中，加流动相溶解并稀释至刻度，摇匀。
>
> 对照溶液　精密量取供试品溶液适量，用流动相定量稀释制成每1ml中约含2μg的溶液。
>
> 色谱条件　用辛基硅烷键合硅胶为填充剂；以乙腈-0.5%三氟乙酸（用四甲基乙二胺调节pH值至5.3）（50∶50）为流动相；检测波长为254nm；进样体积10μl。
>
> 测定法　精密量取供试品溶液与对照溶液，分别注入液相色谱仪，记录色谱图至主成分峰保留时间的4倍。
>
> 限度　供试品溶液色谱图中如有杂质峰，单个杂质峰面积不得大于对照溶液主峰面积（0.5%），各杂质峰面积的和不得大于对照溶液主峰面积的2倍（1.0%）。

（四）含量测定

1. 非水溶液滴定法

吩噻嗪类药物母核上氮原子的碱性极弱，侧链R的脂烃氨基或哌嗪基等具碱性，故盐酸氯丙嗪的含量用非水碱量法测定。《中国药典》（2020年版）收载的盐酸氯丙嗪、奋乃静原料药的含量测定均采用非水滴定法。

> **药典在线**
>
> **盐酸氯丙嗪**
>
> 【含量测定】取本品约0.2g，精密称定，加冰醋酸10ml与醋酐30ml溶解后，照电位

滴定法（通则0701），用高氯酸滴定液（0.1mol/L）滴定，并将滴定的结果用空白试验校正。每1ml高氯酸滴定液（0.1mol/L）相当于35.53mg的$C_{17}H_{19}ClN_2S \cdot HCl$。

2. 紫外-可见分光光度法

吩噻嗪环具有共轭体系具有紫外吸收，可采用紫外-可见分光光度法测定本类药物。《中国药典》（2020年版）规定的盐酸氯丙嗪片、盐酸氯丙嗪注射液、奋乃静片等均采用紫外-可见分光光度法。

> **药典在线**
>
> **奋乃静片**
>
> 【含量测定】照紫外-可见分光光度法（通则0401）测定。避光操作。
>
> 溶剂　取乙醇500ml，加盐酸10ml，加水至1000ml，摇匀。
>
> 供试品溶液　取本品20片，除去包衣后，精密称定，研细，取适量（约相当于奋乃静10mg），精密称定，置100ml量瓶中，加溶剂约70ml，充分振摇使奋乃静溶解，用溶剂稀释至刻度，摇匀，滤过，精密量取续滤液5ml，置100ml量瓶中，用溶剂稀释至刻度，摇匀。
>
> 对照品溶液　取奋乃静对照品适量，精密称定，加溶剂溶解并定量稀释制成每1ml中约含5μg的溶液。
>
> 测定法　取供试品溶液与对照品溶液，在255nm的波长处分别测定吸光度，计算。

3. 高效液相色谱法

因赋形剂与稳定剂或助溶剂等的干扰，该类药物中如盐酸异丙嗪片、盐酸异丙嗪注射液等的含量测定用高效液相色谱法。

> **药典在线**
>
> **盐酸异丙嗪片**
>
> 【含量测定】照高效液相色谱法（通则0512）测定。避光操作。
>
> 供试品溶液　取本品10片，精密称定，研细，精密称取适量（约相当于盐酸异丙嗪20mg），置100ml量瓶中，加0.1mol/L盐酸溶液适量，振摇使盐酸异丙嗪溶解并用0.1mol/L盐酸溶液稀释至刻度，摇匀，滤过，取续滤液作为供试品贮备液，精密量取5ml，置50ml量瓶中，用水稀释至刻度，摇匀。
>
> 对照品溶液　取盐酸异丙嗪对照品适量，精密称定，加0.1mol/L盐酸溶液溶解并定量稀释制成每1ml中约含20μg的溶液。
>
> 色谱条件与系统适用性要求　见有关物质项下。
>
> 测定法　精密量取供试品溶液与对照品溶液，分别注入液相色谱仪，记录色谱图。按外标法以峰面积计算。

章节思维导图

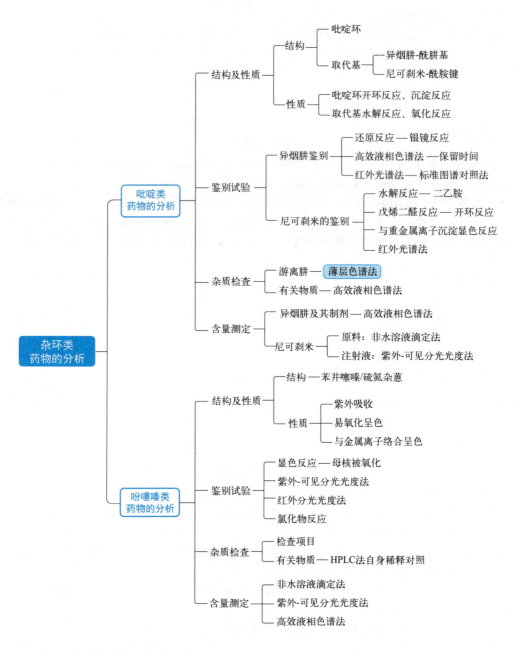

学习目标检测

一、选择题

【A 型题】（最佳选择题）说明：每题的备选答案中只有一个最佳答案。

1. 用于吡啶类药物鉴别的开环反应有（　　）。
   A. 茚三酮反应　　B. 戊烯二醛反应　　C. 坂口反应　　D. 硫色素反应

2. 下列药物中，加氨制硝酸银能产生银镜反应的药物是（　　）。
   A. 地西泮　　　　B. 阿司匹林　　　　C. 异烟肼　　　　D. 苯佐卡因
3. 异烟肼不具有的性质和反应是（　　）。
   A. 还原性　　　　B. 重氮化-偶合反应　　　　C. 弱碱性　　　　D. 与芳醛缩合呈色反应
4. 采用酰肼基团鉴别反应的药物是（　　）。
   A. 巴比妥类　　　　B. 维生素C　　　　C. 异烟肼　　　　D. 尼可刹米
5. 异烟肼中的特殊杂质是（　　）。
   A. 游离肼　　　　B. 硫酸肼　　　　C. 水杨醛　　　　D. 对二甲氨基苯甲醛
6. 用非水溶液滴定法测定盐酸氯丙嗪的含量时，可消除盐酸干扰的试剂是（　　）。
   A. 冰醋酸　　　　B. 醋酐　　　　C. 高氯酸　　　　D. 醋酸汞
7. 吩噻嗪类药物遇光易变色的主要原因是（　　）。
   A. 吩噻嗪环具有氧化性　　　　B. 吩噻嗪环具有还原性
   C. 吩噻嗪环侧链具有还原性　　　　D. 吩噻嗪环具有碱性

【X型题】（多项选择题）说明：每题有2个或2个以上答案可以选择。
1. 异烟肼的结构特点为（　　）。
   A. 含吡啶环（氮碱性）
   B. 含酰肼基（具还原性并可发生缩合反应）
   C. 含苯环
   D. 含有呈酸性的酚羟基
   E. 含有呈酸性的羧基
2. 吩噻嗪类药物的理化性质有（　　）。
   A. 多个吸收峰的紫外光谱特征
   B. 易被氧化
   C. 可以与金属离子络合
   D. 杂环上的氮原子碱性极弱
   E. 侧链上的氮原子碱性较强
3. 吩噻嗪类药物的鉴别方法有（　　）。
   A. 重氮化-偶合反应　　　　B. 氧化反应　　　　C. 紫外-可见分光光度法
   D. 红外分光光度法　　　　E. 氯化物的反应

二、填空题
1. 《中国药典》（2020年版）检查游离肼采用的是_____。
2. 吩噻嗪环（具有共轭体系）具有紫外吸收，可采用_____测定本类药物。
3. 盐酸异丙嗪的吩噻嗪环具有_____，可被硫酸、硝酸等氧化剂氧化而呈色。

三、简答题
1. 鉴别尼可刹米的方法有哪些？简述酰胺键的水解反应。
2. 简述杂环类药物的结构特点及分类。

（高姗姗）

第八节　巴比妥类药物的分析

巴比妥类药物是一类作用于中枢神经系统的镇静剂，具有环状丙二酰脲结构母核，其结构如下：

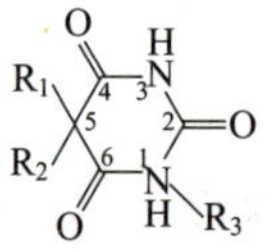

在《中国药典》（2020年版）中主要收载了司可巴比妥钠、司可巴比妥胶囊；异戊巴比妥、异戊巴比妥片、异戊巴比妥钠、注射用异戊巴比妥钠；苯巴比妥、苯巴比妥片、苯巴比妥钠、注射用苯巴比妥钠等药物的质量标准。

一、结构及性质

（一）结构

随取代基的不同构成不同的巴比妥类药物，多数巴比妥类药物在 5 位上有两个取代基，称为 5,5-二取代巴比妥类药物。

巴比妥类药物的基本结构可分为如下两部分。

1. 母核部分

母核巴比妥酸的环状丙二酰脲结构，是巴比妥类药物的共同部分，决定巴比妥类药物的共性，可以与其他类型的药物区别。

2. 取代基部分

取代基不同，即 R_1 和 R_2 不同的药物，具有不同的理化性质，这些理化性质可用于各种巴比妥类药物之间的鉴别。常见的巴比妥类药物见表 6-11。

表 6-11 常见的巴比妥类药物

药物名称	化学结构	R_1	R_2
苯巴比妥	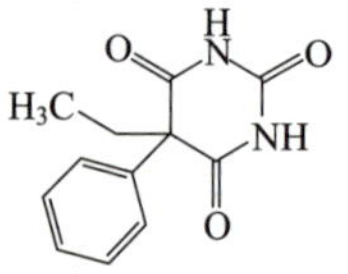	乙基（—C_2H_5）	苯基（—C_6H_5）
苯巴比妥钠	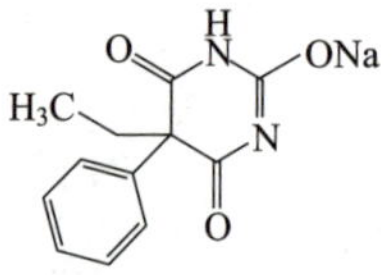	乙基（—C_2H_5）	苯基（—C_6H_5）
异戊巴比妥	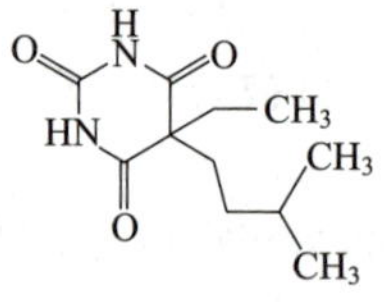	乙基（—C_2H_5）	3-甲基丁基
司可巴比妥钠	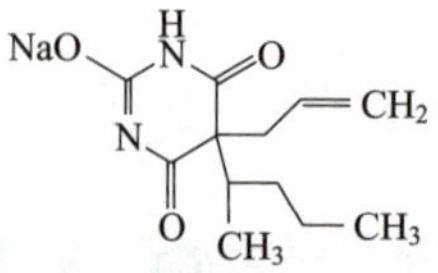	烯丙基	1-甲基丁基
注射用硫喷妥钠	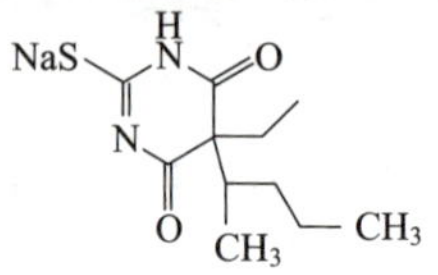	乙基（—C_2H_5）	1-甲基丁基

（二）性质

巴比妥类药物一般为白色结晶性粉末，在空气中较为稳定，加热可升华，本身微溶于水，成钠盐后可溶于水，易溶于乙醇，丙二酰脲是巴比妥类药物的共同结构，其性质代表该类药物的共性。

1. 弱酸性

巴比妥类药物结构中具有酰亚胺基团，可发生酮式-烯醇式的互变异构，在水溶液中可发生二级电离，使本类药物呈现弱酸性，烯醇型可与碳酸钠或氢氧化物形成水溶性盐类，其钠盐可制备注射剂用。本类药物的酸性较弱，其酸性比碳酸还弱。因此本类药物的钠盐水溶液勿与酸性药物配伍，并应避免与 CO_2 接触，防止析出沉淀。

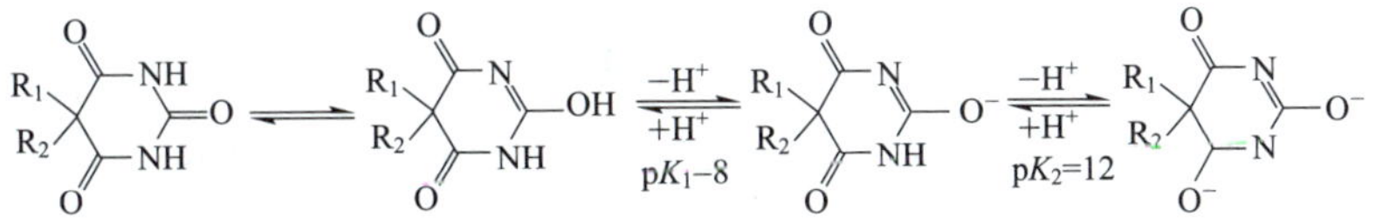

2. 水解性

丙二酰脲结构遇酸、氧化剂、还原剂时，一般情况下不会开环，但与 NaOH 溶液加热，酰脲结构即水解开环，产生氨气，可使湿润的红色石蕊试纸变蓝。

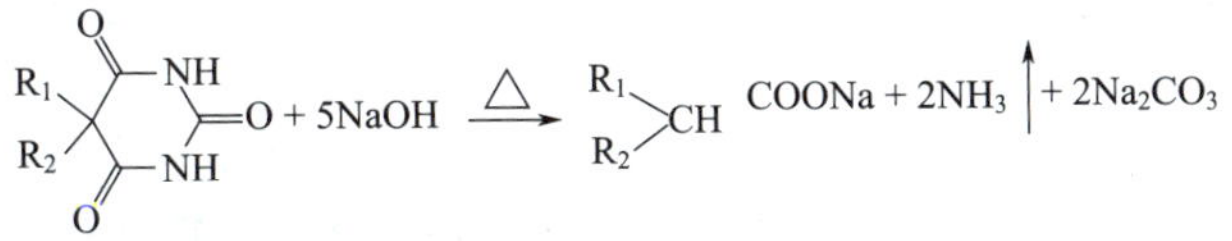

3. 与重金属离子显色反应

环状丙二酰脲结构在适宜的 pH 条件下，可与金属离子，如 Ag^+、Cu^{2+}、Hg^{2+}、Co^{2+} 等生成有特征颜色的物质。此性质可用于本类药物的鉴别和含量测定。

4. 紫外吸收特征

巴比妥类药物在酸性条件下多没有紫外吸收，但在碱性条件下可电离为具有共轭体系的结构，在不同的碱性条件下，分二级电离，产生的紫外吸收光谱亦不相同，可利用此性质对巴比妥类药物进行鉴别和含量测定；硫喷妥钠在酸性和碱性条件下均有紫外吸收。

二、鉴别试验

（一）丙二酰脲类的鉴别试验

《中国药典》（2020 年版）对本类药物的鉴别均注明"本品显丙二酰脲类的鉴别反应"，此反应为巴比妥类药物所共有的。在《中国药典》（2020 年版）"一般鉴别试验"下收载，包括银盐反应和铜盐反应。

1. 银盐反应

在碳酸钠溶液条件下，巴比妥类药物与硝酸银试液发生反应，生成可溶性的一银盐，加入过量的硝酸银试液，则生成难溶性的二银盐白色沉淀。

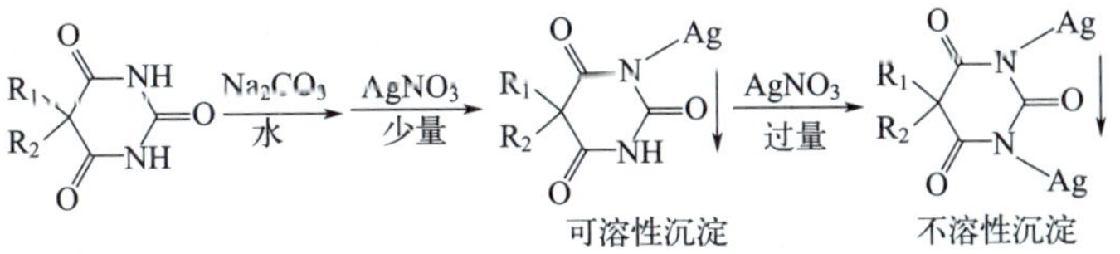

2. 铜盐反应

巴比妥类药物在吡啶溶液中生成烯醇式异构体，与铜吡啶试液反应，形成稳定的配位化合物，产生类似双缩脲的颜色反应。此反应中，巴比妥类药物呈紫色，含硫巴比妥类药物呈绿色。

（二）取代基的鉴别试验

在《中国药典》（2020年版）收载的巴比妥类药物中，5位取代基具有较大的差别，因不同取代基具有一定的化学反应特性，可用于不同巴比妥类药物的鉴别。

1. 不饱和取代基的鉴别

司可巴比妥钠分子结构中具有烯丙基，可与碘发生加成反应，使碘液褪色，这也是《中国药典》（2020年版）鉴别司可巴比妥钠的方法。

> **药典在线**
>
> **司可巴比妥钠**
>
> 【鉴别】取本品0.1g，加水10ml溶解后，加碘试液2ml，所显棕黄色在5分钟内消失。

2. 苯环的鉴别

《中国药典》（2020年版）对苯巴比妥和苯巴比妥钠的鉴别，采用以下方法鉴别。

（1）与硫酸-亚硝酸钠的反应　取本品约10mg，加硫酸2滴与亚硝酸钠约5mg，混合，即显橙黄色，随即转橙红色。

（2）甲醛-硫酸的反应　取本品约50mg，置试管中，加甲醛试液1ml，加热煮沸，冷却，沿管壁缓缓加硫酸0.5ml，使成两液层，置水浴中加热，接界面显玫瑰红色。

3. 硫元素的鉴别

硫喷妥钠中含有硫元素，可以与醋酸铅发生沉淀反应，《中国药典》（2020年版）对注射用硫喷妥钠的鉴别采用此方法。

> **药典在线**
>
> **注射用硫喷妥钠**
>
> 【鉴别】取本品约0.2g，加氢氧化钠试液5ml与醋酸铅试液2ml，生成白色沉淀；加热后，沉淀变为黑色。

（三）钠盐的鉴别试验

钠盐药物如司可巴比妥钠、苯巴比妥钠、异戊巴比妥钠、硫喷妥钠等，可根据钠离子的性质来进行药物的鉴别，此法简单、操作方便。《中国药典》（2020年版）关于钠盐的鉴别方法如下。

① 取铂丝，用盐酸湿润后，蘸取供试品，在无色火焰中燃烧，火焰即显鲜黄色。

② 取供试品约100mg，置10ml试管中，加水3ml溶解，加15%碳酸钾溶液3ml，加热至沸，应不得有沉淀生成；加焦锑酸钾试液4ml，加热至沸；置冰水中冷却，必要时，用玻璃棒摩擦试管内壁，应有致密的沉淀生成。

（四）红外分光光度法

《中国药典》（2020年版）规定巴比妥类药品的红外光吸收图谱应与对照的图谱一致。

▶ **考点提示**：巴比妥类药物的母核、性质及典型化学鉴别方法。

三、杂质检查

本类药物中的杂质主要由生产过程中的中间体和副产物组成，以苯巴比妥为例介绍杂质检查。苯巴比妥的合成制备中包括酯化、缩合、乙基化和环合等多步反应，反应的中间体及反应不完全等副产物是该药的主要杂质。

> **药典在线**
>
> **苯巴比妥**
>
> 【检查】酸度　取本品 0.20g，加水 10ml，煮沸搅拌 1 分钟，放冷，滤过，取滤液 5ml，加甲基橙指示液 1 滴，不得显红色。
>
> 乙醇溶液的澄清度　取本品 1.0g，加乙醇 5ml，加热回流 3 分钟，溶液应澄清。
>
> 中性或碱性物质　取本品 1.0g，置分液漏斗中，加氢氧化钠试液 10ml 溶解后，加水 5ml 与乙醚 25ml，振摇 1 分钟，分取醚层，用水振摇洗涤 3 次，每次 5ml，取醚液经干燥滤纸滤过，滤液置 105℃ 恒重的蒸发皿中，蒸干，在 105℃ 干燥 1 小时，遗留残渣不得过 3mg。
>
> 有关物质　照高效液相色谱法（通则 0512）测定。

四、含量测定

巴比妥类药物的含量测定方法较多，常用的有银量法、溴量法、紫外可见分光光度法、高效液相色谱法等。

（一）银量法

《中国药典》（2020 年版）对苯巴比妥、苯巴比妥钠、异戊巴比妥、异戊巴比妥钠原料药、注射用巴比妥钠、异戊巴比妥片、注射用异戊巴比妥钠采用本法测定含量。以苯巴比妥为例。

> **药典在线**
>
> **苯巴比妥**
>
> 【含量测定】取本品约 0.2g，精密称定，加甲醇 40ml 使溶解，再加新制的 3% 无水碳酸钠溶液 15ml，照电位滴定法（通则 0701），用硝酸银滴定液（0.1mol/L）滴定。每 1ml 硝酸银滴定液（0.1mol/L）相当于 23.22mg 的 $C_{12}H_{12}N_2O_3$。

1. 原理

巴比妥类药物首先形成可溶性的一银盐，当被滴定的药物全部生成一银盐后，稍过量的银离子就与药物形成难溶的二银盐，此时溶液变浑浊，达到滴定终点，但实验温度的变化对反应温度影响较大，且以二银盐的浑浊作指示终点难以观察准确，用甲醇作为溶剂可以克服滴定过程中温度变化的影响，用电位滴定法可以克服肉眼判断滴定终点的误差。

2. 注意事项

3% 无水碳酸钠溶液应临时新配，因为久贮的碳酸钠溶液吸收空气中的二氧化碳，产生 $NaHCO_3$ 使含量明显下降，银电极临用前需用硝酸浸洗 1～2mm，再用水淋洗干净后使用。

> **课堂活动**
> 巴比妥类药物为什么可以用银量法对其进行含量测定?

(二) 溴量法

司可巴比妥钠分子结构中含有丙烯基,可与溴定量发生加成反应,《中国药典》(2020年版)采用溴量法测定司可巴比妥钠及其胶囊剂的含量。以司可巴比妥钠为例。

> **药典在线**
>
> **司可巴比妥钠**
>
> 【含量测定】取本品约0.1g,精密称定,置250ml碘瓶中,加水10ml,振摇使溶解,精密加溴滴定液(0.05mol/L)25ml,再加盐酸5ml,立即密塞并振摇1分钟,在暗处静置15分钟后,注意微开瓶塞,加碘化钾试液10ml,立即密塞,摇匀后,用硫代硫酸钠滴定液(0.1mol/L)滴定,至近终点时,加淀粉指示液,继续滴定至蓝色消失,并将滴定的结果用空白试验校正。每1ml溴滴定液(0.05mol/L)相当于13.01mg的$C_{12}H_{17}N_2NaO_3$。

1. 计算公式

$$司可巴比妥钠含量 = \frac{(V_0 - V)\ TF}{m} \times 100\%$$

式中,V_0为空白试验返滴定所消耗硫代硫酸钠滴定液的体积,ml;V为司可巴比妥钠返滴定所消耗硫代硫酸钠滴定液的体积,ml;$(V-V_0)$为司可巴比妥钠所消耗的溴相当于硫代硫酸钠的体积,ml;T为滴定度,mg/ml;F为浓度校正因子;m为司可巴比妥钠供试品的称样量,mg。

2. 原理

本法为剩余滴定法,即先在供试品溶液中加入定量过量的溴,再以碘量法测定剩余的溴,根据消耗的硫酸硫代钠滴定液的量,即可计算供试品的量。

3. 注意事项

实际工作中,溴容易挥发,且具有较强的腐蚀性,影响滴定浓度的准确性,故溴液的配制采用间接配制方法;测定时要求在相同条件下做空白试验以消除滴定过程中仪器、试剂、溴挥发等引入的误差,同时又根据空白试验返滴定与供试品滴定所消耗的硫代硫酸钠滴定液之差计算被测定司可巴比妥钠的含量,故溴滴定液的浓度不需要准确滴定。

(三) 紫外-可见分光光度法

《中国药典》(2020年版)采用紫外-可见分光光度法测定注射用硫喷妥钠的含量。

> **药典在线**
>
> **注射用硫喷妥钠**
>
> 【含量测定】照紫外-可见分光光度法(通则0401)测定。
> 供试品溶液 取装量差异项下的内容物,混合均匀,精密称取适量(约相当于硫喷妥钠0.25g),置500ml量瓶中,加水使硫喷妥钠溶解并稀释至刻度,摇匀,精密量取适量,

用0.4%氢氧化钠溶液定量稀释制成每1ml中约含5μg的溶液。

对照品溶液 取硫喷妥对照品，精密称定，用0.4%氢氧化钠溶液溶解并定量稀释制成每1ml中约含5μg的溶液。

测定法 取供试品溶液与对照品溶液，在304nm的波长处分别测定吸光度，根据每支的平均装量计算。每1mg硫喷妥相当于1.091mg的$C_{11}H_{17}N_2NaO_2S$。

（四）高效液相色谱法

苯巴比妥片的含量测定，《中国药典》（2020年版）采用高效液相色谱法，可有效地避免杂质及辅料等的干扰。

> **药典在线**
>
> **苯巴比妥片**
>
> 【含量测定】照高效液相色谱法（通则0512）测定。
>
> **供试品溶液** 取本品20片，精密称定，研细，精密称取适量（约相当于苯巴比妥30mg），置50ml量瓶中，加流动相适量，超声20分钟使苯巴比妥溶解，放冷，用流动相稀释至刻度，摇匀，滤过，精密量取续滤液1ml，置10ml量瓶中，用流动相稀释至刻度，摇匀。
>
> **对照品溶液** 取苯巴比妥对照品适量，精密称定，加流动相溶解并定量稀释制成每1ml中约含苯巴比妥60μg的溶液。
>
> **色谱条件** 用辛基硅烷键合硅胶为填充剂；以乙腈-水（30∶70）为流动相；检测波长为220nm，进样体积10μl。
>
> **系统适用性要求** 理论板数按苯巴比妥峰计算不低于2000，苯巴比妥峰与相邻色谱峰之间的分离度应符合要求。
>
> **测定法** 精密量取供试品溶液与对照品溶液，分别注入液相色谱仪，记录色谱图。按外标法以峰面积计算。

▶ **考点提示**：银量法及溴量法测巴比妥类药物的原理及注意事项。

章节思维导图

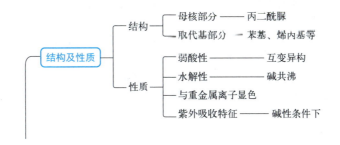

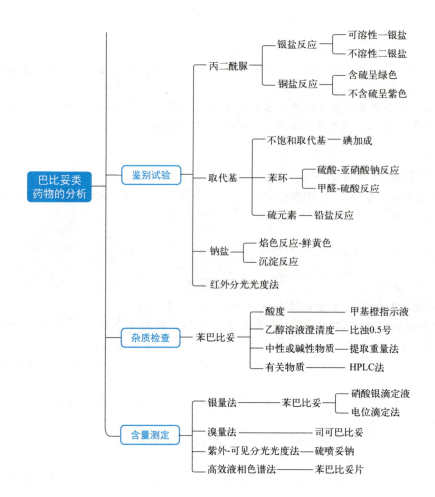

学习目标检测

一、选择题

【A 型题】（最佳选择题）说明：每题的备选答案中只有一个最佳答案。

1. 在碱性条件下加热水解产生氨气使红色石蕊试纸变蓝的药物是（　　）。
   A. 乙酰水杨酸　　　B. 异烟肼　　　C. 对乙酰氨基酚　　　D. 苯巴比妥

2. 药典用银量法测定巴比妥类药物的含量，所采用的指示终点的方法为（　　）。
   A. 永停滴定法　　　　　　　　B. 电位滴定法
   C. 指示剂法　　　　　　　　　D. 观察形成不溶性的二银盐

3. 在碱性条件下与 $AgNO_3$ 反应生成不溶性二银盐的药物是（　　）。
   A. 苯巴比妥　　　B. 尼可刹米　　　C. 地西泮　　　D. 维生素 E

4. 司可巴比妥与碘试液发生反应，使碘试液颜色消失的原因是（　　）。
   A. 由于结构中含有酰亚氨基　　　B. 由于结构中含有不饱和取代基
   C. 由于结构中含有饱和取代基　　　D. 由于结构中含有酚羟基

5. 巴比妥类药物与银盐反应是由于结构中含有（　　）。
   A. Δ^4-3-酮基　　　B. 芳香伯氨基　　　C. 酰亚氨基　　　D. 酚羟基

6. 根据巴比妥类药物的结构特点可采用以下方法对其进行定量分析，其中不对的方法（　　）。
   A. 银量法　　　B. 溴量法　　　C. 紫外分光光度法　　　D. 三氯化铁比色法

【X型题】(多项选择题) 说明：每题的备选答案中至少有两个最佳答案。
1. 巴比妥类药物的鉴别方法有（　　）。
A. 与钡盐反应生产白色化合物
B. 与镁盐反应生产白色化合物
C. 与银盐反应生产白色化合物
D. 与铜盐反应生产白色化合物
E. 与氢氧化钠溶液共沸反应产生碱性气体
2. 巴比妥类药物具有的特性为（　　）。
A. 弱碱性　　　　　B. 弱酸性　　　　　C. 易与重金属离子反应
D. 易水解　　　　　E. 具有紫外吸收特征
3. 下列能用于巴比妥类药物含量测定的方法有（　　）。
A. 紫外-可见分光光度法　　　　　　B. 溴量法
C. 银量法　　　　　　　　　　　　D. 高效液相色谱法
E. 重量法

二、填空题
1. 巴比妥类药物的母核为_____结构。巴比妥类药物常为结晶或结晶性粉末，环状结构共沸时，可发生水解开环，并产生_____，可使红色石蕊试纸变_____。
2. 巴比妥类药物的环状结构中含有_____，易发生_____，在水溶液中发生_____级电离，因此本类药物的水溶液显_____。
3. 硫喷妥钠在氢氧化钠溶液中与铅离子反应，生成_____，加热后，沉淀转变成为_____。

三、简答题
1. 简述如何鉴别含有芳环取代基的巴比妥类药物。
2. 简述如何用化学方法区别巴比妥、苯巴比妥、司可巴比妥和硫喷妥钠。
3. 巴比妥类药物结构中一般无羧基等显酸性基团，简述为何具有弱酸性。

四、计算题
1. 取苯巴比妥对照品用适量溶剂配成 $10\mu g/ml$ 的对照液。另取 50mg 苯巴比妥钠供试品溶于水，加酸，用氯仿提取蒸干后，残渣用适当溶剂配成 250ml 提取液，取此提取液 5.00ml，用 pH＝9.6 的硼酸盐缓冲液稀释至 100ml，作为供试液。在 240nm 波长处测定吸光度，对照液为 0.431，供试液为 0.392，计算苯巴比妥钠的百分含量。（注：苯巴比妥钠的分子量为 254.22，苯巴比妥的分子量为 232.24，两者之比为 1.095。）
2. 取苯巴比妥 0.4045g，加入新制的碳酸钠试液 16ml 使溶解，加丙酮 12ml 与水 90ml，用硝酸银滴定液（0.1025mol/L）滴定至终点，消耗硝酸银滴定液 16.88ml，求苯巴比妥的百分含量［每 1ml 硝酸银（0.1mol/L）相当于 23.22mg 的 $C_{12}H_{22}N_2O_3$］。

（高姗姗）

参考文献

[1] 国家药典委员会. 中华人民共和国药典（2020年版）. 北京：中国医药科技出版社，2020.
[2] 中国食品药品检定研究院. 中国药品检验标准操作规范（2019年版）. 北京：中国医药科技出版社，2019.
[3] 邹小丽，丁晓红. 药物检测技术. 北京：化学工业出版社，2021.
[4] 全国食品药品职业教育委员会，国家药品监督管理局高级研修院. 药品质量检测技术. 北京：中国医药科技出版社，2021.
[5] 王艳秋. 药物分析基础. 3版. 北京：科学出版社，2021.
[6] 梁李广. 药物分析. 3版. 郑州：河南科学技术出版社，2017.